標準保健師講座
Standard textbook

別巻 **1**

保健医療福祉行政論

JN016852

藤内修二　大分県福祉保健部理事（兼）審議監
曽根智史　国立保健医療科学院院長
島田美喜　社会福祉法人至誠学舎立川　至誠児童福祉研究所副所長
松本珠実　大阪市健康局保健指導担当部長
吉岡京子　東京大学大学院准教授
大澤絵里　国立保健医療科学院上席主任研究官
糸数　公　沖縄県保健医療部医療技監（兼）保健衛生統括監
福田素生　埼玉県立大学教授
大江　浩　富山県新川厚生センター所長
佐藤由美　群馬大学大学院教授
阿部朱美　廿日市市健康福祉部地域包括ケア推進課専門員

医学書院

標準保健師講座・別巻1
保健医療福祉行政論

発　　　行	2005 年　4 月 15 日　　第 1 版第 1 刷
	2007 年　1 月　6 日　　第 1 版第 3 刷
	2008 年　3 月　1 日　　第 2 版第 1 刷
	2011 年　2 月　1 日　　第 2 版第 7 刷
	2012 年　2 月　1 日　　第 3 版第 1 刷
	2016 年　2 月　1 日　　第 3 版第 7 刷
	2017 年　1 月　6 日　　第 4 版第 1 刷
	2020 年　2 月　1 日　　第 4 版第 4 刷
	2021 年　1 月　6 日　　第 5 版第 1 刷Ⓒ
	2024 年　2 月　1 日　　第 5 版第 4 刷

著者代表　藤内修二

発 行 者　株式会社　医学書院

　　　　　代表取締役　金原　俊

　　　　　〒113-8719　東京都文京区本郷 1-28-23

　　　　　電話　03-3817-5600（社内案内）

　　　　　　　　03-3817-5657（販売部）

印刷・製本　三美印刷

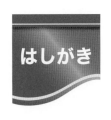

　少子高齢社会のなか，保健師活動では予防の重要性が強くうたわれ，健康な地域づくりが重要な課題となっています。さらに，在宅看護の需要の拡大から療養支援には生活の視点が重要になっています。公衆衛生看護学は，保健師だけでなく看護師にとっても必要不可欠なものです。多くの看護職が公衆衛生看護の志向をもつことが求められています。

　いま保健師教育の場は，これまでの3年制の看護学に1年制の保健師教育を付加する養成所や短期大学専攻科における教育における養成に加え，看護学に統合された4年制大学および大学院修士課程など多様化しつつあります。なかでも多くの4年制大学では，公衆衛生看護学について限られた時間内で講義や臨地実習をしており，教員が信頼して学生に読ませることのできるテキストが必要とされています。また，大学生には看護師と保健師の2つの国家試験を受験するため，保健師国家試験にむけて短時間で効率よく，自己学習できるテキストが求められています。

　本講座は，教員や学生のニーズに応え，標準的な保健師教育のための教科書として，保健師に求められる基本的な知識と技術を修得することをめざし企画されました。

　本講座の特色は，改定された保健師国家試験出題基準の項目をすべて網羅したかたちで，保健師として押さえておくべき内容をコンパクトにまとめたことです。

　本来，保健師の仕事は，応用が必要で創造的なものですが，基本がおろそかでは，応用的な課題に対応できないといえます。「理念や理論を押さえたうえでの基本の理解と，実践能力豊かな専門職の教育」を本講座のねらいとしました。

　本講座は『公衆衛生看護学概論』『公衆衛生看護技術』『対象別公衆衛生看護活動』の本巻3巻と『保健医療福祉行政論』『疫学・保健統計』の別巻2巻の全5巻構成です。

　本巻3冊は，保健師の基本として理念や考え方を述べた1巻『公衆衛生看護学概論』，保健師が公衆衛生看護を実践するうえで必要とされる技術をまとめた2巻『公衆衛生看護技術』，対象別・課題別の活動を解説する3巻『対象別公衆衛生看護活動』です。

　さらに，保健師の習得しておくべき基本的知識として，主たる活動の場と保健医療福祉の制度についての理解を深める『保健医療福祉行政論』，

保健活動をデータで方向づける『疫学・保健統計』を，別巻の2冊として
コンパクトにまとめました。

　執筆者は保健師として現場経験豊富な看護大学教員や，地域保健に詳
しい公衆衛生医師らで構成しました。

　本書は，「保健師国家試験出題基準（平成30年版）」の保健医療福祉行
政論において示された全内容（大項目1. 保健医療福祉行政・財政の理
念と仕組み　2. 社会情勢の変化と保健医療福祉行政の考え方の変遷　3.
保健医療福祉行政の分野と制度　4. 保健医療福祉の計画と評価）に対応
しています。

　本書では，保健師として公衆衛生看護を実践するうえで不可欠な知識
として，保健医療福祉行政のしくみや制度の変遷とその内容，保健福祉
計画の策定から評価まで具体的に解説しています。また，近年とくに保
健師に求められている施策化能力を身につけるための教材として，保健
事業の立案プロセスを学ぶ紙上演習を掲載しています。それぞれのテー
マについて，本文で基本的な解説を記し，図表やプラス・ワン欄によっ
て具体的な情報を掲載することで，「現場のにおい」が感じられるような
実践的な学習ができるように配慮してあります。

　本書を活用されたみなさんが，公衆衛生看護を担う保健師として活躍
されることを願っています。
　2020年10月

著者ら

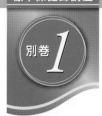

標準保健師講座

別巻 1

保健医療福祉行政論

目 次

5章 社会保障制度と政策

A 社会保障制度の理念としくみ
福田素生　　124

B 医療制度と政策　大江　浩　　131

C 介護保険制度　佐藤由美　　154

6章　保健医療福祉の計画と評価

1 章

保健医療福祉行政の基本

A 保健医療福祉行政の 基本となるもの

POINT
- 保健医療福祉行政を学ぶうえで基盤となる根拠や公衆衛生の定義を理解する。
- 世界の公衆衛生のトレンドについて理解する。
- 保健医療福祉行政のめざすものを理解する。

1 保健医療福祉行政の根拠

a 日本国憲法における国民の権利と義務

　日本の保健医療福祉行政の根拠は，**日本国憲法**にある。憲法の第3章（第10～40条）には，国民の権利（基本的人権）と義務（教育，勤労，納税）が規定されている。基本的人権として，法のもとの平等，生存，自由，幸福の追求，教育，勤労などの権利がうたわれている。なかでも生存権については，第25条に「すべて国民は，健康で文化的な最低限度の生活を営む権利を有する」と規定され，その権利をまもるために「国はすべての生活部面について，社会福祉，社会保障及び公衆衛生の向上及び増進に努めなければならない」とされている。

　「健康で文化的な最低限度の生活を営む権利」という表現は，かなり控えめな印象を受けるが，英語の憲法原文では"minimum standards"という表現が用いられており，ほぼ同じ時期に採択された「世界人権宣言」（1948年）において「生存権」を規定した第25条の「健康および福祉に十分な生活水準を保持する権利」の意味するところと同じと考えてよいであろう。

　この「生存権」を保障するために，憲法では社会福祉・社会保障と横並びで，公衆衛生の向上および増進を国の責務としている。憲法の条文に，保健や医療という文言が登場することはなく，公衆衛生が保健や医療を代表するかたちで用いられていることは注目にあたいしよう。

　以下，この「生存権」によって保障された「健康で文化的な生活」の中身について解説する。

1 健康の定義

　健康の定義は，「**世界保健機関（WHO）憲章**」の前文の記述が有名であ

る。原文では，"Health is a state of complete physical, mental and social well-being and not merely the absence of disease or infirmity."と表記され，「健康とは，肉体的にも，精神的にも，社会的にも，完全に良好な状態であり，単に病気でないとか虚弱でない，ということではない」と翻訳されることが多い。「肉体的にも，精神的にも，社会的にも，完全に良好な状態」という表現から，この健康の定義は，「理想的だが，実現は困難」「慢性の疾病や障害のある方に疎外感を与える」との批判を受けることも少なくなかった。

1998年のWHO執行理事会（総会の下部機関）におけるWHO憲章の見直し作業のなかで，「健康」の定義を"Health is a dynamic state of complete physical, mental, spiritual and social well-being and not merely the absence of disease or infirmity."に改めることが議論された。下線部を追加することにより，現行の健康の定義の弱点を補い，健康をより広い視点でとらえることができると期待されたが，1999年5月のWHO総会で，現行の憲章は適切に機能しており，早急に審議する必要性が低いと判断され，審議されないままに終わっている。

"dynamic state"という表現は，健康と疾病は別個のものではなく連続したものであるという考えに基づいている。本来，健康と疾病の間に明確に線を引くことは容易ではない（図1-1）。健康診査（健診）では正常範囲をこえると，「要指導」や「要精密」と判定されるが，この線引きは，あくまで便宜的なものである✚。にもかかわらず，正常範囲を境に一喜一憂する住民や患者は多い。健康から疾病へとつながる連続線上のどこにいるかという静的な状態（static state）だけでなく，より健康な方向へと向かっているかという動的な状態（dynamic state）も重要なのである。

若い人は健康的な生活習慣を実践していなくても，各種の検査値が正常範囲であることが多い。しかし，その検査値が徐々に異常値に近づくような生活習慣を送っているとしたら，"dynamic state"としては，健

✚ **プラス・ワン**
健康診査における判定基準
検査結果が正常値か異常値かの判定基準は，恒常的なものではない。たとえば，血清総コレステロールの判定基準は何度も見直され，特定健康診査では，とうとう検査項目からはずされ，LDLコレステロールにとってかわられた。

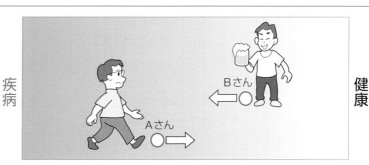

疾病 ／ 健康

Bさん

Aさん

健診で異常を指摘され，生活習慣の改善に取り組むAさんと，健診結果に異常がないが，不健康な生活を送るBさんとでは，どちらが「健康」といえるだろうか？

図1-1 dynamic state としての「健康」

康とはいえないのではないだろうか。疾病や障害があっても，それを克服するために好ましい生活習慣を実践している人のほうが，「健康」といえるのかもしれない。このように，健康状態を健康か疾病かに分けるのではなく，どちらの方向に向かっているかという動的な状態を含めて健康をとらえることが大切である。

"spiritual well-being"については，"spirituality"が人間の尊厳の確保や"quality of life"（以下，QOL）を考えるために必要で，本質的なものであるという考えから提案された。日本語では"spiritual"も"mental"も「精神的な」と翻訳されるために区別がむずかしいが，"spiritual"を「魂の」と訳すと理解しやすいかもしれない。

「生きがい」を考える際にも，"spiritual well-being"は重要である。宗教色が強くなることが国際的なコンセンサスを得るうえで，ネックとなったが，身体的，精神的，社会的につぐ4つ目の健康の要素として考慮されるべきであろう。

現行の健康の定義に対する批判は，"complete"を「完全な」と直訳することに起因するところが大きい。この文脈で使われている"complete"の意味を，「肉体と精神，社会とが調和のとれた状態」をさすと解釈すれば，病気や障害があっても，社会と調和がとれていれば，健康であるという考え方もできる[1]。

"social well-being"も「社会的にも良好な状態」と直訳すると，「地域社会に適応できている」「地域社会に貢献している」といった，個人の社会への貢献という意味合いで理解されることになる。しかし，「肉体と精神，社会とが調和のとれた状態」と翻訳すれば，「個人の社会への貢献」だけでなく，人と人との支え合いや福祉制度の充実など，「社会の個人への貢献」という意味合いももっていることが理解されよう。

「単に病気でないとか虚弱でない，ということではない」という表現は，「病気や虚弱ではない」ことは健康の前提条件であり，「病気や虚弱であれば，健康ではない」と解釈されることが多い。しかし，「肉体と精神の社会との調和」を重視するという考え方にたてば，「病気や虚弱ではない」ことは健康の前提条件ではなくなり，「病気や虚弱であっても，肉体と精神，社会とが調和がとれていれば，健康である」と解釈することもできよう。

こうした考え方にたち，「健康とは，単に病気でないとか，虚弱でないということではなく，肉体と精神，社会とが調和のとれた状態」と解釈してはどうだろうか。

健康の定義を確認することは，保健医療福祉の従事者，さらには住民にとっても，取り組みの「めざすもの」を明確にするという意味で重要である。地域における健康づくりの取り組みでは，1人ひとりに「健康とは？」と問いかけて，その意味を考えてもらうことから始めることも有効であろう。

2 文化的な生活とは

　「文化的な生活」をひとことで定義するのは容易ではないが，QOL が保障された生活といえるだろう。ここで確認しておきたいのは QOL の定義である。保健医療領域の QOL の定義ではスミス（Smith, H.C.）らが「人生を価値あるものにさせる一連の満足である」とし，ウェンガー（Wenger, N.K.）は「日常的な生活を達成する能力，生産的である能力，様々な社会的役割，知的な役割を果たす能力，そして，以上のようなことを実施することから得られる満足」としている[2]。

　WHO はいずれの文化においてもあてはまる QOL の概念として，その根幹となる 6 つの側面として，「①身体の面（例：体力・疲労），②心理の面（例：前向きな気持ち），③自立の程度（例：可動性），④社会的つながり（例：利用可能な社会的支援），⑤環境面（例：医療・介護へのアクセスしやすさ），⑥個人の信条や心の持ち方（例：生きる意志）」をあげている[3]。これらの構成要因に対する満足度が QOL といえるだろう。

　QOL は，「生活の質」や「生命の質」と翻訳されることが多いが，「人生の豊かさ」と訳してみると，その広がりをより理解しやすいであろう。図 1-2 は栃木県社会福祉協議会が提唱した「**豊かさダイヤグラム**」である。人生の豊かさを，健康，住まい，家族・家庭，社会関係，職業・勤労，性，環境，趣味・スポーツ，学習・情報，社会活動，自己表現，経済力といった 12 の要素でとらえようとするもので，QOL の内容を理解するのに有用であろう。12 の要素のどれを優先するかは，人によって異なっていること，各要素についての評価も，支援対象者による自己評価と支援者による客観的な評価は必ずしも一致しないことから，支援対

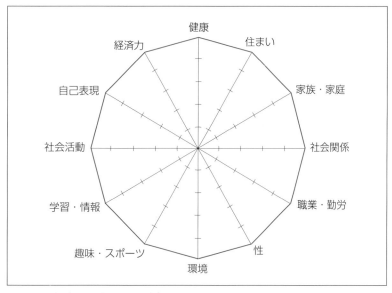

図 1-2　栃木県社会福祉協議会が提唱する「豊かさダイヤグラム」

象者に評価してもらうことが「豊かさダイヤグラム」の活用においては大切である。

QOL を客観的に評価しようとする試みが内外で盛んに取り組まれているが✚，対象者がどのような暮らしをめざしているのか，そして，なにを最優先しているのかを確認することが必要である。

ｂ 人権保障，権利擁護（アドボカシー✚）

憲法第 13 条では，「生命，自由及び幸福追求に対する国民の権利については，公共の福祉に反しない限り，立法その他の国政の上で，最大の尊重を必要とする」と規定され，基本的な人権の保障がうたわれている。しかし，保健医療福祉行政において，「公共の福祉」と個人の「人権保障」が相反することは少なくない。その端的な例が感染症対策である。周囲への感染拡大を防止するという「公共の福祉」のために，多くの感染症に対して隔離政策がとられてきた。とくにハンセン病は 1947 年にプロミンによる治療が開始されて，治る病気になったあとも日本では隔離政策が 1996（平成 8）年まで継続され，患者や家族への差別を助長し，元患者の社会復帰をはばんできた。

こうした反省から，1999（平成 11）年に制定された感染症の予防及び感染症の患者に対する医療に関する法律（以下，感染症法）では，「感染症の患者等の人権を尊重しつつ，これらの者に対する良質かつ適切な医療の提供を確保し，感染症に迅速かつ適確に対応することが求められている」と，前文に明記されている。

自己の権利を表明することが困難な障害者や認知症患者などの増加に伴い，その権利擁護やニーズ表明を支援し，代弁すること（アドボカシー）の重要性が高まってきている。さらに，独居高齢者の増加に伴い，こうしたアドボカシーの役割を担う成年後見制度（187 ページ参照）の積極的な活用が望まれる。

ｃ 社会保障制度としての公衆衛生

前述したように，憲法第 25 条には，基本的人権である生存権を保障するための国の責務として，「社会福祉，社会保障及び公衆衛生の向上及び増進」が規定されている。1950（昭和 25）年の社会保障制度審議会勧告で，社会保障制度は①社会保険，②社会福祉，③公的扶助，④公衆衛生の 4 つに分類されている。一方で憲法第 25 条では，「社会福祉，社会保障及び公衆衛生の向上及び増進」と，社会保障は社会福祉と公衆衛生と併記され，社会保障が社会保険と公的扶助として狭義にとらえられているが，公衆衛生や社会福祉も含めた広義で社会保障をとらえることが一般的である。公衆衛生を除く社会保障制度の詳細については，5 章に

譲り，ここでは社会保障制度としての公衆衛生について述べる。

1 ウィンスローの定義

　公衆衛生の定義として，ウィンスロー（Winslow, C.E.A）のものが国際的に引用されることが多い。「公衆衛生とは，①病気の予防，②寿命の延長，③健康の増進についての科学であり，実践技術（芸術）である。それは，組織化されたコミュニティの努力によって達成される。その目標は，①環境衛生，②伝染病予防対策，③健康教育，④病気の初期診断と予防的治療のための医学・看護サービスの確立，⑤人々が健康を維持するに足る生活を保障する社会機構の発達である。これらのサービスを提供していくなかで，市民の1人ひとりに健康と長寿に関する生まれながらの権利を実現させていくことである。」と定義されている[4]。

　この定義の「組織化されたコミュニティの努力」という表現は，公衆衛生が行政だけでできるものではなく，住民組織をはじめとする住民との協働でなしとげられるべきものであることを意味している。

2 「公衆衛生」という言葉の意味

　日本において，「衛生」という言葉をはじめて用いたのは，1875（明治8）年に内務省の初代衛生局長に就任した**長与専斎**であった。彼は岩倉具視らとともに，イギリスやドイツ（当時のプロシア）を視察し，国民一般の健康保護を担当する行政組織を日本にも導入しようとした。その際，その行政組織に対応する言葉（英語では"public health"，ドイツ語では"Hygiene"もしくは"Gesundheitspflege"）が，日本にはなかったことから，中国の古典である『荘子』庚桑楚編の「衛生の径」から引用して「衛生」という言葉を採用したとされている[5]。

　長与専斎は「衛生」の2文字に「生命を衛る」「生活を衛る」「生きる権利を衛る」という3つの「生」を衛るという意味を込めたといわれている[6]。この「生きる権利」は生存権にほかならない。日本において明治初期に生存権が論じられていたことは特筆すべきことであろう。

　一方，公衆衛生の「公衆」は"public health"の"public"の翻訳である。"public"には「公的な」という意味もあるが，ここでは，公衆電話や公衆トイレに用いられる「公衆」と同様，「皆の」という意味合いで用いられている。「公衆衛生」をひとことで表現するならば，「皆で皆の生を衛る」ことといえよう。ここでいう「皆で」には，行政や専門職だけでなく，住民組織・団体，企業も含まれ，1人ひとりの住民の主体的な参画が不可欠である。

　ウィンスローや長与専斎の哲学を踏襲し，「公衆衛生」を今日的に定義すれば，「住民をはじめとする多様な主体と協働で，住民の生命，生活，生きる権利を衛る」ことであるといえよう。

③ 3つの「生」を衛る

■生命を衛る

「生命を衛る」は，保健医療福祉行政の根幹をなすものであり，生活習慣の改善や予防接種・環境改善などによる疾病の予防（**一次予防**）から，早期発見・早期治療と重症化予防（**二次予防**），さらには，再発防止とリハビリテーション（**三次予防**）にいたるまで，各レベルにおける取り組みが重要である。

看護を学ぶ学生に，看護師と保健師の役割の違いをたずねると，真っ先に「予防」をあげる人が多い。公衆衛生において，「予防」のための保健活動は，確かに重要な位置を占めているが，「予防」＝公衆衛生ではないし，保健指導は保健師の「業務独占」ではない➕。生活習慣病の予防や重症化予防のための保健指導は，医療機関で働く看護師にも求められる役割である。

保健医療福祉行政に従事する保健師に求められる役割は，個人への保健指導にとどまらず，地域において「生命を衛る」しくみを構築することであろう。すなわち，効果的に生活習慣病や感染症などを予防する健康教育の充実や健康的な生活習慣の実践を容易にする社会環境の整備，精度の高い健診（検診）体制および質の高い医療の提供体制の構築である。そのためには病診連携や医療機関と行政の連携のしくみづくり，切れ目のないリハビリテーションを提供するためのしくみづくり，さらには，在宅医療・介護連携のしくみづくりなど，地域包括ケアシステムの構築が求められている。

■生活を衛る

「生活を衛る」は，食品衛生や環境衛生に代表される，いわゆる，「対物保健」に相当する。保健所をはじめとする行政機関において，「対物保健」を所管する部署の名称として「衛生」が用いられ，「生命を衛る」対人保健を所管する部署の名称として「保健」が用いられるようになってきている。その結果，本来，「衛生」には3つの「生」を衛るという意味があったが，「生活を衛る」だけが，「衛生」の意味として定着してしまった感がある。

第二次世界大戦後の食品衛生や環境衛生の改善は目ざましく，日本は世界でも最も衛生状態が良好な国といわれるようになった。その結果，「生活を衛る」ことの重要性さえ忘れられがちになってきている。

2011（平成23）年3月11日14時46分，マグニチュード9.0の東北地方太平洋沖地震が発生し，死者・行方不明者数は1万8434人（2019年3月8日時点）という未曾有の大災害となった。

一命をとりとめても，避難生活などで体調をくずして亡くなり，「震災関連死」と認定された方が震災からの1年間で1,632人に達し，阪神・淡路大震災の921人の2倍近い値になっている。震災関連死が増えた背

景には，保健所や市町村役場などの行政機関も壊滅的な被害を受け，衛生行政機能が麻痺したために，避難所への安全な水や食料などの提供といった食品衛生対策が十分でなかったこと，避難所のトイレやごみの処理，換気や空調といった環境衛生対策が不十分であったことが指摘されている。今回の大震災により，平時には忘れられがちな「生活を衛る」ことの重要性を，あらためて思い知らされることになった。

■生きる権利を衛る

「生きる権利を衛る」ことは「生存権」の保障そのものであり，長与専斎が提唱して以来，71年の歳月を経て，憲法第25条に「健康で文化的な生活を営む権利」として結実した。その憲法制定から75年が経過した今日，「生きる権利を衛る」ことが，どれくらい実現できているだろうか。

図1-3は大阪市の24区ごとの推計平均世帯収入（2013年）と男性の平均寿命（2015年）との関係をみたものである。大阪市で最も寿命の長い天王寺区（81.0歳）と最も寿命の短い西成区（73.5歳）との間には7.5歳もの格差がある。その要因としては，平均世帯収入の違いという経済的な格差が大きく寄与している。同じ大阪市でありながら，これだけ大きな格差が存在しているのである。

近藤らは愛知老年学的評価研究（AGES）プロジェクトとして，高齢者の追跡研究を行い，所得により死亡率に格差があることを指摘している[7]。高齢者を所得により5つの群に分け，3年間の追跡期間中の死亡率を比較したところ，男性で400万円以上の所得のある群と比較して，100万円未満の群では，2倍も死亡率が高かったのである（**図1-4**）[8]。こうした経済的な格差が健康状態に及ぼす影響については，日本でも多くの研究が行われ，所得が低いほど，うつ病や自殺が多いこと，虚血性心疾患や脳血管疾患にかかりやすいこと，要介護状態になりやすいことが

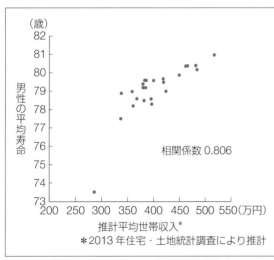

図1-3　大阪市24区における推計平均世帯収入と男性の平均寿命（2015年）

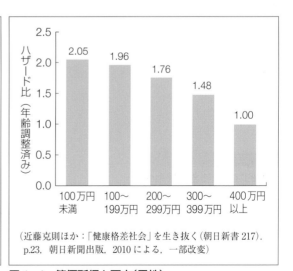

（近藤克則ほか：「健康格差社会」を生き抜く（朝日新書217）. p.23, 朝日新聞出版，2010による，一部改変）

図1-4　等価所得と死亡（男性）

指摘されており、「生きる権利」が衛られているとはいえない状況である。

d 健康格差に対する社会保障

1 経済的な格差と健康格差

　経済的な格差が健康格差を引きおこすメカニズムについても多くの研究が国内外で行われている。所得が低い群ほど，喫煙率が高い，野菜や果物の摂取が少ない，運動習慣が少ないなど不健康な生活習慣になりやすいこと，さらに健診の受診率が低いこと，医療機関の受診を控えることなどから，経済的な格差が健康格差の背景にあることも指摘されている[8,9]。2018（平成30）年の国民健康・栄養調査でも，世帯所得によって，上述した生活習慣や健診の受診率に有意な差があることが裏づけられている（図1-5）。

　経済的に余裕がないために，食事の選択の幅が狭くなり，野菜たっぷりでバランスのとれた食事ができなかったり，安価で手っ取り早く気分転換できる方法として喫煙が選ばれたり，時間的な余裕がないことから，運動できなかったり，健診を受けられなかったりということは想像にかたくない。こうした所得の少なさが生活習慣や保健行動に影響を及ぼし，健康格差を生んでいるだけではない。相対的な格差の存在が健康をそこなうことが指摘されている[9]。著しい所得の格差により，個人の尊厳が否定されたり，個人の価値や能力に関する不安が増大したりすることにつながり，劣等感や周囲に対する不信感を生みやすくなる。こうした心理的なストレスが，健康状態を悪化させるというのである🞧。

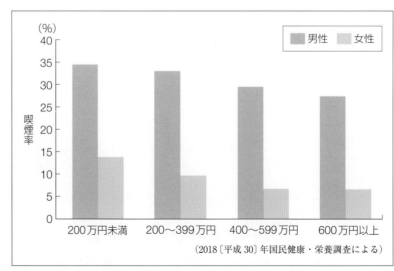

（2018〔平成30〕年国民健康・栄養調査による）

図1-5　世帯所得と喫煙率

2 経済的な格差が健康格差につながらないために

　こうした経済的な格差が，健康格差に直結しないようにするのが，社会保障制度の重要な機能である。具体的には，税金や保険料を所得に応じて徴収し，年金や医療・福祉サービスとして提供することで，「富の再配分」を図り，経済的な格差に伴う負の影響を最小限にしている。また，生活困窮者に対して，生活保護をはじめとする公的扶助は，「最低限」の生活を保障するセーフティネットとして機能している。これら社会保障制度に加え，公衆衛生の分野においては，後述する Health for All に代表される公衆衛生戦略が展開され，経済的な格差が健康格差に直結しないように取り組まれている。

e 少子高齢社会と人口減少への対応

1 少子高齢化の進行

　日本では世界でも例のない速度で少子高齢化が進行し，人口減少が徐々に深刻になってきている。こうした少子高齢化の背景には，出生数の減少があげられる。1989（平成元）年の合計特殊出生率が 1.57 になり，過去最低を記録した，いわゆる「1.57 ショック」以来，エンゼルプランなどを策定し，さまざまな少子化対策が講じられてきた（図 1-6）。しかし，1973（昭和 48）年の 209 万をピークに，出生数は減少を続け，2022（令和 4）年には，77 万まで減少している。

　一方，団塊の世代が後期高齢者になる 2025 年には，高齢者人口割合が 30.0％に達し，それを支える生産年齢人口割合は 58.5％まで減少する

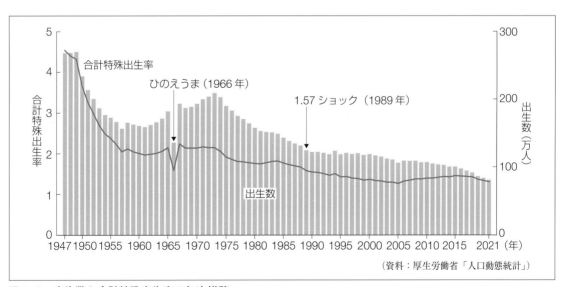

（資料：厚生労働省「人口動態統計」）

図 1-6　出生数と合計特殊出生率の年次推移

ため，1.9人の生産年齢の世代で1人の高齢者を支えることになる。さらに，団塊ジュニアが65歳以上になる2040年には，高齢者人口割合が35.3％に達する一方，それを支える生産年齢人口割合は53.9％まで減少し，1.5人の生産年齢の世代で1人の高齢者を支えることになると推計されている（国立社会保障・人口問題研究所）。

　高齢者の増加に伴い，医療費や介護給付費，さらには年金給付といった社会保障給付費が増大する一方，生産年齢人口の減少により働く世代にかかる負担は増大し，人口減少に伴う経済の縮小も相まって日本の経済成長にも暗い影を落とすことが懸念されている。

2 社会保障と税の一体改革

　2012（平成24）年8月に，いわゆる「社会保障と税の一体改革」の関連8法案が成立し，社会保障改革と，それに必要な財源を確保するための消費税を含む税制抜本改革が一体的に進められてきた。2013（平成25）年12月には**持続可能な社会保障制度の確立を図るための改革の推進に関する法律**が成立し，消費税の段階的な増税と歩調を合わせて，医療制度改革や介護保険制度の改革，少子化対策のさらなる推進，公的年金制度の改革などが矢継ぎ早に進められている。

　とくに，2019（令和元）年からは「全世代型」の社会保障として，子育て世帯をはじめ現役世代まで支援を広げるとともに，高齢者にも経済力に応じた負担を求め，支える側にまわってもらうことがめざされている。

3 持続可能な保健医療福祉のしくみ

　限られた財源のなかで，増大する社会保障費をまかないつづけるためには，病床機能の分化および連携の推進により，効率的な医療提供体制を構築するとともに，生活習慣病の予防や重症化防止による医療費の適正化が不可欠である。また，介護給付費の増大を抑制するには，地域包括ケアの推進による介護予防を効果的に進めることが必要である。さらに，高齢者の通いの場における介護予防（フレイル対策➕を含む）と生活習慣病などの疾病予防と重症化防止を一体的に展開することが求められている。

　国はこうした取り組みにより，2040年までに健康寿命を3歳延伸させることをめざしている（健康寿命延伸プラン）。健康寿命の延伸により，医療費や介護給付費ののびを抑制するとともに，「生涯現役」を実現することで，実質的な生産年齢人口を増やすことが期待されている。

　また，少子高齢化の根源ともいえる，少子化に歯どめをかけるために，育児休業給付の支給割合の引き上げや待機児童解消をめざした保育サービスの量的な拡充と保育士の処遇改善による質の改善など，子育てと就労を両立させる施策が打ち出されている。

➕　プラス・ワン

フレイル対策

フレイルとは「加齢とともに心身の活力（運動機能や認知機能など）が低下した状態」と定義される。多くの高齢者はフレイルの状態を経て要介護状態に進むことから，持病のコントロール，運動療法，栄養療法，感染症の予防などにより，フレイルを予防することが重要である。

2 公衆衛生の理念と戦略

　日本でも経済的な格差が健康格差につながっている現実を紹介したが，世界規模でみれば，その格差はさらに大きなものになっている。男女を合わせた平均寿命（2016年）は，最も長い日本（84.2歳）と最も短いレソト王国（52.9歳）の間に，31.3歳もの格差がある[10]。

　こうした健康格差の是正に向けて，WHOは長年にわたって取り組んできた。こうした取り組みを紹介するとともに，その基盤となっている理念や公衆衛生戦略を紹介する。

a すべての人々に健康を（Health for All）

　WHOは，1978年に（旧）ソ連のアルマ-アタ（現在のカザフスタン共和国のアルマトイ）で開催された国際会議で「**アルマ-アタ宣言**」を発表し，「**2000年までにすべての人々に健康を（Health for All）**」を目標に掲げた。1985年に発表された「Health for All−38の到達目標」は，これからの健康政策がめざすべき到達目標を具体的に提示したものであるが[11]，その最上位の目標に「**健康における公正**」をすえている（**図1-7**）。

　「健康における公正」を実現するための前提条件として，寿命の延長，ノーマライゼーション，疾病の減少，母子死亡率の低下，事故・自殺の

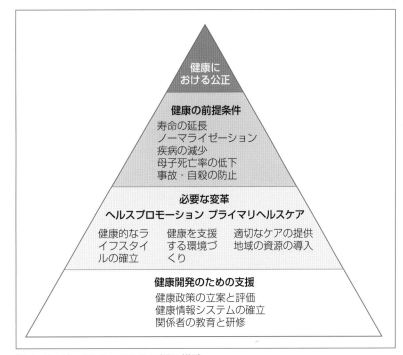

図1-7　Health for All の目標の構造

防止が掲げられ，その前提条件を満たすために必要な変革として，プライマリヘルスケアとヘルスプロモーションが提唱されている。

b　プライマリヘルスケア

プライマリヘルスケアは保健医療の戦略として，アルマ－アタ宣言でその理念が統一され，次のように定義されている[12]。「プライマリヘルスケアとは，地域に住む個人や家族が受容できるかたちで，あまねく受けうる基本的な保健ケアのことであり，それは住民の積極的参加とその国でまかなえる費用で運営されるものである。プライマリヘルスケアは，それぞれが核となり，構成されている国の保健システムおよび地域全般の社会・経済開発などの1つの必須部分をなすものである」

「その国でまかなえる費用で運営されるものである」という記述からも想像がつくように，プライマリヘルスケアは，1960年代から1970年代にかけて途上国に対して行われた国際保健医療協力の反省をふまえて構想された戦略である。当時の国際協力はCTスキャンや内視鏡などの最新の医療機器や技術を途上国に提供するという形態が多く，支援が終わったあとは機器の修理もできずに，無用の長物と化すことも少なくなかった。

プライマリヘルスケアでは，地域ニーズの把握，地域の保健医療資源の最大活用，地域開発の支援といった地域性の重視と，保健スタッフを住民のなかから選択し，住民を含めたチームが継続的に責任を負うという住民の自立・自助の2つを柱としている。

日本では，プライマリヘルスケアが途上国向けの戦略であると紹介されたこともあって，注目されることは少なかった。ちょうど同じころ，米国からプライマリケア✚の概念が日本に紹介されたが，プライマリヘルスケアとの違いも議論されないまま，プライマリケアの概念が定着してしまった感がある。

しかし，医療費の高騰により，国民皆保険制度の存続があやぶまれ，次々と打ち出された医療費抑制政策も効果をあげるどころか，むしろ，「医療崩壊」の危機が叫ばれる日本の現状をみるとき，「住民の積極的参加とその国でまかなえる費用で運営されるもの」という意味を真剣に考えるべきときがきている。

日本において，「住民の積極的な参加」によって，地域の医療の確保に成果をあげた事例として，丹波市の「県立柏原病院小児科を守る会」の取り組みが有名である。2007（平成19）年，柏原病院では小児科医師の退職が相つぎ，小児科存続の危機に直面した。このとき，母親たちがたち上がり，「コンビニ受診を控えよう」「かかりつけ医をもとう」「お医者さんに感謝の気持ちを伝えよう」という3つのスローガンを掲げて，住民運動を展開した。その結果，軽症者の受診が減ったことで，小児科の時

✚ **プラス・ワン**

プライマリケア
米国アカデミー医学会は，プライマリケアの機能として，①近接性（患者が身近に利用できる），②継続性（外来から病棟，診療所から病院などケアの場が変わってもケアの内容が継続されること），③包括性（住民に生じる健康問題の大部分について，予防からリハビリテーションまでカバーできる），④文脈性（患者の価値観や生きがいとの脈絡をふまえた医療である）という4つをあげている。

間外受診者数は1/4まで減り，2人だった小児科医は5人に増え，小児科廃止の危機を脱することができたのである。

健康づくりへの「住民の積極的な参加」としては，生活習慣の改善や健診の受診勧奨などに，健康づくり推進員や食生活改善推進員，愛育班員に代表される住民組織活動が重要な役割を果たしてきた[13]。

都市化の進行や「平成の大合併」に伴い，住民組織活動は衰退傾向にあるが，それでも全市区町村の58.0％に健康づくり推進員などが配置され，食生活改善推進員は87.3％の市区町村で活躍している[14]。あらためて「住民の積極的な参加」の意義を確認し，住民組織活動の活性化や支援に取り組むとともに，住民とともに保健医療福祉政策を企画・推進することが求められている。

c ヘルスプロモーション（オタワ憲章，バンコク憲章）

1 オタワ憲章

1986年にカナダのオタワで開催されたWHOの国際会議で採択された「**オタワ憲章**」において，「ヘルスプロモーションとは，人々がみずからの健康とその決定要因をコントロールし，改善することができるようにするプロセスである」と定義されている（下線部は2005年「バンコク憲章」で追加された）。また，「健康は毎日の生活のための資源であって，それ自体が人生の目的なのではない」と明記されている。このようにヘルスプロモーションがめざしているものは，「すべての人々があらゆる生活舞台——労働，学習，余暇そして愛の場——で，健康を享受できる公正な社会の創造にある」のである[15]。

グリーン（Green, L.W.）はヘルスプロモーションを「健康的な行動や生活習慣が実践できるように教育的かつ環境的なサポートを組み合わせることである」と定義し[16]，ヘルスプロモーションが従来の健康教育に加えて，健康を支援する環境づくり（supportive environment）をめざしていることを簡潔に言いあらわしている。**図1-8**はこの考え方にそって，ヘルスプロモーションの理念をイラスト化したものである[17]。

■**ヘルスプロモーションの5つの優先的行動分野**

これらの戦略のために，「オタワ憲章」では，5つの優先的行動分野をあげている。

●**健康的な公共政策づくり**：すべての部門の政策決定に健康という視点を加える。

●**健康を支援する環境づくり**：環境にはたらきかけることによって，個人が健康を向上させたり，慢性疾患や障害があってもQOLを向上させたりすることを容易にする。

●**地域活動の強化**：健康を向上させるための政策の意思決定に住民が主

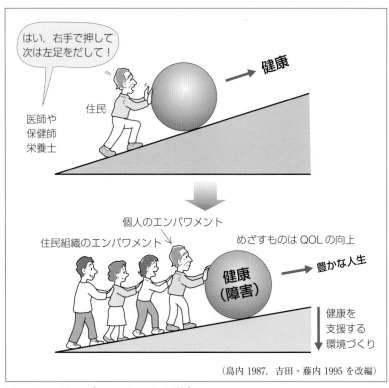

図1-8　ヘルスプロモーションの理念

（島内 1987, 吉田・藤内 1995 を改編）

体的に参加し，またそのために必要な学習の機会をつくる。

- **個人技術の向上**：1 人ひとりが疾病や障害に対処できるようになる。
- **保健サービスの方向転換**：保健サービスをこうしたヘルスプロモーションの理念にそった方向に転換する。

■健康を支援する環境づくり

上述した 5 つの優先的行動分野のなかでも，健康を支援する環境づくり（supportive environment for health）はヘルスプロモーションの理念を特徴づける柱の 1 つである。**図1-8** で示したイラストでは，坂道の勾配をゆるやかにすることに相当するが，この坂道の勾配を構成するものはなんであろうか？

この勾配を構成する要因として，①個人における健康の優先性（生計をたてることや職場や家庭での役割より健康が優先されるか），②慣習や社会規範（もてなしの慣習，運動や休養に対する周囲の冷ややかな目など），③環境条件（生鮮食料品の入手しやすさ，外食産業の健康への配慮の有無，運動施設への近接性，受動喫煙対策の徹底など）があげられる[18]。

ヨーロッパでは，「ヘルシーシティ」構想➕のもとに，健康を支援する環境づくりが進められ，成果をあげている。

➕ **プラス・ワン**

ヘルシーシティ構想
ヘルスプロモーションの提唱者であるキックブッシュ（kickbusch, I.）らが，都市全体の環境を健康増進に寄与するように改善された健康都市（healthy city）を構想し，ヨーロッパを中心に環境改善運動の推進を提案した。この運動はヨーロッパから世界に広がり，日本では 1993（平成 5）年より，健康文化都市構想として導入された。

② バンコク憲章

　2005 年に WHO がバンコクで開催したヘルスプロモーションに関する国際会議では健康の社会的決定要因へのアプローチに焦点をあてた議論が行われた。そこで採択されたバンコク憲章では，ヘルスプロモーション推進のための 5 つの戦略を確認するとともに，Health for All を実現するための 4 つの公約を掲げている[19]。

■ヘルスプロモーションの 5 つの戦略

　①人権と連帯意識に基づいて，健康を唱道する✚。
　②健康の決定要因に焦点をあてた，持続的な政策や活動，社会的基盤への投資を行う。
　③政策の開発やリーダーシップの養成，ヘルスプロモーションの実践，知識の伝達，研究，ヘルスリテラシー✚に必要な能力形成を行う。
　④すべての人々の健康と well-being の実現をめざし，有害なものからの保護と平等な機会を保障するための規制や法律を制定する。
　⑤持続的な活動を創造するために，パートナー（公的組織，民間組織，NGO 非政府組織）と市民社会による同盟をつくる。

■ Health for All を実現するための 4 つの公約

● ヘルスプロモーションをグローバルな開発協議事項の中心におく：各国政府と国際的な団体は，貧富の差による健康格差をなくすことをめざし，貿易や商品・サービスのマーケティング戦略の健康への悪影響に対する国際的な統制に取り組む。

● ヘルスプロモーションをすべての政府の主要な義務とする：健康の決定要因に取り組む責任は政府全体にあり，健康を所管する部局と同様に，すべての部局が優先して取り組み，ヘルスプロモーションを維持するよう財政的に支援する必要がある。

● ヘルスプロモーションをコミュニティと市民社会の主要な焦点にする：組織化され，権限を与えられたコミュニティは，自分たちの健康を決定する要因を効果的にコントロールすることができ，政府や民間部門に対し健康に影響する政策や実践についての責任を果たさせることができる。

● ヘルスプロモーションを適切な企業経営の必須条件にする：企業の経営者やインフォーマル組織などの民間部門は職場の健康と安全をまもるとともに，従業員やその家族とそのコミュニティにおける健康とwell-being を促進する責任を負う✚。

③ 日本におけるヘルスプロモーションの展開

　日本にも先述したようなヘルスプロモーションの定義や戦略，優先的行動分野が紹介されたにもかかわらず，ヘルスプロモーションの展開は容易に進まなかった。こうした説明では具体的にヘルスプロモーション

✚ ━━━ プラス・ワン

健康のための唱道
ある健康目標やプログラムに向けた，政治的関与，政策的支援，社会的承認，システム的支援を得るために考えられた一連の個人的・社会的活動で，学会として声明を発表したり，いわゆる「ロビー活動」もその例である。

ヘルスリテラシー
健康に関する情報を入手する，理解・評価する，活用するために必要な知識・意欲・能力をいう。ヘルスリテラシーは健康的な生活習慣や適切な受療行動などの基盤となる能力である。

健康経営
233 ページのプラスワンを参照。

とはなにかをイメージしづらかったのである。とくに,「健康増進」という言葉が古くから使われており,"health promotion"を直訳して「健康増進」と同義にとらえられることが多かったことも,この理念の定着をむずかしくしてきた✚。

1990 年代には,ヘルスプロモーションの理念に基づく保健計画の策定が各地で試みられていたが[20],日本の健康づくり戦略として正式に採用されるのは,2000(平成 12)年の「**健康日本 21(21 世紀における国民健康づくり運動)**」まで待たねばならなかった。

■健康日本 21

「健康日本 21」は早世の減少と健康寿命の延伸をめざし,生活習慣病をターゲットに 9 つの領域設定(①栄養・食生活,②身体活動・運動,③休養・こころの健康づくり,④たばこ,⑤アルコール,⑥歯の健康,⑦糖尿病,⑧循環器病,⑨がん)を設定し,それぞれの領域における現状と 2010 年を目標年度とする目標値,その目標達成のための対策を記載している。対策の推進においては,保健医療専門家,行政機関だけでなく,マスメディア,企業,非営利団体,職場,学校,地域,家庭,保険者の役割も明記している[21]。

2011(平成 23)年 10 月に公表された「健康日本 21」最終評価報告書によれば,9 分野の全指標 80 項目のうち,重複する 21 項目を除く 59 項目中,目標値に達した項目は 10 項目(16.9%)にとどまった。目標値に達していないが,改善傾向にある 25 項目(42.4%)を加えても,改善した項目は 6 割に満たないという厳しい結果であった[22]。

■健康日本 21(第二次)

「健康日本 21(第二次)」は,これまでの「健康寿命の延伸」に加え,あらゆる世代の健やかな暮らしを支える良好な社会環境を構築することにより,健康格差(地域や社会経済状況の違いによる集団間の健康状態の差)の縮小を最終目標にあげていることが特徴である。

その実現のために,「健康を支え,守る社会環境の整備に関する目標」の 1 つとして,居住地域でのたすけ合いといった地域のつながりの強化(ソーシャルキャピタル〔social capital〕の醸成)をあげている。

ⓓ ソーシャルキャピタルの醸成と活用

地域活動はプライマリヘルスケアにおいて,「住民の積極的な参加」として重要視されてきたが,ヘルスプロモーションにおいても,優先的行動分野の 1 つに位置づけられている。**図 1-8** では,1 人で球を押すのではなく,多くの人のあと押しがあれば,球を押して進みやすいことを示している。最近では,ソーシャルキャピタルとして,こうした取り組みの重要性があらためてクローズアップされている。

ソーシャルキャピタルとは,人々の協調行動が活発化することにより,

社会の効率性を高めるはたらきをもつ，社会組織に特徴的な資本のことをいう新しい概念である。「信頼」「社会規範」「ネットワーク」などのことであり，従来の物的資本，人的資本などとならぶものである[23]。その本質である「人と人との絆」「人と人との支え合い」は，日本社会を古くから支える重要な基礎であり，まったく新しい概念ではない。しかし，「絆」という文字から受け取る印象は人により少しずつ異なることから，ソーシャルキャピタルという概念のもとに，その3つの要素である「信頼」「互酬性（お互い様）の規範」「ネットワーク」の重要性を再確認すべきであろう。

　2013（平成25）年に示された「地域における保健師の保健活動に関する指針」でも，保健師は，地区活動を通じてソーシャルキャピタルの醸成を図り，それらの資本を活用して住民と協働し，住民の自助・共助を支援して主体的かつ継続的な健康づくりを推進することが明記されている[24]。このように，これからの保健師の重要な役割の1つとして，ソーシャルキャピタルの醸成と活用があげられているのである。

●引用・参考文献
1）金永安弘：衛生と健康の概念．厚生39：66-69，1984．
2）日本保健医療行動科学会：保健医療行動科学事典．メヂカルフレンド社，1999．
3）WHO著，佐甲隆・中沢廣，共訳：WHOヘルスプロモーション用語集．松坂保健所，2003．
4）柳川洋・中村好一編：公衆衛生マニュアル——MANUAL OF PUBLIC HEALTH．南山堂，2020．
5）伴忠康：適塾と長与専斎——衛生学と松香私志．創元社，1987．
6）金永安弘：健康教育の潮流——Health education．教育医事新聞社，1987．
7）近藤克則ほか：教育年数・所得と死亡の関連——65歳以上高齢者の3年追跡コホート研究．日本公衆衛生雑誌54（10）特別附録（第66回日本公衆衛生学会総会抄録集）：538，2007．
8）近藤克則：「健康格差社会」を生き抜く（朝日選書217）．朝日新聞出版，2010．
9）マイケル・マーモット，リチャード・ウィルキンソン編，西三郎日本語版総監修：21世紀の健康づくり10の提言——社会環境と健康問題．日本医療企画，2002．
10）WHO：World Health Statistics2018．2018．
11）WHO著，島内憲男編訳：ヘルス・フォー・オール——38の到達目標（21世紀の健康戦略1）．垣内出版，1990．
12）丸地信弘：PHCの考え方とその日本的展開の諸問題．文部省科学研究費補助金「わが国におけるPHCのあり方に関する総合的研究」，1980．
13）今村晴彦ほか：コミュニティのちから——"遠慮がちな"ソーシャル・キャピタルの発見．慶応義塾大学出版，2010．
14）藤内修二ほか：住民組織活動を通じたソーシャルキャピタルの醸成・活用の現状と課題．平成25年度健康安全・危機管理対策総合研究事業，日本公衆衛生協会，2014．
15）WHO著，島内憲夫訳：ヘルスプロモーション——WHO：オタワ憲章．垣内出版，1990．
16）Green, L.W., Kreuter, M.W.：Health promotion planning；An educational and environmental approach. Mayfield Publishing Company, 1991．
17）藤内修二：ヘルスプロモーションの理念と個別健康教育．保健師雑誌57（3）：170-176，2001．
18）藤内修二：健康を支援する環境に関する研究．日本公衆衛生学会総会抄録集55（2）：258，1996．

19）WHO：The Bangkok Charter for Health Promotion in a Globalized World. 2005.
（https://www.who.int/healthpromotion/conferences/6gchp/bangkok_charter/en/）（参照 2020-07-07）

20）藤内修二・山田わか子：健康づくりから健康なまちづくりへ──PRECEDE-PROCEED モデルに基づく健康文化と快適な暮らしのむら創造プランづくり．生活教育 44：12-21, 2000.

21）健康日本 21 企画検討会：21 世紀における国民健康づくり運動（健康日本 21）について 報告書．2000.

22）健康日本 21 評価作業チーム：「健康日本 21」最終評価．2011.

23）地域保健対策検討会：地域保健対策検討会報告書．2012.

24）厚生労働省健康局長：地域における保健師の保健活動について（健発 0419 第 1 号）．2013.

2 章

保健医療福祉制度の変遷

A 公衆衛生の基盤形成

- 英国に始まった近代公衆衛生の歴史を通じて公衆衛生の本質を考える。
- 日本の近代公衆衛生の歴史を学び，先人はその時々の健康課題についてなにを考えてどのように対処していったのか，その理念を理解する。
- 第二次世界大戦後の日本の公衆衛生施策の発展を学び，現在の施策との連続性を理解する。

1 世界の公衆衛生の曙

a 公衆衛生のはじまりとチャドウィック

　人類の歴史は，疾病とのたたかいの歴史でもある。疾病にかからないようにするためのさまざまな試みは，有史以来行われていたが，いわゆる近代の公衆衛生は，18世紀後半からの産業革命に伴って英国に始まったとされる。当時の英国は，農村地帯における第二次囲い込みで農業生産性が向上し，食料の増産によって増加した人口の一部が都市に流入したことにより，産業革命の担い手となる都市における大量の労働者階級を生み出した。都市に集中した幼少年や女性を含む労働者の劣悪な労働環境や，感染症の流行をまねく不衛生な生活環境の改善への取り組みが公衆衛生のはじまりとされている。

　19世紀，英国の**チャドウィック**(Chadwick, E.)は，貧困・不衛生・疾病の悪循環を指摘するとともに，不衛生の実態について全国規模の調査を行い，1842年に「**大英帝国における労働人口集団の衛生状態に関する報告書**」を発表した。彼は1848年の**公衆衛生法**(Public Health Act)の制定にも多大な貢献をした。この法律によって公衆衛生を担当する国の機関として保健総局が設置され，また地方に地方保健局と保健医官がおかれた。チャドウィックは，専門性と効率性の高い行政，調査による事実に裏づけられた科学的立法，世論の喚起による公衆衛生運動など，現代にも連なる公衆衛生行政の基礎を築いたといえる。

b スノーによる疫学のはじまり

　スノー(Snow, J.)は，1854年のロンドンのブロードストリート一帯で

のコレラの大流行に際して，協力者とともに一軒一軒訪ねて死亡者の発生場所を地図上に記入し，彼らの行動を詳細に調べた。その結果，同地区の1本の共同井戸がコレラの流行に関与していることをつきとめ，この井戸の使用をとめることでコレラの流行を終息させた。これは，コレラ菌の発見の30年も前のことで，疾病の発生状況に関する情報を収集し分析することで，その予防に役だてる「**疫学**」のはじまりとされる。

c 訪問看護・公衆衛生看護の原型となるラスボーンの活動

19世紀中ごろ，英国で**ラスボーン**(Rathborn, W.)は，一緒に貧民救済活動をしていた妻が病に倒れた際に雇った女性看護師の手厚い看護ぶりに感銘を受けた。彼は妻の死後，病院にかかれない貧しい病人が在宅で看護を受けられるシステムを，ナイチンゲールの助言をもとにリバプール市でたち上げた。この地域看護(district nursing)は，その後の訪問看護・公衆衛生看護の原型となった。

このように，公衆衛生行政・疫学・地域看護など，現代に連なる概念や枠組みがこの近代産業革命の時期に始まったのは，公衆衛生の本質を考えるうえでもたいへん示唆に富む事実である。

2 日本の近代公衆衛生(表2-1)

a 日本の近代公衆衛生のはじまり

日本の近代産業革命は明治時代に始まった。当時の日本は江戸時代からの過渡期で，お雇い外国人や留学生を通じて諸外国の知識を吸収し，近代国家の制度をつくっていった。1868(明治元)年，明治政府は西洋医学を採用し，1874(明治7)年に「**医制**」を公布した。「医制」は現在の医師法・医療法・地域保健法および医薬品，医療機器等の品質，有効性及び安全性の確保等に関する法律などを含む総合的な法律であり，医制の公布は日本における近代医療・公衆衛生のはじまりといえる。

明治期の公衆衛生体制構築に力をつくしたのが，**長与専斎**である。彼は幕末に大阪の適塾や長崎で医学を学んだのち，1871(明治4)年から岩倉欧米視察団に参加した。この視察で専斎は，海外では国民の健康を担当する専門の行政組織があり，伝染病の予防，貧困者の救済，環境整備，上下水道の管理などを行っている状況を知り，日本にもこのような制度を導入すべきであると報告した。帰国後は，現在の厚生労働省の前身となる文部省医務局，内務省衛生局の局長を歴任した。

この時期は，コレラ・赤痢・天然痘などさまざまな急性感染症が毎年のように大流行し，何千人何万人もの国民が罹患するような状況であった。当時の公衆衛生行政においては，なによりも感染症対策が急務であ

表2-1　日本の保健医療福祉施策の変遷(明治時代～第二次世界大戦終戦)

年	医療制度	感染症,母子保健,健康づくり	地域保健体制	精神保健	環境保健
1874(明治7)年	医制の公布				
1875(明治8)年				京都癲狂院(日本初の公立精神病院)	
1879(明治12)年		虎列刺(コレラ)病予防仮規則制定			
1880(明治13)年		伝染病予防規則制定			
1883(明治16)年				相馬事件	
1891(明治24)年					足尾銅山鉱毒事件
1897(明治30)年		伝染病予防法制定			
1899(明治32)年		海港検疫法制定			
1900(明治33)年		下水道法・汚物掃除法など制定		精神病者監護法制定	
1911(明治44)年	工場法制定				
1916(大正5)年			保健衛生調査会設置		
1918(大正7)年				呉秀三の実態調査	
1919(大正8)年		結核予防法・トラホーム予防法制定		精神病院法制定	
1922(大正11)年	健康保険法制定				
1929(昭和4)年	救護法制定				
1931(昭和6)年	労働者災害扶助法制定				
1935(昭和10)年			都市保健館・農村保健館の設置		
1937(昭和12)年			保健所法制定		
1938(昭和13)年	国民健康保険法		厚生省・国立公衆衛生院の設置		
1939(昭和14)年	船員保険法・職員健康保険法制定	結核予防会設立			
1940(昭和15)年		国民体力法制定			
1941(昭和16)年			保健婦規則		
1942(昭和17)年		妊産婦手帳制度			
1945(昭和20)年			GHQ占領下(～1951)		

った。コレラには，環境衛生の改善，海港検疫，発生時の隔離・交通遮断・消毒がこのころのおもな対応手段であった。天然痘については，すでに種痘(予防接種)は行われていたが，それを普及させる体制が不十分であった。明治政府は，感染症対策・衛生対策のための法整備を急ぎ，数多くの法律が整備された。また，当時の公衆衛生行政に大きな影響を与えたのが，地方自治制度の発足であった。府県(現在の都道府県)に衛生担当部局が設置され，市町村には医師が非常勤嘱託として配置された。

　このように明治時代の公衆衛生行政の中心は，感染症予防(防疫対策)であり，患者の強制隔離・交通遮断を行う権限をもつ，取り締まり的性格の強いものであった。国レベルでは**内務省**が公衆衛生行政を担当し，

地方レベルでは 1893(明治 26)年以降，警察の所管となった。この体制は第二次世界大戦のころまで続いた。国をあげての感染症対策・環境衛生対策が奏功し，明治中期以降は，コレラ・赤痢・天然痘などの感染症流行も，回数や人数を含めて少しずつ沈静化してきた。

b 工業化・都市化に伴う健康問題への対応

1 社会政策的な対策

　明治初期において約 3500 万人だった日本の人口は，その後の産業革命の進行とともに増加し，明治末期には 5000 万人をこえていた。また都市への人口集中が著しくなってきた。日清戦争(1894〔明治 27〕年)，日露戦争(1904〔明治 37〕年)を経て，国内における産業革命がさらに進行し，資本主義社会が確立するにつれ，社会における富の格差が拡大した✛。とくに都市部においては，新たな貧困層が出現するようになった。

　都市に集中した新たな貧困層の生活環境改善のために，1900(明治 33)年に，**下水道法**や**汚物掃除法**が制定されたが，地方も含めて，都市環境の整備は進まなかった。この都市の衛生インフラストラクチャーの立ちおくれは，第二次世界大戦後にいたるまで長期間続いた。

　1916(大正 5)年，内務省に**保健衛生調査会**が設置された。これは現在の厚生労働省の審議会にあたり，官僚や学者が国民の保健衛生に関することがらを調査・審議した。「乳児，幼児，学齢児童及び青年」「結核」「花柳病(性感染症)」「らい(ハンセン病)」「精神病」「衣食住」「農村衛生(のちに都市衛生も追加)」「統計」の 8 部会からなり，その後の公衆衛生対策に大きく貢献した。1919(大正 8)年制定の**結核予防法，トラホーム予防法，精神病院法**など，社会政策的性格の強い法律に基づく施策はこの状況から生まれた。

　1918(大正 7)年には，物価高騰による生活不安から米騒動がおこり，低所得者層に対する社会事業が一層求められるようになった。その一環として，母子保健に関する事業も始まった。その背景には，最高値で出生 1,000 対 180 をこえた高い乳児死亡率があった✛。日本赤十字社京都支部診療所では 1914(大正 3)年から**乳幼児相談事業**を開始し，1918(大正 7)年には東京府(現在の東京都)で**巡回産婆事業**が行われ，大阪市では 1919(大正 8)年に**児童相談所**が設置された。このように各地で母子保健対策がとられるようになり，国も 1920(大正 9)年に内務省に社会局を設置した。

　さらに，1923(大正 12)年の関東大震災，1927(昭和 2)年の金融恐慌，1929(昭和 4)年の世界恐慌などによって，経済的にも厳しい社会情勢となっていった。この時期には，**健康保険法**(1922〔大正 11〕年公布)，**救護法**(1929〔昭和 4〕年公布)，**労働者災害扶助法**(1931〔昭和 6〕年公布)な

ど，やはり社会政策的な法律が多くなった。

　昭和初期は，生糸や繭の価格の暴落，冷害や干ばつ，風水害の影響で農民の生活は困窮した。農村の疲弊を救済し，医療機関が少なく受診できたとしても高額の医療費に苦しんでいた農漁村民の負担を軽減するとともに，国民の体位・体力の充実を図ることを目的として，1938（昭和13）年に**国民健康保険法**が成立・施行された。1939（昭和14）年には船員を対象とした**船員保険法**と，ホワイトカラーの労働者を対象とした**職員健康保険法**が制定された✛。また，健康保険法において，被保険者の家族も給付対象に加えられた。1942（昭和17）年に職員健康保険法は健康保険法に統合され，被保険者の一部負担制度，保険医制度，診療報酬の公定制度など現在に連なるしくみが整えられた。

② さまざまな健康課題への対応

　1923（大正12）年，関東大震災が発生し，済生会は被災者への訪問看護を，聖路加国際病院は母子の保健指導を中心とした訪問指導事業を開始した。1930（昭和5）年には，聖路加女子専門学校に公衆衛生看護科が，大阪では**公衆衛生訪問婦協会**が設立された。民間の慈善事業から出発した救貧対策も，1908（明治41）年の**中央慈善協会**（現在の全国社会福祉協議会）の発足を経て，しだいに防貧施策中心の社会事業に転換していった。同協会は1924（大正13）年，**中央社会事業協会**に改称した。

　一方，結核✛は依然として猛威をふるい，1899（明治32）年の死因の第3位（死亡率は人口10万人対155.7）であった。結核は，すべての国民にとって重大な脅威として認識されるようになった。1908（明治41）年のコッホの来日に刺激され，1913（大正2）年には**日本結核予防協会**が設立され，結核予防の民間団体として宣伝・教育などの活動を始めた。

　精神障害者に対する処遇は，長年悲惨なものであった。1875（明治8）年に京都癲狂院が南禅寺境内に整備されたのが，日本の精神医療のはじまりとされる。精神障害者への社会的支援は，最初はおもに寺社などの慈善事業として行われた。しかし，実際には家族から精神障害者がでた場合，自宅の座敷牢に閉じこめる「私宅監置」が長い間公然と行われており，1878（明治11）年には制度化もされた。1883（明治16）年には，精神疾患として私宅監置されていた旧相馬藩主の処遇を不当として，旧家臣が裁判所に告発したことに端を発した事件（**相馬事件**）がおこり，これをきっかけに，法定手続きが不明確な私宅監置の問題が明らかとなり，1900（明治33）年の**精神病者監護法**制定につながった。

　1918（大正7）年，呉秀三✛らが「精神病者私宅監置ノ実況及ビ其統計的観察」において，精神障害者の私宅監置の実態や民間療法の様子などに関する調査報告，現行制度への批判を行い，施設・法律の整備，一般国民に対する啓発，精神病者を治療または監督する人に対する精神医学的知識の普及などを提案した。

✛━━━ **プラス・ワン**

健康保険法

1922（大正11）年，健康保険法が成立した。この背景には，大正時代において，労働者と使用者側の対立から労働争議が多発したことがある。健康保険法は，労働者の保護を通じて，産業振興を図ることを目的としている。この法律は，工場法や鉱業法の適用を受ける従業員15人以上の工場または鉱山の労働者を対象としていた。

女子労働者と結核

山本茂実のノンフィクション「あゝ野麦峠」にも描かれているように，明治〜昭和初期にかけての紡績産業を支えた若年女性の労働者の労働環境は劣悪であった。1910（明治43）年に農商務省は内務省と共同で「各工場出稼工女の保健衛生に及ぼす影響」を調査した。このとき，結核の罹患と死亡についても全国調査が行われた。「女子労働者数は約50万人（20歳未満30万人）で，村落からの出稼ぎ者は毎年20万人だが，うち12万人は故郷に戻らない。帰郷できた者も身体をこわし結核となって長生きせず，また家族に結核を伝播させる例が少なくない。体格は学校に就学している者に比べて著しく劣っており，勤続年数が長いほどその傾向が強い。疾病による解雇者・帰郷者の半数以上は結核による。」この実態は，社会に大きな衝撃を与えた。1911（明治44）年には，子どもや女子労働者の就業制限と業務上の傷病死亡に対する扶助制度を含む工場法が公布されたが，経済状況の悪化もあり，実際の施行は5年後であった。

呉秀三

呉秀三(1865-1932)は,日本における精神医学·医療の先駆者とされる。東京帝国大学教授,巣鴨病院院長を務め,多くの門下生を育てるとともに日本の精神病院医療の確立に貢献した。また,精神障害者に対する社会の偏見に対する啓発活動にも尽力した。

1918(大正7)年の「精神病者私宅監置ノ実況及ビ其統計的観察」における「……我邦十何萬ノ精神病者ハ実ニ此病ヲ受ケタルノ不幸ノ外ニ,此邦ニ生マレタル不幸ヲ重ヌルモノト云フベシ(わが国の精神障害者はこの病気をもっている不幸に加えて,この国に生まれたという不幸を重ねているといえる)」という言葉は,精神障害者政策の重要性を指摘するものとして現在も心にとめておくべき言葉であろう。

初期の保健所

東京京橋の都市保健館は,鉄筋コンクリート3階建てで,月島に分館があった(当時は渡船で往来した)。防疫部,予防部,小児衛生部,学校衛生部,社会衛生部,保健指導部がおかれ,業務の一部として,母性·小児·学童·口腔衛生·精神衛生·産業衛生·栄養などに関する相談事業が行われていた。この都市保健館は,現在も中央区保健所として,月島保健センターとともに活動を続けている。

ⓒ 保健所の創設と厚生省の発足

このように公衆衛生に関するさまざまな問題への対応が喫緊の課題になるにつれ,公衆衛生事業に従事する技術職の養成訓練の必要性が増大してきた。米国ロックフェラー財団の資金援助も得て,1935(昭和10)年,**都市保健館**が東京の京橋に✚,**農村保健館**が埼玉県の所沢に設置された。いずれも日本における保健所の先がけである。1938(昭和13)年には,やはり同財団の資金援助を受けて,公衆衛生技術者の養成機関として**国立公衆衛生院**が設立された。

1937(昭和12)年には**保健所法**が制定され,結核予防·母子衛生·栄養改善などを中心に,健康相談·保健指導などを行う保健所事業が始まった。翌1938(昭和13)年,内務省から独立して厚生省が設置され,公衆衛生行政の一層の強化が図られることとなった。

ⓓ 戦時体制下での公衆衛生

当時は国内の政情が不安定で,海外においては軍が戦局を拡大していった時期であった。国民の保健衛生においても,「健民健兵」のスローガンのもとに国策にそったかたちで施策が実施されていた。政策の重点は,結核と母子衛生におかれ,保健所が地域の中心機関に位置づけられた。**国民体力法**(1940〔昭和15〕年公布)によって,ツベルクリン反応検査,X線検査が積極的に進められた。1939(昭和14)年には財団法人**結核予防会**が設立された。

母子衛生について,保健所では,①妊産婦·乳幼児の健康相談,②訪問による保育指導,③乳幼児の栄養指導,④人工栄養品の調理指導,⑤分娩用具·乳児服·おむつなどに関する指導などの活動が行われていた。1942(昭和17)年,**妊産婦手帳制度**が施行され,保健指導および妊娠·出産·育児に必要な物資の配給などが図られることになった。これらの保健指導の強化に関連して,1941(昭和16)年には保健婦の統一的な身分法として**保健婦規則**が定められた。

これらの施策は,当時の日本の軍事力増強の土台を支えることを目的としたものであったが,そのいくつかは戦後もかたちをかえて引き継がれ,今日の公衆衛生施策につながっている。

③ 戦後の公衆衛生政策の基盤形成 (表2-2)

第二次世界大戦の終戦直後の日本は,多くの国民が困窮生活をしいられ,また海外からの引き揚げ者がもち帰った急性感染症の大流行がしばしばおこるなど,たいへん厳しい状況におかれていた。

1946(昭和21)年に新しい**日本国憲法**が公布され,**憲法第25条**におい

表2-2　日本の保健医療福祉施策の変遷(第二次世界大戦後～昭和時代)

年	医療制度	感染症, 母子保健, 健康づくり	地域保健体制	精神保健	環境保健
1946(昭和21)年			日本国憲法公布		
1947(昭和22)年		児童福祉法制定	保健所法改正		
1948(昭和23)年		母子手帳の実施 予防接種法制定	モデル保健所(杉並)		
1950(昭和25)年				精神衛生法制定	
1951(昭和26)年		結核予防法改正			
1953(昭和28)年					水俣病
1955(昭和30)年					イタイイタイ病
1958(昭和33)年	国民健康保険法改正				
1960(昭和35)年					四日市ぜんそく
1961(昭和36)年	国民皆保険制度の実現				
1964(昭和39)年				ライシャワー事件	
1965(昭和40)年		母子保健法制定		精神衛生法改正	新潟水俣病
1967(昭和42)年					公害対策基本法制定
1969(昭和44)年		集団循環器病健診の開始			
1978(昭和53)年		第一次国民健康づくり対策開始	市町村保健センター整備		
1984(昭和59)年				宇都宮病院事件	
1987(昭和62)年				精神保健法制定	
1988(昭和63)年		第二次国民健康づくり対策開始			
1993(平成5)年					環境基本法制定

て,「すべての国民は, 健康で文化的な最低限度の生活を営む権利を有する」「国は, すべての生活部面について, 社会福祉, 社会保障及び公衆衛生の向上及び増進に努めなければならない」と定められた。

　敗戦後, 1945(昭和20)～1951(昭和26)年の日本は連合国軍最高司令官総司令部(GHQ)の占領下にあり, 公衆衛生や医療政策もGHQのイニシアティブのもとに行われた。GHQの担当者はサムス准将で, マッカーサー司令官の命を受け, 医療・公衆衛生行政の再構築を行った。厚生省の組織も大きく改変された。

　戦災や戦後の混乱のため, 保健所活動はほとんど停止していたが, 1945(昭和20)年にGHQは保健所を性病予防対策の中心機関と定めた。1946(昭和21)年には鼠族昆虫対策のために市町村を指導監視することとなり, 同時に食品衛生監視事業も始まった。1947(昭和22)年GHQより, **覚書「保健所機能の拡充強化に関する件」**が出され, これにそって同年, 保健所法が全面改正された。この改正によって, 保健所機能の強化と人口10万に1か所を目標とする全国的な保健所網の整備が進められた✚。この年, それまでの警察所管の衛生警察事務が全面的に衛生行政部門に移管され, 現在まで続く, 国(厚生省)－都道府県(衛生部・局)－

✚　プラス・ワン

モデル保健所

GHQは, 保健所の整備拡充の方針に基づき, 1948(昭和23)年に最初のモデル保健所を東京の杉並に設置した。モデル保健所は, 従来の保健指導業務のほかに, 衛生行政事務もあわせて受け持ち, 保健衛生に関する総合施策を実施することになった。杉並保健所(現在も存続)に続いて, 各都道府県に1か所ずつモデル保健所が設置され, 現在に連なる保健所制度がしだいに整備されることとなった。

保健所−市町村という一貫した公衆衛生行政組織体制が確立された。これは長く続いた取締行政から指導行政への転換が図られたことも意味する。

4 近年の公衆衛生政策の発展

戦後しばらくの間は，母子保健施策，感染症施策（予防接種）が公衆衛生政策の中心であった。昭和30年代に入り，疾病構造がそれまでの感染症中心から，がん・脳血管疾患・虚血性心疾患などの慢性疾患へと転換したため，政策の力点も循環器病健診やがん検診などに移った。また，昭和30年代後半〜40年代にかけては，水俣病・イタイイタイ病・四日市ぜんそくなどの公害病が社会の関心を集め，高度経済成長の負の側面として，さまざまな紆余曲折を経て対策が進められていった。

a 母子保健施策の発展

戦前は出生1,000対100をこえていた乳児死亡率も，戦後は著明に改善していった。1950（昭和25）年には60.1であったが，1960（昭和35）年30.7，1970（昭和45）年13.1，1980（昭和55）年7.5と，大まかにいって10年ごとに半減していった。2022（令和4）年には1.8となり，世界最高レベルにある。乳児死亡率の急速な改善の理由の1つは，戦争が終わって平和になり，経済が発展し人々の暮らしが豊かになったことであろう。さらに，日本の母子保健施策の充実も要因としてあげられる。

前述のように，1942（昭和17）年には，妊産婦手帳制度が実施された。現在の**母子健康手帳**➕のはじまりである。当時の妊産婦の7割が手帳の交付を受けていたとされ，この手帳のおかげで，妊娠中に医師・助産婦による健康診査を受けることや自分の健康記録を手元におくことが妊産婦の習慣となった。戦後の1948（昭和23）年に母子手帳となり，妊娠・出産についての妊産婦の記録に加えて，乳幼児期の子どもの健康状態・発育状況や予防接種の記録が設けられた。

妊産婦が妊娠中に医師や助産婦の診察やケアを受けることが一般化し，自宅分娩から病院・診療所などでの施設分娩への転換が進んだ。1950（昭和25）年当時4.6％だった施設分娩は，15年後の1965（昭和40）年には84.0％に増加した。それにつれて，周産期死亡率・妊産婦死亡率も戦前に比べ大きく改善した。

1947（昭和22）年，**児童福祉法**が公布され，さらに1948（昭和23）年に母子衛生対策要綱が策定された。これに基づき，妊産婦・乳幼児の保健指導（1948〔昭和23〕年），育成医療（1954〔昭和29〕年），未熟児対策（1958〔昭和33〕年），新生児訪問指導・3歳児健康診査（1961〔昭和36〕年）などの保健福祉施策が実施された。

母子健康手帳

母子保健法によって，母子手帳は「母子健康手帳」と名称を改め，妊娠した者は，すみやかに市町村長に妊娠の届出をする（第15条）ことにより，市町村は，妊娠の届出をした者に対して母子健康手帳を交付することとなった（第16条）。記載・記録項目は，「省令様式」とよばれる全国統一の事項（妊娠中の経過，乳幼児期の健康診査の記録，予防接種の記録，乳幼児身体発育曲線など）と「任意様式」とよばれる市町村の判断にゆだねられる事項（日常生活上の注意，子育て上の注意，妊産婦・乳幼児の栄養の摂取方法，予防接種に関する情報など）からなる。

母子健康手帳の最大の利点は，妊娠期から乳幼児期までの母子の健康に関する重要な情報が1冊の手帳で，しかも保護者によって管理されるという点である。健康の記録を必要に応じて医療関係者が記載・参照するとともに，保護者みずからも記載し，保管・管理する。これによって，たとえ母子が転居した場合でも，継続性・一貫性のあるケアを受けることができる，子育ての記録を残すことができるなどのメリットが生まれる。

児童福祉法が，保健よりも戦災孤児，引き揚げ孤児，浮浪児などへの福祉施策に重点がおかれていたこともあり，広く母性と乳幼児の保健を対象とした法律の必要性が高まった。そこで1965（昭和40）年に**母子保健法**が制定され，総合的な母子保健施策が実施されることとなった。

母子保健法によって，乳幼児に対する健康診査については，1歳6か月児・3歳児に対して市町村が実施することとなった（第12条）。妊産婦に対しても市町村は必要に応じて健康診査を行うこととなった（第13条）。妊婦健康診査の検査項目が追加され，妊婦管理が体系化されていった。その後，数回の制度改定を経て，現在では望ましい受診回数分の公費負担を実現している。以後昭和50年代にかけて，さまざまな施策が実施され🞣，日本の母子の健康水準のさらなる向上に貢献した。

ⓑ　予防接種施策の充実

予防接種は，感染症予防の根幹をなす施策である。国や地域で感染症の流行を抑え，感染症のない（少ない）状態を続けるためには，できるだけ多くの人が予防接種を受け，人々の免疫レベルを一定以上に保つ必要がある。一方，効果的な予防接種のあり方は，感染症の種類や発生状況，ワクチンの進歩，人々の意識，社会情勢などに左右されるので，その時々で見直しが必要とされる。

日本の予防接種に関する施策のはじまりは，「伝染病予防心得書」の付録として示された「種痘施術心得書」（1885〔明治18〕年内務省告示）である。これは改訂を経て，戦後1948（昭和23）年に**予防接種法**が制定されるまで用いられた。予防接種法に続き，1951（昭和26）年には結核予防法も改正され，全国で組織的に予防接種が実施されるようになった。当時は患者も多く，天然痘・ジフテリア・腸チフス・パラチフス・発疹チフス・コレラの予防接種が行われ，1950（昭和25）年からは百日咳が加わった。

終戦直後は，戦禍による環境衛生や栄養状態の悪化，復員者の帰国などによって，感染症の患者や死亡者がきわめて多かった🞣。復興が進み，上下水道が整備され，栄養状態も改善していくにつれ，その数は急激に減少していった。また，抗生物質の導入・普及もとくに死亡者の減少に大きく貢献した。結核は，終戦直後の1947（昭和22）年には死亡数14万6241人，死亡率187.2（人口10万人対）であったが，届出の強化，BCG接種の実施，ストレプトマイシンなどの化学療法の導入などにより，死亡者数は減少していった🞣。

なお，予防接種は関係者がいかに注意をはらっても，きわめてまれにではあるが，健康被害がおこりうる。接種による健康被害に対して，**健康被害救済制度**が1970（昭和45）年に閣議了解により創設された。その後，1976（昭和51）年に予防接種法改正により，法制度として整えられ，

✚　**プラス・ワン**

昭和40～50年代の母子保健施策の推進
・1968（昭和43）年：母子保健推進員制度
・1976（昭和51）年：市町村母子保健事業
・1977（昭和52）年：1歳6か月児健康診査，先天性代謝異常検査事業

1946（昭和21）年の感染症の患者数
1946（昭和21）年の患者数（厚生省伝染病統計）をみると，赤痢8万8214人，腸チフス4万4658人，天然痘1万7954人，発疹チフス3万2366人，ジフテリア4万9864人と記録されている。

結核による死亡の減少
結核死亡数と死亡率（人口10万対）の推移は次のとおり。
1947年 14万6241人（死亡率187.2）
1957年 4万2718人（同46.9）
1967年 1万7708人（同17.8）
1977年 8,803人（同7.8）
死因順位の推移をみても，結核は1947年の第1位であったが，1957年には第6位，1967年第8位となり，1977年以降は上位10位に入っていない。

健康被害に対して，医療費，医療手当，障害児養育年金，障害年金，死亡一時金などの給付が行われるようになった。

ⓒ 慢性疾患対策の推進と国民健康づくり

図2-1は，日本の主要死因別死亡率（人口10万人対）の年次推移である。昭和20年代の後半から，結核・感染症にかわって，脳血管疾患（脳出血・脳梗塞など），がん，心臓病などの慢性疾患による死亡の割合が急激に増加した。1951（昭和26）年には，死因の第1位が結核から脳血管疾患に交代した。脳血管疾患は，東北地方などの農山村部に多く，寒冷な気候，過重な労働，塩分濃度が高く動物性タンパク質に乏しい食事などが発症のリスクを高め，乏しい医療資源が死亡率を高めたものと考えられた。国は1969（昭和44）年から**集団循環器病健診**を推進し，治療を要する住民の早期発見・生活改善指導が進んだ。また，保健所による減塩運動など，食生活改善活動が全国的に推進された。

脳血管疾患による死亡は，昭和40年代以降徐々に減少し，心筋梗塞を含む心疾患も昭和50年代まで増加傾向にあったが，現在は横ばいである。がん（悪性新生物）は戦後一貫して増加しており，1981（昭和56）年以来，死因の第1位となっている。現在は，すべての死亡のうち，がんが約25％，心疾患が約15％，脳血管疾患が約7％を占めており，日

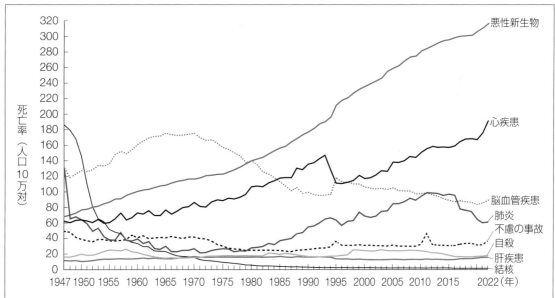

注：1）1994，1995年の心疾患の低下は，死亡診断書（死体検案書）（1995年1月施行）において「死亡の原因欄には，疾患の終末期の状態としての心不全，呼吸不全等は書かないでください」という注意書きの施行前からの周知の影響によるものと考えられる。
2）1995年の脳血管疾患の上昇のおもな要因は，ICD-10（1995年1月適用）による原死因選択ルールの明確化によるものと考えられる。
3）2022年の新型コロナウイルス感染症は，死亡率39.0％，死亡総数に占める割合3.0％。

図2-1　おもな死因別にみた死亡率の年次推移

本で死亡する人の5割強が，がん・心疾患・脳血管疾患のいずれかで死亡している。

昭和40年代までの慢性疾患対策は，循環器病健診やがん検診により早期発見・早期治療を行う，二次予防が中心であった。これらの健診・検診は，高血圧の治療開始や胃がん・子宮（頸）がんの死亡率の改善に大きく寄与した。しかし，このような二次予防は，死亡を減らしたり遅らせたりすることはできても，疾病そのものを防ぐことはできない。国内外の研究が進むにつれ，遺伝的素因もさることながら，日常の生活習慣がその発症や進行・予後に大きな影響を与えることが明らかとなってきた。1996（平成8）年から国の審議会の意見をもとに「**生活習慣病**」の概念が使われるようになった。それまでの慢性疾患対策が，主として二次予防（早期発見・早期治療）に重点をおいていたのに対して，生活習慣病対策は生活習慣の改善を中心にした一次予防に重点をおくようになった。

一次予防を中心にすえた健康づくり政策として，1978（昭和53）年から「**第1次国民健康づくり対策**」が始まった。医療費の膨脹，高齢化社会の到来に対して，生活習慣病の一次予防を目的とした，栄養・運動・休養の健康増進事業である。実施の拠点は市町村とし，生涯を通じた健康づくりの推進策として，妊産婦・乳幼児・婦人らを対象とした健康診査事業，市町村保健センターと健康づくり推進協議会の設置が進められた。

第一次国民健康づくり対策の開始から10年後の1988（昭和63）年より，**第2次国民健康づくり対策**として「**アクティブ80ヘルスプラン**」が開始された。この運動は，「栄養・運動・休養」の3本柱を前面に出し，とくに，運動習慣の普及に力を入れたものであった。健康運動指導士資格などの健康づくり指導者の整備や健康増進施設の普及が行われた。国民に対しては健康づくりのための食生活・運動・休養の各指針が提示されるなど，健康づくりに関する環境が整備された。

d 精神障害者の自立と社会復帰

第二次世界大戦後，日本には欧米の精神衛生に関する知見が導入され，適切な医療・保護の確保と精神疾患の発生予防のため，1950（昭和25）年に**精神衛生法**が制定された。これによって私宅監置が廃止され，都道府県に精神病院の設置が義務づけられた。また，精神衛生鑑定医制度，精神衛生相談所が規定された。

1964（昭和39）年，精神障害者による**駐日米国大使刺傷事件（ライシャワー事件）**により，不十分な在宅医療体制が社会問題化した。翌1965（昭和40）年に精神衛生法が改正された。この改正により，保健所が精神保健行政の第一線機関として位置づけられ，その技術指導援助機関としての都道府県精神衛生センターや在宅精神障害者の医療を確保するための通院医療公費負担制度などが創設された。

1984（昭和59）年，報徳会宇都宮病院で入院患者が看護職員の暴行によって死亡した事件（**宇都宮病院事件**）をきっかけに，同病院における患者の人権を無視した処遇が明らかになり，日本の精神医療制度が国内外から大きく批判された。人権擁護や適正な医療の確保をさらに推進するため，1987（昭和62）年に精神衛生法が改正され，名称を**精神保健法**とするとともに，任意入院制度，通信・面会などの権利の確保，精神保健指定医制度，精神医療審査会制度，応急入院制度，授産施設などが規定された。

e 公害による健康被害への取り組み

1 公害の発生

公害問題が日本において社会問題として取り上げられるようになったのは，明治中期の**足尾銅山鉱毒事件**，**別子銅山煙害事件**が最初である。

産業の中心が紡績などの軽工業から製鉄などの重工業に移行していくにつれ，工場の煤煙（ばいえん）による大気汚染や工業用の大量の地下水くみ上げによる地盤沈下がみられるようになった。しかし，戦前～昭和20年代までは，経済発展が優先され，国民の関心もそれほど高くなかったため，問題はほとんど顕在化していなかった。

■水俣病

1953～1960（昭和28～35）年にかけて，熊本県水俣湾周辺で，湾の魚介類を食べていた住民の間に手足や口がしびれる疾患が多発し，**水俣病**と名づけられた。最終的に，工場廃液による有機水銀中毒であることが判明し，患者の救済策が講じられたが，その間の企業と行政の対応に国民の批判が集中した。

また，新潟県阿賀野川流域でも，1965（昭和40）年にやはり工場排水中の有機水銀が原因の健康被害が発生し，「**新潟水俣病**」とよばれた。

■イタイイタイ病

1955（昭和30）年，富山県神通川流域で原因不明の疾患が報告された。子どもを産んだことのある女性に多く，手足の骨がもろくなり全身の激痛を伴うため，**イタイイタイ病**と名づけられた。その後，上流の神岡鉱山が排出したカドミウムの慢性中毒であるとの学説が発表され，原因究明の調査研究が行われた。1968（昭和43）年に国から，カドミウムの慢性中毒による腎障害から骨軟化症をきたし，これに妊娠・授乳や老化などによるカルシウム不足などが誘因となって発症したとする見解が発表され，翌年から患者認定と救済が行われた。

■四日市の大気汚染

さらに，昭和30年代中ごろから三重県四日市市の石油化学コンビナートから大気汚染物質（主としてイオウ酸化物）が排出されたことによ

り，近隣住民に咳・痰・喘息などの症状を訴える人が多発した。1972（昭和47）年に津地方裁判所は被告企業の責任を認め，賠償を命じた。この判決は，公害健康被害補償制度の充実，環境アセスメントの実施，企業の汚染者費用負担の認識促進など社会的に強い影響を及ぼした。

② 公害対策

新たな公害発生の防止策と被害者救済の方策など，総合的な公害対策の必要性が高まり，1967（昭和42）年に**公害対策基本法**が制定された。同法により，公害の定義，国・地方公共団体（自治体）・事業者の責務，白書の作成，公害防止計画，紛争処理，被害者救済，費用負担，公害対策審議会などが定められた。この法律は1993（平成5）年の**環境基本法**の成立により廃止となったが，その内容の多くは引き継がれている。

f 国民皆保険制度の導入

日本における健康保険制度は，前述したように1922（大正11）年に**健康保険法**が制定されたことに始まる。その後，健康保険制度は，第二次世界大戦後の一時期の停止を経て復活し，労災疾患の分離，保険料率の法定化など制度の一層の整備が進められた。

その一方で，昭和30年代のはじめ，いずれの健康保険にも加入していない国民は，零細企業労働者・農民・自営業者を中心として人口の1/3を占めていた。1958（昭和33）年，戦前の旧法とは異なる新たな**国民健康保険法**が成立した。この新法により，全市町村が国民健康保険事業の実施を義務づけられるとともに，他の健康保険加入者・被扶養者を除き，市町村住民の加入が義務づけられた。本法施行後，各自治体は国民健康保険の普及を進め，ついに1961（昭和36）年4月に**国民皆保険**が実現した。これは，日本の社会保障や保健医療の歴史のうえで画期的なことであり，国民の健康水準の向上に大きく寄与した。しかしその後，医療費の増加が大きな問題となり，幾多の制度改正を経て現在にいたっている。

●参考文献
・阿部克己ほか編：公衆衛生の発達，続．日本公衆衛生協会，1983.
・岡部信彦ほか編：感染症予防必携，第3版．日本公衆衛生協会，2015.
・岡部信彦ほか編著：予防接種の手びき，2022-23年度版．近代出版，2022.
・厚生労働統計協会編：国民衛生の動向，2023/2024年版．厚生労働統計協会，2023.
・富永祐民：がん予防——今後の課題（1）——新しいがん戦略の構築．癌の臨床39（4）：352-360，1993.
・日本公衆衛生協会編：公衆衛生の発達：大日本私立衛生会雑誌抄．日本公衆衛生協会，1967.
・橋本正己：地域保健活動——公衆衛生と行政学の立場から．医学書院，1968.
・橋本正己：公衆衛生現代史論．光生館，1981.
・母子衛生研究会編：わが国の母子保健，令和3年．母子衛生研究会，2021.
・横山長之ほか編：環境用語事典．オーム社，1997.

B 保健医療福祉行政の動向（平成以降）

POINT
- 地域保健の基盤となる法律や制度について理解する。
- 日本の保健・医療・福祉に関する個別政策の具体的内容をその経緯とともに理解する。
- 少子高齢社会における日本の保健・医療・福祉政策を相互に関連づけて理解する。

1 保健所法から地域保健法へ

a 地域保健法の概要

1 保健所法を地域保健法に改正した背景

　地域保健法は、保健所法（1947〔昭和22〕年）を改正するかたちで1994（平成6）年に制定、1997（平成9）年から完全実施された、日本の地域保健の根幹となる法律である。**保健所法**は、感染症の蔓延や栄養不良など第二次世界大戦後のきわめて劣悪な状態を改善し、現在の世界有数の健康水準を達成するのに大きな役割を果たした。しかし、疾病構造の変化、少子高齢化の進展、個人ニーズの多様化、地方分権化の進行などの社会環境の変化に加え、第一線機関として活動してきた保健所についても、医療・福祉との連携強化や市町村との役割分担の変化から、その機能の見直しが必要となった。そこで地域保健の新たな体系づくりを目的とした地域保健法が制定されることとなった。

2 法改正の内容

　地域保健法では、地方分権の流れに即し、住民に身近で頻度の高い母子保健サービスなどのおもな実施主体を市町村に移し、すでに市町村が実施主体となっていた老人保健サービスと合わせて生涯を通じた健康づくりの体制を整備することとなった。具体的には法律自体の名称変更とともに、市町村・都道府県・国の責務の明確化、基本指針の策定、保健所に関する規定、市町村保健センターに関する規定（法定化）、小規模町村に対する支援、保健所政令市■の規定などが盛り込まれた。

■保健所と保健所政令市制度

　保健所は、それまで人口10万人に1か所であった管轄区域の規模が、

**ソーシャルキャピタル
(social capital)**

人々の協調行動を活発にすることによって，社会の効率性を高めることのできる，「信頼」「互酬性の規範」「ネットワーク」といった社会組織の特徴のこと。日本語では，「社会関係資本」といわれる。日本におけるソーシャルキャピタル的な活動として，町内会・自治会などの地区組織活動，ボランティアやNPO（非営利活動法人）の活動などがある。近年，ソーシャルキャピタルと健康との関連が注目されている。

基本指針の一部改正

新型コロナウイルス感染症対策のための体制強化の一環として，2022（令和4）年2月に基本指針が一部改正され，「広域的な感染症のまん延に備えた体制構築」「地域における健康危機管理の拠点としての機能強化」「専門技術職員の確保等」「国立試験研究機関，地方衛生研究所等における調査研究」などに関する事項が追加された。

さらに2023（令和5）年には，感染症法などの改正をふまえ，「健康危機に備えた計画的な体制整備の推進」「感染症のまん延への備え」「保健所・地方衛生研究所等の健康危機管理体制の強化」「健康危機に備えた人材の確保と資質の向上」などに関する事項が追加された。

医療法に定める二次医療圏などにおおむね一致する区域にするとされた➕。保健所は専門的・技術的・広域的機能を強化するものとして，市町村保健活動に対する指導・調整，結核・感染症対策，精神障害者の社会復帰対策，環境衛生・食品衛生，地域保健に関する情報の収集・整理・活用，調査・研究などを中心に実施することとなった。

■市町村保健センター

　市町村保健センターは1978（昭和53）年度から，健康づくりの推進のために，健康相談・健康教育・健康診査などの対人保健サービスの拠点として整備されてきた。地域保健法では市町村保健センターを法定化し，市町村はその保健活動の拠点として整備を進めることとした。

b　地域保健対策の推進に関する基本的な指針

　地域保健法第4条は，地域保健対策の円滑な実施および総合的な推進のために，厚生労働大臣が「**地域保健対策の推進に関する基本的な指針**（以下，「基本指針」）を定めることとしている。基本指針は，その時々の課題や必要とされる国・都道府県・保健所・市町村の役割を盛り込み，時代の変化に即応した施策が実施できるように定めたものであり，過去3回，大きく改正されている➕。

　2012（平成24）年の基本指針の改正では，近年の地域保健を取り巻く状況の大きな変化により，行政を主体とした取り組みだけでは今後国民のニーズにこたえることが困難な状況へ対応するため，2011（平成23）年の東日本大震災からのさまざまな教訓や，高齢化社会に対応し地域包括ケアを構築し社会保障を維持・充実させるために求められる「支え合う社会の回復」に関する事項が盛り込まれた。具体的には，地域保健対策の推進にあたり地域の**ソーシャルキャピタル**➕を活用し，住民による共助への支援を推進すること，学校や企業などとの連携を進め，住民との協働による健康なまちづくりを推進すること，大規模災害時を想定し，被災地以外の地方公共団体や国と連携した情報収集や保健活動の全体調整・応援などの体制を構築することなどである。また都道府県保健所と市町村の関係強化を図るために，保健所は専門的な立場から企画・調整・指導などを通じて，市町村への積極的な支援に努めることとされた。

❷　少子化対策の進展

　1990（平成2）年に，前年の合計特殊出生率が過去最低の1.57となったことが発表された。いわゆる「1.57ショック」である。これまでの最低記録は「丙午」にあたる1966（昭和41）年の1.58であったが，それをさらに下まわり，出生率が史上最低になったことは，社会に大きな衝撃を与えた。これを契機に，出生率の低下と子どもの数の減少傾向が社会問題で

あるとの認識が進み，国や地方公共団体，企業レベルでもさまざまな取り組みが打ち出された。

ⓐ 新しい少子化対策について

1 エンゼルプランと緊急保育対策等5か年事業

1994（平成6）年に今後10年間に取り組むべき基本的方向と重点施策を定めた関係4省庁共同の「**今後の子育て支援のための施策の基本的方向について（エンゼルプラン）**」が策定された。本プランの実施のため，保育の量的拡大，低年齢児保育や延長保育などの多様な保育の充実，地域子育て支援センターの整備などを含む「**緊急保育対策等5か年事業**」が策定された。

2 少子化対策推進基本方針と新エンゼルプラン

1999（平成11）年には「**少子化対策推進基本方針**」とこれに基づく重点施策の具体的実施計画として，関係6省庁による「**重点的に推進すべき少子化対策の具体的実施計画について（新エンゼルプラン）**」が策定された。これは，「エンゼルプラン」と「緊急保育対策等5か年事業」を見直したもので，目標値には保育に加えて，雇用，母子保健，相談，教育などの幅広い内容を取り入れた。

3 次世代育成支援対策推進法

2003（平成15）年，家庭や地域の子育て力の低下に対応し，子どもを育成する家庭を社会全体で支援する観点から，地方公共団体や企業における10年間の集中的・計画的な取り組みを促進するため**次世代育成支援対策推進法**が制定された。この法律は，地方公共団体や企業がそれぞれ行動計画を策定し，実施していくことをねらいとしたものである。

4 少子化社会対策基本法，少子化社会対策大綱，子ども・子育て応援プラン

2003（平成15）年，少子化社会において講じられる施策の基本理念を明らかにし，少子化に的確に対処するための施策を総合的に推進するために**少子化社会対策基本法**が制定された。

2004（平成16）年には，この法律に基づき，「**少子化社会対策大綱**」が策定された。さらにこの年は，大綱に盛り込まれた施策の効果的な推進を図るため，「**少子化社会対策大綱に基づく具体的実施計画について（子ども・子育て応援プラン）**」が策定され，2005（平成17）年度からの5年間に講ずる具体的な施策内容と目標が示された。

b 少子化対策から，子ども・子育て支援へ

1 新しい少子化対策について〜新待機児童ゼロ作戦

　2005（平成17）年，日本は1899（明治32）年に人口動態統計をとり始めて以来，はじめて出生数が死亡数を下まわり，人口減少社会に突入した。想定をこえる少子化の進行に対処するため，2006（平成18）年，「**新しい少子化対策について**」が策定され，親の就労状況にかかわらず，すべての子育て家庭を対象とした，妊娠・出産から高校・大学生期にいたるまでの子育て支援策が示された。

　少子高齢化や総人口の減少についての厳しい予測をふまえ，2007（平成19）年に「『**子どもと家族を応援する日本**』重点戦略」が取りまとめられた。この戦略では，就労と出産・子育てが二者択一にならないように，ワークライフバランスの実現への取り組みが不可欠であるとされた。翌年には，保育施策を質・量ともに充実・強化するための「**新待機児童ゼロ作戦**」が厚生労働省から発表された。

2 子ども・子育てビジョン

　地方公共団体や有識者・国民からの意見をもとに，2010（平成22）年，「**子ども・子育てビジョン**」が策定された。「子どもが主人公（チルドレン・ファースト）」という考え方のもと，「子ども・子育て支援」により力点を移し，「生活と仕事と子育ての調和」をめざして，「めざすべき社会への政策4本柱」と「12の主要施策」が打ち出された。

3 子ども・子育て支援新制度，新たな少子化社会対策大綱など

　2012（平成24）年には社会保障・税一体改革関連法案として，**子ども・子育て支援法**などの3法案が成立した。これを受けて，2015（平成27）年から，さまざまな**子ども・子育て支援新制度**が実施された。また，同年，**新たな少子化社会対策大綱**が決定され，新制度を強力に推進していくこととなった。子ども・子育て支援法と少子化社会対策大綱は，その後も改正・改定を重ねている。

　また2016（平成28）年には，内閣総理大臣を議長とする「一億総活躍国民会議」による「**ニッポン一億総活躍プラン**」[＋]が閣議決定された。

　その後，2020（令和2）年の「全世代型社会保障改革の方針」を経て，2021（令和3）年の「こども政策の新たな推進体制に関する基本方針」が閣議決定され，これに基づき，子ども政策の司令塔機能を一本化する組織の設置の検討が始まった。2022（令和4）年に「こどもまんなか社会」を目ざす，**こども家庭庁**の設置法案が成立し，2023（令和5）年4月に内閣府の外局として発足した。

＋ プラス・ワン

ニッポン一億総活躍プラン

少子高齢化に正面から立ち向かい，「希望出生率1.8」の実現をめざし，若者の雇用安定・待遇改善，多様な保育サービスの充実，働き方改革の推進，希望する教育を受けることを阻む制約の克服などを示した。このプランは，2016〜2025年度の10年間のロードマップである。

3 各分野における政策の転換と充実

プラス・ワン

老人保健法

予防からリハビリテーションまでを一貫したかたちで組み込んだ法律。壮年期以降を対象とするさまざまな保健事業を統括し，老人医療と連携させることで総合的な保健医療サービスを提供することをねらいとした。

1991（平成3）年の改正では，寝たきりなどの高齢者が在宅でも安心して療養生活を送れるように，かかりつけの医師との連携のもとに訪問看護ステーションから訪問看護婦が家庭を訪問して看護サービスを提供する老人訪問看護制度が創設された。

2006（平成18）年の改正で法律名が**高齢者の医療の確保に関する法律**に改められ，大幅な改正が行われた。

ヘルシーピープル

ヘルシーピープル（Healthy People）とは，米国が国をあげて推進している包括的な健康計画である。1979年，米国保健福祉省が中心となり，ライフステージ別に目標を設定した「ヘルシーピープル」を公表した。

翌1980年には「健康向上・疾患予防；国の基本方針」を発表し，さまざまな健康項目ごとに具体的な目標値を掲げ，健康づくりに関する10か年計画を打ち出した。これらを土台に，政府や専門家らが議論を重ね，1990年に「ヘルシーピープル2000」を発表。

以後，2000年に「ヘルシーピープル2010」，2010年に「ヘルシーピープル2020」2020年に「ヘルシーピープル2030」と継続している。いずれも具体的な数値目標を設定し，定期的に目標と現状とのギャップを評価しながら改訂を重ねたもので，国・州・地域社会をはじめ，医療施設・学校などさまざまな関係機関が健康づくりの基本として活用している。

ヘルシーピープルは，米国民の健康・寿命・生活の質を向上させるロードマップの役割を果たしているとされている。（ヘルシーピープルウェブサイト https://health.gov/healthypeople）（参照 2022-12-15）

a 生活習慣病対策

1 老人保健法に基づく健康診査

老人保健法は総人口に占める65歳以上人口の割合（高齢化率）が10％前後であった1982（昭和57）年に制定・施行された。この法律により，本格的な高齢化社会の到来に対応して，高齢者の医療費を国・地方公共団体・医療保険者などが負担するしくみが導入され，健康手帳の交付，健康教育，健康相談，健康診査，機能訓練，訪問指導が40歳以上の住民を対象に市町村が行う保健事業として提供された。健康診査については，循環器検査，肝機能検査や血糖検査などからなる基本健康診査とがん検診が実施された（老人保健法によるがん検診は1997〔平成9〕年まで）。

2 健康日本21と健康増進法

■健康日本21

第3次国民健康づくり運動として，2010（平成22）年を目標年として，2000（平成12）年に始まったのが**21世紀における国民健康づくり運動「健康日本21」**である。「健康日本21」は，米国の健康づくり政策であるヘルシーピープルの日本版ともいえるもので，より一層健康を取り巻く環境整備に配慮した計画となった。

「健康日本21」は，①すべての国民が健康で明るく元気に生活できる社会の実現，②早世（早死）の減少，③痴呆（のちに「認知症」に変更）や寝たきりにならない状態で生活できる期間（健康寿命）の延伸などを目的に，国民の健康づくりを総合的に推進するものである。その基本方針として「一次予防の重視」「健康づくり支援のための環境整備」「目標等の設定と評価」「多様な実施主体による連携のとれた効果的な運動の推進」が掲げられた。実施にあたっては，①食生活・栄養，②身体活動・運動，③休養・こころの健康，④たばこ，⑤アルコール，⑥歯の健康，⑦糖尿病，⑧循環器病，⑨がんの9分野について評価指標と達成目標値を定め，進捗状況を評価することとした。

「健康日本21」は2年間延長され，2012（平成24）年度まで実施された。2005（平成17）年に中間評価，2011（平成23）年に最終評価が行われた。

■健康増進法

「健康日本21」を中核とする国民の健康づくり・疾病予防をさらに積極的に推進する法的根拠となるよう，**健康増進法**が2002（平成14）年に制定され，翌年から施行された。健康増進法では，①国民の健康の増進の総合的な推進を図るための基本方針の策定，②都道府県・市町村にお

「健康日本 21（第二次）」の達成状況（最終評価）

目標（全 53 項目）の達成状況は次のとおり。「目標値に達した」8 項目（15.1%），「現時点で目標値に達していないが，改善傾向にある」20 項目（37.7%），ベースライン値と「変わらない」14 項目（26.4%），「悪化している」4 項目（7.5%），「評価困難」7 項目（13.2%）であった。

悪化した 4 項目（「メタボリックシンドロームの該当者及び予備群の減少」「適正体重の子どもの増加」「睡眠による休養を十分とれていない者の割合の減少」「生活習慣病のリスクを高める量を飲酒している者の割合の減少」）や，ベースライン値と変化がなかった「健康格差の縮小」などは今後の課題である。

都道府県健康増進計画

都道府県は，健康増進法第 8 条に基づき，国の基本方針も参考にして，各都道府県の住民の健康の増進施策についての基本的計画である「都道府県健康増進計画」を定めることが定められている。ここでも達成すべき目標が設定されているが，国の目標項目にならったものに加え，その都道府県独自のものが盛り込まれているのが特徴である。

なお，市町村の計画については努力義務となった。

受動喫煙の防止の強化

健康増進法は，生活習慣の改善を通じた健康増進の概念も取り入れており，受動喫煙の防止に関する事項（第 25 条）もその 1 つとして盛り込まれている。

2018（平成 30）年には，健康増進法の一部が改正され，多数の者が利用する施設などの類型に応じ，その利用者に対して，一定の場所以外の場所における喫煙を禁止するなど，受動喫煙の防止策が一層強化されることとなった。

ける健康増進計画の策定+，③健康診査の実施などに関する指針の策定，④国民健康・栄養調査の実施，保健指導，特定給食施設，受動喫煙の防止などが規定された。健康増進法には，生活習慣の改善を通じた健康増進の概念も取り入れられており，受動喫煙の防止に関する事項（第 25 条）もその 1 つとして盛り込まれている+。

③ 医療制度改革と特定健診・保健指導

　日本の高齢化はさらに進み，2005（平成 17）年には高齢化率が 20.2% と 20% を突破した。それに伴い，1985（昭和 60）年に 13 万 2 千円だった国民 1 人あたり国民医療費は，20 年後の 2005 年には 25 万 9 千円とほぼ倍増し，この傾向はさらに続くと考えられた。

　2006（平成 18）年に健康保険法などの改正が行われ，医療費適正化計画の策定や後期高齢者医療制度をはじめとする医療制度改革が始まった。この改革により，2008（平成 20）年から生活習慣病の発症予防や重症化予防をめざし，40 〜 74 歳の者を対象に，メタボリックシンドロームに着目した**特定健康診査**と，標準化されたプログラムによる**特定保健指導**とが始められた。実施主体は医療保険制度の保険者（医療保険事業を運営するために保険料を徴収し，保険給付を行う実施団体）とされた。これにより，健康診査や保健指導が医療と強く結びつけられ，実施体制の強化が図られることとなった。

④ 健康日本 21（第二次）

　「健康日本 21」の最終評価をふまえて，「すべての国民が共に支え合い，健やかで心豊かに生活できる活力ある社会の実現」を最終目標とし，2013（平成 25）年度から 10 年間の予定で策定されたのが「健康日本 21（第二次）」である。最終目標を実現するための基本的な方向として，①健康寿命の延伸と健康格差の縮小，②主要な生活習慣病の発症予防と重症化予防，③社会生活を営むために必要な機能の維持および向上，④健康を支え，まもるための社会環境の整備，⑤栄養・食生活，身体活動・運動，休養，飲酒，喫煙および歯・口腔の健康に関する生活習慣および社会環境の改善，の 5 項目が提示され，これらの項目ごとに複数の目標項目が提示された。「健康日本 21」の反省をふまえて，第二次では，指標相互の関係が整理され，客観的なエビデンスに裏づけられた実行可能性のある目標にしぼり込まれた。

　2018（平成 30）年には，「健康日本 21（第二次）」の中間評価が，2022（令和 4）年には最終評価+がそれぞれ行われた。最終評価の結果などをふまえて 2024 年度から，①健康寿命の延伸，健康格差の縮小，②個人の行動と健康状態の改善，③社会環境の質の向上，④ライフコースアプローチをふまえた健康づくり，を掲げる「健康日本 21（第三次）」が開始されることとなった。

b 母子保健対策

1965（昭和40）年の母子保健法制定以降，日本の母子保健の水準は飛躍的に向上した。1960（昭和35）年に出生1000対30.7であった乳児死亡率は，1975（昭和50）年には10.0に，2022（令和4）年には1.8となり，世界的にも有数の低率国となっている。また，妊産婦死亡率（出産10万対）も1975（昭和50）年には27.3であったが，1985（昭和60）年15.1，1995（平成7）年6.9，2021（令和3）年には2.5と顕著な改善を示している。

一方で，少子高齢化，女性の社会進出，思春期における健康問題，親子の心の問題の拡大など母子保健をめぐる状況は大きく変化してきており，父親を含む親子の問題としての認識と新たな時代に適応した施策が求められるようになった⊞。

1 健やか親子21

2000（平成12）年に厚生労働省の検討会の報告書において，日本の母子保健は世界的水準にあるものの，妊産婦死亡や乳幼児の事故死などの残された課題，親子の心の問題の拡大や思春期の健康などの新たな課題，小児医療・地域母子保健活動の水準の低下防止など，保健医療環境の確保⊞について対応すべき課題があることが指摘された。これを受けて，2001（平成13）年から10年間の予定で「**21世紀初頭における母子保健の国民運動計画（健やか親子21）**」が策定された。その後，「健やか親子21」の終期は2014（平成26）年までと4年間延長された。

主要課題として，①思春期の保健対策の強化と健康教育の推進，②妊娠・出産に関する安全性と快適さの確保と不妊への支援，③小児保健医療水準を維持・向上させるための環境整備，④子どもの心の安らかな発達の促進と育児不安の軽減，の4課題があげられ，合計61の数値目標が設定された。2013（平成25）年に最終評価が行われ，全体の約8割で一定の改善がみられた一方で，母子保健に関する計画策定や取り組み・実施体制などに地方公共団体間の格差があること，新たな課題の出現などによる「母子保健」関係業務の複雑化，情報の不十分な利活用などの課題が指摘された。

2 健やか親子21（第2次）

「健やか親子21」の最終評価に基づいて現状の課題を検討したのち，2015（平成27）年度から2024年度までの10か年計画の「**健やか親子21（第2次）**」が開始された。「健やか親子21（第2次）」は「すべての子どもが健やかに育つ社会」をめざす姿として設定し，地域や家庭環境などの違いがあろうとすべての国民が同じ水準の母子保健サービスを受けられることをめざした（図2-2）。

そのために，3つの基盤課題（切れ目ない妊産婦・乳幼児への保健対策，

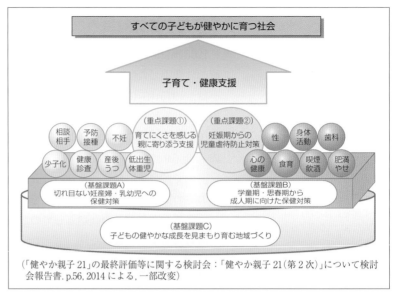

（「健やか親子21」の最終評価等に関する検討会：「健やか親子21（第2次）」について検討会報告書.p.56, 2014による，一部改変）

図2-2　「健やか親子21（第2次）」のイメージ

学童期・思春期から成人期に向けた保健対策，子どもの健やかな成長を見まもり育む地域づくり）と2つの重点課題（育てにくさを感じる親に寄り添う支援，妊娠期からの児童虐待防止対策）が設定された。また，指標を見直し，目標を設けた52の指標（うち再掲2指標を含む）と，目標を設けない参考とする28の指標が設定された。国民運動計画としての取り組みが充実するよう，国民の主体的な取り組みの推進や，関係者，関係機関・団体や企業などとの連携・協働，健康格差解消に向けた地方公共団体に求められる役割についても明確に示された。

3 成育基本法

　2019（令和元）年より，成育基本法が施行された✚。成育基本法は，成育過程にある者およびその保護者並びに妊産婦に対し，必要な成育医療などを切れ目なく提供するための施策を総合的に推進することを目的とする法律である。「健やか親子21（第2次）」も広く同法の基本的施策に位置づけられる。

c 児童虐待防止対策

　児童虐待（「子ども虐待」ともいう）は，身体的虐待・性的虐待・ネグレクト・心理的虐待からなるもので，児童の人権を著しく侵害し，その心身の成長や人格の形成に重大な影響を与える行為である。2000（平成12）年の**児童虐待の防止等に関する法律**（児童虐待防止法）の成立・施行によって，児童虐待防止対策が推進されるようになった。しかし，全国の児童相談所での相談対応件数は，法律施行前の1999（平成11）年度の

✚　プラス・ワン

成育基本法

「成育過程にある者及びその保護者並びに妊産婦に対し必要な成育医療等を切れ目なく提供するための施策の総合的な推進に関する法律」が正式な名称であり，一般には，成育基本法とよばれる。成育医療などの提供に関する施策に関し，基本理念を定め，国，地方公共団体，保護者・医療関係者などの責務を明らかにし，同時に成育医療等基本方針の策定や基本的施策について定めている。これまで個別の法律で実施されてきた施策を連携させ，横断的視点で総合的な取り組みを推進するものである。

基本的施策

(1)成育過程にある者・妊産婦に対する医療

(2)成育過程にある者などに対する保健

(3)成育過程にある者・妊産婦の心身の健康などに関する教育および普及・啓発

(4)記録の収集に関する体制の整備（例：予防接種などに関する記録，死亡した場合の死因に関する情報）

(5)調査・研究

(6)災害時支援体制など

1万1631件から2022(令和4)年度は21万9170件(速報値)と年々増加している。死亡事例も50人にのぼっており(2021〔令和3〕年度。心中による死亡を除く),児童虐待は社会全体で対応すべき重要な課題である。

おもな虐待者としては実母が最も多く(約5割),また,虐待を受けるのは就学前の子どもが4割以上であることから,発生予防のためには,虐待にいたる前の段階で適切な子育て支援を行い,育児の孤立化や育児不安の増大を防ぐことが必要である。乳児家庭の訪問や母親が気軽に集まったり相談したりできる場の整備が行われている。なお,2019(令和元)年の児童虐待防止法と児童福祉法の改正により,親権者や里親,児童福祉施設長が子どもをしつける際の体罰禁止が明文化された。

虐待が深刻化する前に発見・対応することも重要であり,子ども本人や虐待を行っている保護者からの相談,近隣などの個人や関係機関などからの通告,匿名の通告に対して適切に対応することが求められる。また通告しやすくするために,2015(平成27)年から児童相談所の全国共通ダイヤルを覚えやすい3桁(189:イチ・ハヤ・ク)にした。

虐待を受けた子どもの安全をまもるための適切な一時保護の体制整備,親子再統合に向けた保護者支援,養護施設の整備や自立支援策の拡充なども早急に推進すべき課題である。また虐待防止に関する啓発活動として,民間団体などが中心となりオレンジリボン運動を推進している。

d 障害者(児)支援対策

障害保健福祉施策は,戦後まもなくから,知的障害児・身体障害者・知的障害者・重症心身障害児(者)など対象者別の対応によって体制の整備が図られてきた。その後,国内外で障害者のノーマライゼーション,すなわち,障害者がほかの人々と同じように生活し社会参加できるような環境の実現をめざす考え方に対する認識が高まるにつれ,障害の種別に関係なく障害者全体の保健医療福祉の向上を図ろうとする動きが出てきた。

1 措置制度から支援費制度へ

障害者福祉では長い間,行政が事業者やサービス内容を決め,事業者と契約を結んで障害者にサービスを提供する,**措置制度**というしくみが用いられてきた。この制度については,利用者が事業者やサービス内容を自由に選べない,事業者側も創意工夫や効率性が発揮されにくいなどの弊害が指摘されていた。

そこで,2003(平成15)年から措置制度にかわり,行政が障害者からの申請に基づき支援費(サービス利用料)の助成を行い,障害者が事業者や施設と契約を結んでサービスを利用するという**支援費制度**が導入された。しかし,①身体・知的などの障害種別ごとで使いにくい,②サービス提供の地域格差が大きい,③財源の確保が困難などの欠点があったた

表2-3　障害者総合支援法の基本理念

①すべての国民が，障害の有無にかかわらず，等しく基本的人権を享有するかけがえのない個人として尊重されること
②すべての国民が，障害の有無によって分け隔てられることなく，相互に人格と個性を尊重し合いながら共生する社会を実現すること
③すべての障害者および障害児が可能な限りその身近な場所において必要な日常生活または社会生活を営むための支援を受けられること
④社会参加の機会が確保されること
⑤どこで誰と生活するかについての選択の機会が確保され，地域社会において他の人々と共生することを妨げられないこと
⑥障害者および障害児にとって日常生活または社会生活を営むうえで障壁となるような社会における事物・制度・慣行・観念その他一切のものの除去に資すること

め，これらを改善するために2005（平成17）年に**障害者自立支援法**が成立し，翌年から施行となった。

2 障害者総合支援法

その後，2012（平成24）年には，地域社会における共生の実現に向けて，障害福祉サービスの充実を図り障害者の日常生活および社会生活を総合的に支援するために新たな障害保健福祉施策を講ずることを趣旨として，障害者自立支援法を改正するかたちで，**障害者の日常生活及び社会生活を総合的に支援するための法律**（障害者総合支援法）が成立した。

障害者総合支援法では，法の目的が，「自立した日常生活又は社会生活を営む」から「基本的人権を享有する個人としての尊厳にふさわしい日常生活又は社会生活を営む」に変更された。また，2011（平成23）年の障害者基本法の改正をふまえた新たな基本理念が規定された（表2-3）。

障害者自立支援法から障害者総合支援法へのおもな改正点は次の2つである。

(1)障害者の範囲について，これまでの身体障害者・知的障害者・精神障害者（発達障害➕を含む）に，制度の谷間となっていた難病などが加えられた。
(2)それまでの障害程度区分にかわり，障害の多様な特性その他の心身の状態に応じて必要とされる標準的な支援の度合いを総合的に示す障害支援区分に改められた。

3 そのほかの障害者支援施策

2011（平成23）年には，障害者への虐待を防止し養護者に対する支援などに関する施策を促進し，障害者の権利利益の擁護に資することを目的に，**障害者虐待の防止，障害者の養護者に対する支援等に関する法律**（障害者虐待防止法）が成立し，翌年から施行された。同法では家庭・障害者福祉施設・職場での虐待事例の早期通報や市町村障害者虐待防止センター・都道府県障害者権利擁護センターの設置について定めている。

2021（令和3）年度より3か年の予定で，第6期障害福祉計画および第

2期障害児福祉計画が実施されている。今後，地域社会における共生の実現に向けて，障害者(児)の日常生活および社会生活の総合的な支援の一層の充実が図られることが期待される。

e 高齢者保健福祉対策

1 老人保健法から高齢者医療確保法へ

　急速に進行する高齢化に社会としていかに対応するかが，過去数十年間，つねに日本の喫緊の課題であった。1975(昭和50)年に65歳以上人口の割合は4.9％であったが，2022(令和4)年には約6倍の29.0％に達している。また，1975(昭和50)年には全世帯の21.7％であった65歳以上の高齢者のいる世帯が，2022(令和4)年には50.6％と2倍以上に増加した。高齢者のいる世帯のうち単独世帯(ひとり暮らし)は，1975(昭和50)年の8.6％から，2022(令和4)年には31.8％と3倍以上になった。

　高齢者，とくに75歳以上の後期高齢者は，ほかの年齢層より医療機関への受診率が高く，1件あたりの受診日数が多い傾向にある。また，入院も多いため，1日あたりの医療費も高くなる。国民医療費全体でみると，近年はその約35％(2021〔令和3〕年度)が後期高齢者の医療費である。国民皆保険制度のもとで，高齢者や後期高齢者に安心して医療サービスを利用してもらい，かつ，その医療費をどうまかなっていくかは，超高齢社会の日本にとって重要な課題である。

　かつて1973(昭和48)年から約10年間，70歳以上の医療費自己負担の無料化が実施されたことがあったが，老人医療費の急増をまねいた。さらに医療機関のサロン化や，医学的な必要性が低いにもかかわらず，患者や家族の都合で長期間入院する，いわゆる社会的入院の弊害も指摘された。

　そこで，1983(昭和58)年に**老人保健法**が施行され，医療費の抑制を目的として高齢者の自己負担(定額)が導入された。また，高齢者医療の運営主体を市町村とし，その財源は保険者(国民健康保険や健康保険組合など)からの拠出金と公費(税金)でまかなうこととなった。その後，自己負担額(定額)は，2002(平成14)年に定率(1割)となったが，その間も高齢者の医療費は増加を続け，拠出金を払う保険者の負担も増大していったため，新たな高齢者医療の枠組みが必要となった。

　2006(平成18)年，老人保健法が改正されて，**高齢者の医療の確保に関する法律**(高齢者医療確保法)となり，2008(平成20)年から後期高齢者に対する医療は，独立した制度として運用されることとなった。これにより，75歳以上の高齢者(一定の障害がある場合は65歳以上)は，都道府県単位ですべての市町村が参加した広域連合✛が運営する独立した**後期高齢者医療制度**に加入することになった。この制度は，保険料(令

✛ プラス・ワン

広域連合
複数の地方公共団体が，行政サービスの一部を共同で行うことを目的として設置する組織。62ページ参照。

和2〜3年度の平均で月額6,358円）を支払い，医療機関を受診の際は，1割（一定以上の所得者は2割）を自己負担するしくみである。

　後期高齢者医療費の財源は，患者負担を除き，公費（国・都道府県・市町村からの支出）5割，現役世代からの支援4割，高齢者からの保険料1割となり，前制度の問題点であった現役世代と高齢者の費用分担が明確になった。また，保険料を納めるところとそれを使うところを都道府県ごとの広域連合に一元化することで，財政や運営責任を明確化するとともに，都道府県ごとの医療費水準に応じた保険料を高齢者全員で公平に負担する制度となっている。2022（令和4）年度の対象者は約1890万人，医療費は約18.4兆円，1人あたりの医療費は約97万円であった。

② 介護保険制度の導入

　高齢化が急速に進行する一方で，核家族化など家族の形態と機能が大きく変化し，以前のように家族が高齢者の世話をするという役割を十分に担えなくなってきた。家族以外の高齢者への介護サービスについては，従来，老人福祉と老人保健医療という2つの枠組みで行われてきた🞣。福祉サービスには，措置として行政側がその種類と提供機関を決めるため，利用者の自由度が低い欠点がある。保健医療サービスには，家庭での介護ができず，福祉施設にも入れないという理由による長期の，いわゆる社会的入院の増加という問題点があった。

　これらの問題を解決するため，高齢者の福祉と保健医療を再編し，給付と負担の関係が明確な社会保険方式により，社会全体で高齢者を支える新しい体制をつくり，さらに利用者が選択可能な総合的なサービスを提供することを目的として，1997（平成9）年に**介護保険法**が成立し，2000（平成12）年から施行された。介護保険制度の保険者は，国民に最も身近な行政単位である市町村とされ，そのうえで，国・都道府県・医療保険者・年金保険者が市町村を支え合うしくみとなっている。制度開始以降，数々の改正を経て，制度として成熟，定着してきた🞣。

③ 地域支援事業と介護予防

　介護保険制度が浸透するにつれ，単に介護を必要とする者に介護サービスを提供するだけではなく，要支援状態や要介護状態になる前からの予防対策（**介護予防**）の重要性が認識されるようになった。2006（平成18）年の介護保険法の改正で，介護保険法の保健福祉事業と老人保健法の保健事業などとの再編が行われ，市町村による**地域支援事業**が創設された。介護予防事業を含む地域支援事業の目的は，早い段階から高齢者ができる限り自立した生活を送れるように支援することにより，要支援や要介護状態への移行やその重度化の予防を図ることであり，予防重視型システムへの転換と位置づけられている。

④ 地域包括ケアシステムの構築

2011（平成23）年の介護保険法改正では，介護保険サービス利用者の増加に加えて，重度の要介護者，単身世帯や高齢者のみ世帯の増加に対応し，高齢者が地域で自立した生活を営めるように，医療・介護・予防・住まい・生活支援サービスを切れ目なく提供する**地域包括ケアシステム**の実現を図ることとなった。すなわち，24時間対応の**定期巡回・随時対応型訪問介護看護**や**複合型サービス**，**介護予防・日常生活支援総合事業**が創設された。

2014（平成26）年には，地域包括ケアシステムの構築をさらに推進するために，**医療介護総合確保推進法**が成立し，介護保険法・医療法などの関係法律が一括して改正された。地域支援事業全体が再編・強化されることとなり，在宅医療・介護連携の推進，認知症施策の推進，地域ケア会議の推進，生活支援サービスの充実・強化などの充実とともに，それまで全国一律だった予防給付（訪問介護・通所介護）については市町村が取り組む介護予防・日常生活支援総合事業に移行・再編され，事業内容が多様化されるなどの重点化・効率化が図られた。

2017（平成29）年の介護保険法改正では，自立支援・重症化防止に向けた市町村の保険者機能強化の観点から，データに基づく課題分析，地域支援事業における保険者の取り組みの評価指標設定と実績評価，都道府県による市町村に対する支援事業など，地域包括ケアシステムの深化・推進が図られた。

今後は介護保険制度の理念を堅持しつつ，地域包括ケアシステムを推進することで，高齢者の日常生活圏域で，医療・介護・予防・住まい・生活支援が，包括的かつ継続的に行われるよう関係機関・関係者がそれぞれの立場で努力していくことが必要であろう。

f 認知症対策の推進

かつて認知症のことは，「ぼけ」や「痴呆」といわれ，本人や家族は偏見にさらされ，医療や介護の提供も十分ではなく，厳しい生活を送らざるをえなかった。「痴呆」という用語は，侮蔑的な表現であるうえに，その実態を正確にあらわしておらず，早期発見・早期診断などの取り組みの障害となっていたことから，2004（平成16）年から新たな用語として「認知症」が用いられるようになった。

高齢化が進むにつれ認知症の人の数も増加している。2012（平成24）年に462万人（65歳以上高齢者の約7人に1人）であった認知症の有病者数は，2025年には約700万人（65歳以上高齢者の約5人に1人）になると予測されている。

介護保険は，これまで認知症の人に対するケアの充実に一定の役割を

プラス・ワン
医療介護総合確保推進法
正式な法律名は，地域における医療及び介護の総合的な確保を推進するための関係法律の整備等に関する法律である。2014（平成26）年に成立した。
この法律は，高齢化が進行するなか，社会保障制度を将来にわたって維持していくために，医療・介護提供体制の構築や，医療・介護を対象とした新たな税制支援制度の確立，地域包括ケアシステムの構築などを行うものである。具体的には，地域医療構想に基づく病院機能の再編，都道府県のための基金創設，医療事故調査，介護サービス給付や自己負担の適正化，地域支援事業の充実などからなる。

果たしてきた。2005(平成17)年の介護保険法改正では，主として認知症の人を念頭に，法の目的に，「高齢者の尊厳の保持」が加えられた。2011(平成23)年の法改正では，認知症に関する調査研究の推進規定が設けられ，また，市町村介護保険事業計画において，認知症である被保険者の地域における自立した日常生活の支援に関する事項を定めるよう努めることとされた。

　2012(平成24)年に，認知症になっても本人の意思が尊重され，できる限り住み慣れた地域で暮らしつづけられるよう，事前・早期対応を基本目標に「**認知症施策推進5か年計画(オレンジプラン)**」が策定された。

　2013(平成25)年には英国で「G8認知症サミット」が開催されるなど，世界的にも認知症への関心が高まるなか，認知症施策を加速させるための新たな戦略の策定がめざされ，2015(平成27)年にオレンジプランを改めた，「**認知症施策推進総合戦略～認知症高齢者等にやさしい地域づくりに向けて**」(新オレンジプラン)が策定された。新オレンジプランでは，7つの柱を設定し関係機関・関係者の緊密な連携のもと，積極的な取り組みを進めている🔹。

　2019(令和元)年には，認知症施策推進関係閣僚会議によって「**認知症施策推進大綱**」が策定された。同大綱では，認知症の発症を遅らせ，認知症になっても希望をもって過ごせる社会をめざし，認知症の人・家族の視点を重視し，「共生」と「予防」を車の両輪に施策を推進していくという基本的考え方が示された。

g 精神保健対策

　1993(平成5)年に制定された**障害者基本法**では，精神障害者が障害者として位置づけられ，福祉の面からも施策の充実が図られることとなった。1995(平成7)年の改正により，精神保健法は**精神保健及び精神障害者福祉に関する法律**(精神保健福祉法)に変更された。この法改正により，精神障害者の社会参加が目的に明記され，精神障害者保健福祉手帳制度および精神障害者社会復帰施設(生活訓練施設・授産施設・福祉ホーム・福祉工場の4類型)が法的に位置づけられた。また，通院患者リハビリテーション事業の法定化，市町村の役割，医療費の保険優先化などが規定された。

　1997(平成9)年に**精神保健福祉士法**が制定され，社会復帰を推進する職種として，精神保健福祉士が国家資格となった。

　1999(平成11)年の精神保健福祉法の改正では，精神医療審査会の機能の強化，医療保護入院のための移送制度の創設，保護者の自傷他害防止監督義務の廃止，市町村によるホームヘルプサービスなど在宅福祉サービスの法定化などが規定された。

　2005(平成17)年には，**障害者自立支援法**が成立し，障害の種別にか

精神障害者の在院データ

2020（令和2）年時点で，日本における受療中の精神障害者は約615万人であり，うち約27万人は入院治療を受けている。

2021（令和3）年の精神病床の平均在院日数は275.1日であり，20年前の約6割の水準まで短縮している。

精神障害者に対する医療提供の確保に関する指針

「良質かつ適切な精神障害者に対する医療の提供を確保するための指針」には，①精神疾患患者の状態像や特性に応じた精神病床の機能分化の推進，②多職種による訪問支援（アウトリーチ）の推進，精神科救急医療体制の整備，③多職種の連携によるチーム医療の推進，④保健所機能の有効活用，人権への配慮に関する事項が含まれている。

かわらずサービスが利用できるようになった。同時に精神保健福祉法が一部改正され，精神障害者の適切な地域医療等の確保（救急医療体制・退院促進），「精神分裂病」の「統合失調症」への呼称の変更などが行われた。2012（平成24）年，障害者自立支援法を改め，**障害者総合支援法**が成立した。

2013（平成25）年に地域生活への移行を一層促進することを目的として精神保健福祉法が改正され，①精神障害者に治療を受けさせるなどの義務を保護者に課すしくみの廃止，②医療保護入院における入院手続きの整備，③医療保護入院により入院した者の早期の退院を促進するための措置の充実✚，④精神医療審査会に関する見直し，⑤厚生労働大臣による精神障害者に対する医療の提供の確保に関する指針✚の策定などが2014（平成26）年以降から実施された。

今後は，国と地方公共団体は相互に連携を図り，必要な財源や人材の確保と質の向上に努め，医療機関，保健医療・福祉サービス従事者においても，上記の指針にそった精神医療の提供が期待されている。

h 自殺対策，依存症対策

1 自殺対策

日本における戦後の自殺者数の推移（人口動態統計）を，**図2-3**に示す。昭和30年前後（1950年代），昭和60年前後（1980年代）に2つの山を形成したのち，1998（平成10）年に前年に比べ3割以上増加し，3万人をこえる事態となった。以後十数年間にわたり3万人以上を記録した。

2000（平成12）年に始まった「健康日本21」において自殺予防対策が取り上げられ，自殺者数の数値目標が設定された。翌年に開始された「健やか親子21」においても10歳代の自殺死亡率の減少が目標に入れられた。

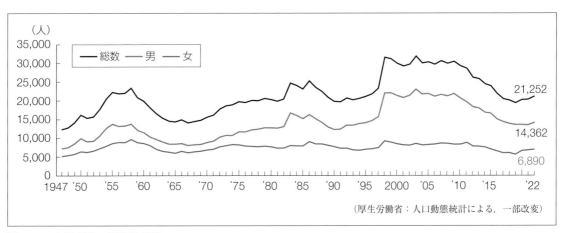

図2-3　自殺者数の長期的推移

自殺対策をより実効性のあるものにするために法制化の動きが強まり，2006（平成 18）年に**自殺対策基本法**が成立・施行された。これによって国をあげて自殺対策に取り組む基盤ができた。自殺対策の基本理念として，自殺が個人的な問題としてのみとらえられるべきものではなく，その背景にさまざまな社会的な要因があることをふまえ，社会的な取り組みとして実施されなければならないことが掲げられた。また，国により自殺対策の指針として基本的かつ総合的な大綱が策定されることになった。2016（平成 28）年の自殺対策基本法の改正では，都道府県と市町村に自殺対策計画の策定が義務づけられることとなった。

法の施行を受けて，翌 2007（平成 19）年に閣議において**自殺総合対策大綱**（以下，大綱）が決定された![plus]。2017（平成 29）年には大綱の見直しが行われ，誰も自殺に追い込まれることのない社会の実現をめざして，社会における「生きることの阻害要因」を減らし，「生きることの促進要因」を増やすことを通じて，社会全体の自殺リスクを低下させることが基本理念として示された。重点施策には①地域レベルの実践的な取り組みのさらなる推進，②若者の自殺対策，勤務問題による自殺対策のさらなる推進などが掲げられ，自殺死亡率を先進諸国の現在の水準まで減少させることをめざし，2026 年までに 2015 年比 30% 以上減少させることが数値目標とされた。

自殺対策は，これをやれば改善するという特効薬のような取り組みはなく，それぞれの立場で地域・年代・集団の特性に合った対策を着実に実践していくことが求められている。警察庁の自殺統計によると，自殺者数は，2012（平成 24）年に 15 年ぶりに 3 万人を下まわり，2022（令和 4）年は 2 万 1881 人となった。今後も引きつづき，国民 1 人ひとりが自殺予防の主役となるよう，取り組みを継続する必要がある。

2 依存症対策

依存症とは，アルコール・薬物・ギャンブル・ゲームなどの特定の物質や行為を「やめたくても，やめられない」状態をいい，依存性のある物質摂取や行為を習慣的に行っているうちに，脳の回路が変化し，欲求をコントロールできなくなる病気である。誰でもなる可能性があり，人間関係の悪化や孤立，健康障害をまねき，また生活の乱れや借金などによって，社会生活が困難になる可能性が高くなる。家族など周囲の人を巻き込んだり，暴力や犯罪を誘発したりするなど社会的影響も大きい。

問題の存在は以前から知られており，対策も行われていたが，公衆衛生上の政策課題として取り上げられるようになったのは比較的最近である。アルコールについては，2013（平成 25）年に**アルコール健康障害対策基本法**が成立し翌年から施行され，また 2016（平成 28）年には，基本法に基づく「**アルコール健康障害対策推進基本計画**」が策定された。

ギャンブルについては，2018（平成 30）年に**ギャンブル等依存症対策**

基本法が公布・施行され，翌年に基本法に基づく「**ギャンブル等依存症対策推進基本計画**」が策定された。

　地方公共団体の保健所や精神保健福祉センターで依存症の相談を受け付けており，さらに依存症専門医療機関で治療が行われている。また，依存症本人や家族による自助グループや NPO などの回復支援団体も活動を行っている。依存症は，適切な支援により回復できる病気であり，正しい理解の普及と支援のための社会的環境・資源の整備が重要である。

ⓘ 歯科口腔保健対策

　日本の歯科保健対策は，昭和初期から 6 月 4 日を「むし歯予防デー」とするなど啓発的な活動が行われてきた。母子や学童を対象とした齲蝕（むし歯）予防が対策の中心だった時代が長く続いたが，昭和 50 年代以降は，成人と高齢者に対する歯科保健対策が実施されるようになった。

　1989（平成元）年からは，80 歳で自分の歯を 20 本以上残すことをスローガンとした「**8020**（ハチマルニイマル）**運動**」が展開されている。また，「健康日本 21」においても「歯の健康」が盛り込まれた。

　歯の喪失の主要な原因疾患は，齲蝕と歯周病である。小児期の齲蝕の有病状況は，「健康日本 21」による地域での歯科保健活動などの進展により，近年大きく改善した。歯周病に関しては，中高年を中心に多くの国民がなんらかの歯周病を有している状況である。近年の疫学研究で，歯周病と糖尿病や循環器疾患，誤嚥性肺炎などとの関連性が報告されており，成人・高齢者の健康づくりにおいて歯周病予防は不可欠といえる。

　2011（平成 23）年に，歯科口腔保健施策を総合的に推進するための基本理念や国・地方公共団体・国民・歯科医師などの役割を定めた**歯科口腔保健の推進に関する法律**（歯科口腔保健法）が施行された。さらに翌 2012（平成 24）年には，この法律に基づいて，「**歯科口腔保健の推進に関する基本的事項**」（以下，基本事項）が策定された。基本事項では，歯科口腔保健の施策推進のための基本的な方針，目標・計画，都道府県・市町村の基本的事項の策定，調査研究などに関する事項を定めている。なかでも基本的な方針においては，歯科疾患の予防に加えて，歯科・口腔保健における健康格差の縮小や生活の質（QOL）の向上に向けた口腔機能の維持・向上が盛り込まれている。

　2017（平成 29）年には基本事項の中間評価が行われ，「乳幼児や学齢期における齲蝕は減少傾向だが，社会経済的な要因による健康格差が生じている」「成人期は，歯肉炎・歯周炎を有する者の割合は改善がみられない」「高齢期は，8020 達成者が増加している一方，齲蝕および歯周病は増加傾向にある」との結果が得られ，対策の必要性が指摘された。

　2013（平成 25）年から始まった「健康日本 21（第二次）」では，「歯・口腔の健康」として，口腔機能の維持・向上，歯の喪失防止，歯周病を有す

る者の減少，乳幼児・学齢期の齲蝕のない者の増加，歯科検診の受診者の増加について，数値目標を設けている。基本事項と「健康日本 21(第二次)」が，国と地方公共団体レベルでそれぞれ調和しながら，歯科口腔保健の施策推進に大きな役割を果たしていくことが期待される。

ⓙ 感染症対策

1 新興感染症と再興感染症

　1970 年代以降，いったんは制圧されたかにみえた感染症に関する状況が大きく変化してきた。エボラ出血熱，HIV/エイズなど新たに人類にとっての脅威となった**新興感染症**に加えて，結核・マラリアなどのようにすでに克服したと考えられていた感染症が薬剤耐性などの新しい特徴をもち，再び脅威としてあらわれてきた**再興感染症**が大きな注目を浴びている。鳥インフルエンザなどの動物由来感染症も大きな脅威となっている。

　また，航空機による迅速大量輸送によって，遠隔地の感染症がまたたく間に世界中に伝搬する危険性も格段に高まり，実例も数多く報告されている✚。一方で患者や家族の人権へ配慮しながら，同時に感染の拡大を防ぐ対策が求められるようになってきた。病原体を用いたテロへの対策も喫緊の課題として対応が求められている。

2 感染症法に基づく対策

　1999(平成 11)年に**感染症の予防及び感染症の患者に対する医療に関する法律**(感染症法)が施行された✚。

　感染症法の基本的な考え方については，集団の感染症予防に重点をおいた従来の考え方から，個々の国民の予防と適切な医療の提供による社会全体としての感染症予防の推進への転換が図られている。また，これまでの事後対応的な対策から，ふだんからの対策を重視する事前対応型対策へと転換した。具体的には，①**感染症発生動向調査**の法定化，②国による基本指針や都道府県による予防計画の策定，③エイズや性感染症などを対象に国が施策の総合的な方向性を示す**特定感染症予防指針**の策定，などがあげられる。

　さらに，感染症法においては，対象となる感染症を，その感染力や重篤度などを勘案して，1 類感染症から 5 類感染症に分類するとともに，指定感染症と新感染症の類型が設けられた。そのほかに，患者などの人権に配慮した入院手続の整備，蔓延防止措置，動物由来感染症対策の充実，国際協力の推進などを重視した内容となっている。また，感染症に対する適切な対策を講じ，感染症の流行を防止するため，1981(昭和 56)年から**感染症発生動向調査事業**が開始されている。この事業に基づき把

感染症法と従来の感染症関連法規

感染症法は，伝染病予防法，性病予防法，エイズ予防法を廃止・統合して制定したものである。2006（平成18）年には結核予防法も感染症法に統合された。

感染症発生動向調査事業の対象疾患

この事業の対象疾患は次のように規定されている。

- **全数把握対象疾患**：1類〜4類感染症，新型インフルエンザ等感染症および全数把握の5類感染症
- **定点把握対象疾患**：定点把握対象の5類感染症が定められている。

薬剤耐性（AMR）

AMRは antimicrobial resistance の略。薬剤耐性は微生物に対して薬がきかなくなること。細菌に抗菌薬（抗生物質）を使用すると，抗菌薬のきく細菌はいなくなり，薬剤耐性をもった細菌が生き残って体内で増殖し，ヒトや動物，環境を通じて広がっていく。抗菌薬の不適切な使用はこれを助長することになる。

2015年のWHO総会で，「AMRに関するグローバル・アクション・プラン」が採択された。このプランに基づき，各国は2年以内に自国の行動計画を策定するよう要請されたことを受けて，日本では関係省庁が議論・調整を行い，2016（平成28）年に「薬剤耐性（AMR）対策アクションプラン」が策定された。同プランは，2016〜2020年を期間として効果的なAMR対策を推進し，AMRの発生をできる限り抑え，薬剤耐性微生物による感染症の蔓延を防止し，AMR起因の感染症による疾病負荷のない世界の実現をめざすものである。

また，抗菌薬は人間だけではなく畜産業・水産業・農業など幅広い分野で用いられており，薬剤耐性菌が家畜に深刻な影響を及ぼし，また，水や土壌などの環境中にも広がりつつある。対策のためには，人だけでなく，動物・環境の衛生管理にかかわる人々が連携して取り組む必要があり，これを「ワンヘルス・アプローチ」とよんでいる。

握対象の感染症➕の発生情報は集計され，週報として公表されている。

近年は，変異して抗菌薬（抗生物質）がきかなくなった細菌（耐性菌）が増加しており，治療の困難さや施設内での感染が問題となっている➕。

新たな感染症対策は，今後予想される健康危機管理事例の増加に備えたものであり，地域保健政策や検疫政策のあり方とも密接に関係している。国際機関，諸外国，国，検疫所，都道府県，保健所，地方衛生研究所，市町村，医療機関，研究機関，製薬会社などが密接に連携しながら迅速に対処することが求められている。感染症対策を含む健康危機管理政策が公衆衛生政策の重要な柱になっている。

🅚 がん対策

1981（昭和56）年，がんが日本における死因の第1位になったことをきっかけに，国のがん対策が本格的に始まった。まず1984（昭和59）年に「**対がん10カ年総合戦略**」が策定され，1993（平成5）年度まで実施された。1994（平成6）年〜2003（平成15）年には，「**がん克服新10か年戦略**」が実施された。その結果，がんのメカニズムの解明，各種がんの診断・治療技術は一定の進歩をとげた。しかし，現在もなお，がんは日本における死因の第1位で全死亡のおよそ1/3を占めており，日本人の2人に1人はがんにかかるといわれている。

がんは，細胞レベルでの多様な内的・外的要因が関与する遺伝子の異常の蓄積によって引きおこされ，加齢が大きく関与する。実際，各年の人口構成を補正したがんの年齢調整死亡率は，1990年代後半から徐々に減少している。つまり，検診による早期発見・早期治療の浸透や，がん治療の進歩により一定の成果を上げているものの，高齢化の影響によって全体としては死亡者数が増加している状況にあるといえる。

2004（平成16）年からは，がん罹患率と死亡率の減少をめざして，「**第3次対がん10か年総合戦略**」が実施された。さらにがん対策を一層推進するために，2007（平成19）年からは，**がん対策基本法**が施行され，この法律に基づき，国は「がん対策推進基本計画」を，都道府県は「都道府県がん対策推進計画」を策定することとなった。

国は2017（平成29）年度から6か年計画として「**第3期がん対策推進基本計画**」を策定した。この計画では，「がん患者を含めた国民が，がんを知り，がんの克服をめざす」のもと，①科学的根拠に基づくがん予防・がん検診の充実，②患者本位のがん医療の実現，③尊厳をもって安心して暮らせる社会の構築，を全体目標に掲げ，①がん予防，②がん医療の充実，③がんとの共生，④これらを支える基盤の整備の4分野について個別目標と課題が設定された。

いくらすぐれた診断・治療法が開発されても，全国各地の患者がその恩恵を受けることができなければ，がん死亡の減少には結びつかない。

がん診療連携拠点病院

がん診療連携拠点病院とは，専門的ながん医療の提供，地域のがん診療の連携協力体制の整備，患者・住民への相談支援や情報提供などの役割を担う病院である。がん診療連携拠点病院になるには，国が定める指定要件に基づき，都道府県知事から推薦を受け，さらに厚生労働大臣から適当と認められる必要がある。

各都道府県で中心的役割を果たす**都道府県がん診療連携拠点病院**と，都道府県内の各地域(2次医療圏)で中心的役割を果たす**地域がん診療連携拠点病院**などがあり，全国で456か所が指定されている(2023年現在)。

また，小児・AYA(adolescent and young adult，思春期および若年成人)世代の患者についても，全人的な質の高いがん医療および支援を受けることができるよう，全国に小児がん拠点病院が15か所，小児がん中央機関が2か所指定されている(2023年現在)。

全国がん登録

下記の8項目の情報について，医療機関，都道府県を通じて，国立がん研究センターに設置されている「全国がん登録データベース」に登録される。

①がんに罹患した方の姓名・性別・生年月日，②届出を出した医療機関，③がんと診断された日，④がんの発見経緯，⑤がんの種類および進行度，⑥届出をした医療機関が治療している場合，その治療内容，⑦がんと診断された日の居住地，⑧生存確認情報。

「**がん医療水準の均てん化**」として全国どこでも高い水準の医療を受けられることをめざし，国が指定した各地の**がん診療連携拠点病院**➕を中心に，質の高いがん医療提供の努力が続けられている。

がん対策において，罹患や生存率などに関する正確な情報は必須である。2016(平成28)年から施行された**がん登録等の推進に関する法律**によって，がんと診断されたすべての人のデータを国で1つにまとめて集計・分析・管理する「**全国がん登録**」制度が推進されることとなった➕。

また，がん患者の約3人に1人は働き盛りの20〜60歳代であり，がんのために離職する患者も少なくないことから，近年，「仕事と治療の両立支援」の取り組みも進められている。

① 難病対策

1950年代から原因不明の神経疾患としてスモンが注目を集め，社会問題化していた。厚生省(当時)は，1969(昭和44)年に全国規模の調査研究を実施し，翌年にはキノホルム原因説を提示した。これを契機として，ほかの原因不明の難治性疾患についても関心が高まり，「難病」に対する社会的対応が求められるようになった。

1972(昭和47)年，厚生省は「**難病対策要綱**」を定め，難病として行政的に対応する疾患の範囲を整理した。同要綱において難病は，①原因不明，治療方針未確定であり，かつ，後遺症を残すおそれが少なくない疾病，②経過が慢性にわたり，単に経済的な問題のみならず介護などに著しく人手を要するために家族の負担が重く，また精神的にも負担の大きい疾病，と定義された。

以後長年にわたり，難病対策は患者への医療費助成を含め，法律に基づかない予算事業として実施されてきたが，医学・医療の進歩，患者や家族のニーズの多様化，社会経済状況の変化などにより，さまざまな課題が指摘され，法制化が求められるようになった。2014(平成26)年に，**難病の患者に対する医療等に関する法律**(難病法)が制定され，翌年から施行された。難病法は，難病に関する公平かつ安定的な医療費助成の制度の確立，難病の医療に関する調査・研究の推進，療養生活の環境整備をめざしたもので，難病および医療費助成の対象となる指定難病について次のように規定している。

- **難病**：他の施策体系が樹立されていない疾患であって，発病の機構が明らかでなく，治療方法が確立していない，希少な疾患であって，長期の療養を必要とするもの。

- **指定難病**：難病のうち，①患者数が日本において人口のおおむね0.1％程度に達しないこと，②客観的な診断基準(またはそれに準ずるもの)が確立していることが確認できること，を満たすものを厚生労働大臣が指定する。

　2021（令和3）年11月現在，難病法以前の56疾患から大幅に増加した338疾患が指定難病として医療費助成の対象となっている。難病法の施行により，対象者数は，2011（平成23）年度の78万人から増加し，2021（令和3）年度末で102万1606人である（厚生労働省：令和3年度衛生行政報告例）。自己負担限度額についても，疾病の特性や重症度，他制度との公平性，患者世帯の所得などを勘案し，軽減措置などの配慮を行っている。

ⓜ 災害対策

　日本の災害時医療対策は，**災害対策基本法**に基づく国の防災基本計画および厚生労働省防災業務計画によって実施されている。また，医療法に基づく都道府県医療計画にも「災害時における医療」が含まれている。

1 災害拠点病院

　1996（平成8）年から災害拠点病院の整備が進められてきた。災害拠点病院は，各地域において，災害時に傷病者の受け入れや搬送，**災害派遣医療チーム**（Disaster Medical Assistance Team：**DMAT**）の派遣，定期的な訓練，災害時の地域医療機関の支援などを行う病院である。災害拠点病院のうち，**基幹災害拠点病院**は原則として各都道府県に1か所，**地域災害拠点病院**は原則として二次医療圏に1か所設置することとされており，2023（令和5）年4月現在，計770病院が指定されている。

2 災害発生時の支援チームなどの整備

■災害派遣医療チーム（DMAT）

　災害急性期（おおむね48時間以内）に被災地に迅速にかけつけ，救急治療を行うための専門的な訓練を受けた医療チームである。2005（平成17）年に発足した。DMATは，医師・看護師・業務調整員からなる。平時は隊員の研修・訓練などを行い，災害時には被災都道府県からの要請に基づき出動し，広域医療搬送・病院支援・域内搬送・現場活動などを行う。

■災害派遣精神医療チーム（DPAT）

　DPATはDisaster Psychiatric Assistance Teamの略である。DPATは災害発生時に，被災地域の都道府県の派遣要請により被災地域に入り，被災者および支援者に対して精神科医療および精神保健活動の支援を行うための専門的な精神医療チームであり，精神科医師・看護師・業務調整員などで構成される。おもな活動内容は，被災した地域の精神保健医療機関の補完，避難所や在宅の精神障害者への対応，災害のストレスによって新たに生じた精神的問題をもつ住民への対応などである。

表 2-4　日本における保健医療福祉施策の変遷（平成時代）

		医療計画	健康づくり	がん対策	歯科保健	感染症対策	
1989	昭和64年 平成元年				8020運動	エイズ予防法	
1990	平成2年						
1991	平成3年						
1992	平成4年	医療施設機能の体系化					
1993	平成5年						
1994	平成6年			がん克服新10か年戦略			
1995	平成7年						
1996	平成8年					（らい予防法廃止）	
1997	平成9年	地域医療支援病院の創設					
1998	平成10年						
1999	平成11年					感染症法 （伝染病予防法，性病予防法，エイズ予防法廃止）	
2000	平成12年	病床区分の見直し（療養病床と一般病床の区分に）	21世紀における国民健康づくり運動（健康日本21） 食生活指針		健康日本21に，歯の健康		
2001	平成13年						
2002	平成14年		健康増進法				
2003	平成15年						
2004	平成16年			第3次対がん10か年総合戦略			
2005	平成17年		食育基本法 食事バランスガイド			WHO国際保健規則（IHR）改正	
2006	平成18年	第五次医療法改正	食育推進基本計画				
2007	平成19年			がん対策基本法 がん対策推進基本計画 都道府県がん対策推進計画		結核予防法の感染症法への統合（廃止） 麻しんに関する特定感染症予防指針	
2008	平成20年	医療費適正化計画	特定健康診査・特定保健指導				
2009	平成21年	地域医療再生計画 地域医療再生基金	食事による栄養摂取量の基準			肝炎対策基本法	
2010	平成22年						
2011	平成23年		健康日本21最終評価		歯科口腔保健法		
2012	平成24年			新たながん対策推進基本計画	歯科口腔保健の推進に関する基本的事項	新型インフルエンザ等対策特別措置法	
2013	平成25年	第2期医療費適正化計画	21世紀における第2次国民健康づくり運動（健康日本21（第二次））	がん登録等の推進に関する法律	健康日本21（第二次）に「歯・口腔の健康」		
2014	平成26年			がん研究10か年戦略		予防接種に関する基本的な計画 風しんに関する特定感染症予防指針	
2015	平成27年	地域医療構想	食事による栄養摂取量の基準改正	がん対策加速化プラン			
2016	平成28年			全国がん登録開始		麻しんに関する特定感染症予防指針改正	
2017	平成29年			第3期がん対策推進基本計画	基本的事項中間評価		
2018	平成30年		健康日本21（第二次）中間評価				
2019	平成31年 令和元年	医師確保計画				麻しんに関する特定感染症予防指針改正	

少子化対策 子ども・子育て支援	母子保健 親子保健	高齢者保健医療介護	障害者保健医療福祉	精神保健	自殺対策 依存症対策	難病対策
		ゴールドプラン				
1.57ショック						
		老人訪問看護制度				
			障害者基本法	精神障害者が障害者基本法の対象に		
エンゼルプラン		新ゴールドプラン				
			障害者プラン（ノーマライゼーション7か年戦略）	精神保健福祉法 精神障害者保健福祉手帳		
		介護保険法		精神保健福祉士法		
					自殺者3万人以上	
新エンゼルプラン						
	児童虐待防止法	介護保険制度実施			健康日本21に，自殺予防対策	
	21世紀初頭における母子保健の国民運動計画（健やか親子21）				健やか親子21に，10歳代の自殺対策	
次世代育成支援対策推進法 少子化社会対策基本法			支援費制度			
少子化社会対策大綱				精神保健医療福祉の改革ビジョン		
子ども・子育て応援プラン			障害者自立支援法			
新しい少子化対策について	妊産婦のための食生活指針		第1期障害福祉計画		自殺対策基本法	
「子どもと家族を応援する日本」重点戦略					自殺総合対策大綱	
新待機児童ゼロ作戦		後期高齢者医療制度				
	妊婦健診14回分公費負担		第2期障害福祉計画			
子ども・子育てビジョン			発達障害が障害者自立支援法の対象に			
			障害者虐待防止法			
子ども・子育て支援法等関連3法成立		認知症施策推進5か年計画（オレンジプラン）	障害者総合支援法 第3期障害福祉計画		自殺総合対策大綱見直し	難病が障害者総合支援法の対象に
子どもの貧困対策の推進に関する法律 少子化危機突破のための緊急対策 待機児童解消加速化プラン	妊婦健診の財政支援			精神保健福祉法改正	アルコール健康障害対策基本法	
子供の貧困対策に関する大綱 放課後子ども総合プラン	医療介護総合確保推進法			良質かつ適切な精神障害者に対する医療の提供を確保するための指針		難病の患者に対する医療等に関する法律
次世代育成支援対策推進法延長 新たな少子化社会対策大綱 子ども・子育て支援新制度実施	健やか親子21（第2次） 児童相談所共通ダイヤル（189）	認知症施策推進総合戦略（新オレンジプラン）	第4期障害福祉計画			
子ども・子育て支援法改正					アルコール健康障害対策推進基本計画	
		介護保険法改正			自殺総合対策大綱見直し	
	成育基本法		第5期障害福祉計画 第1期障害児福祉計画		ギャンブル等依存症対策基本法	
	児童虐待防止法等改正（体罰禁止の明文化）	認知症施策推進大綱			ギャンブル等依存症対策推進基本計画	指定難病333疾患

✚ プラス・ワン

DHEAT の整備

2011（平成 23）年の東日本大震災の際に，全国から多数の自治体職員が支援に入ったにもかかわらず，受援側の自治体が被災して指揮調整部門が機能不全におちいり，支援資源の有効活用や被災状況に応じた適正配分が困難だったことを教訓として，整備が進められてきた。

2018（平成 30）年の西日本豪雨において，岡山県倉敷市に派遣されたのが初の DHEAT 派遣活動であった。

災害や健康危機事例の発生時のための情報共有システム

広域災害救急医療情報システム（EMIS）

EMIS は，Emergency Medical Information System の略である。大規模災害時に，行政や医療機関相互で必要とする災害医療に関する情報の収集と提供を行うことを目的とするシステムである。（ホームページ https://www.wds.emis.go.jp/）（参照 2020-06-15）

健康危機管理支援ライブラリー（H-CRISIS）

健康危機管理事象発生時の情報収集・発信，健康危機事例のデータベースなどからなる。（ホームページ https://h-crisis.niph.go.jp）（参照 2020-05-05）

■災害時健康危機管理支援チーム（DHEAT）

DHEAT✚は Disaster Health Emergency Assistance Team の略である。DHEAT は重大な健康危機が発生した際に，被災都道府県などに一定期間派遣され，被災自治体の指揮調整機能を補佐するなど健康危機管理・公衆衛生学的な支援を行う。具体的には，支援活動が迅速かつ円滑に被災住民にいきわたるようにするため，被災地域の医療提供体制の再構築，避難所などにおける保健予防活動と生活環境衛生の確保に関する情報収集，分析評価，連絡・調整などのマネジメントを主たる業務とする。専門的研修を受けた都道府県・指定都市などの公衆衛生医師・保健師・業務調整員などの 1 チーム 5 名程度から構成される。

■システムの整備

災害や健康危機事例が発生した際における情報共有のためのシステムの整備も進められている✚。

以上，本節で述べた平成時代以降の保健医療福祉施策の変遷について**表 2-4** に示した。

●参考文献
・厚生労働省：「健やか親子 21（第 2 次）」について検討会報告書（概要）．2014.
・厚生労働省：令和 3 年度後期高齢者医療事業状況報告．2023.
・厚生労働省：令和 4 年版自殺対策白書．2022.
・厚生労働統計協会編：国民衛生の動向，2023/2024 年版．厚生労働統計協会，2023.
・内閣府：令和 4 年版少子化社会対策白書．2022.
・吉原健二・和田勝：日本医療保険制度史．東洋経済新報社，2008.

3 章

保健医療福祉行政・財政の理念としくみ

国・都道府県・市区町村の行政のしくみと役割

- 行政とはなにか，定義と役割を学ぶ。
- 保健行政の体系と役割について理解する。

1 行政のしくみと役割

a 行政とは

「行政とはなにか」と問われたら，なんと回答するだろうか。義務教育では，日本は「司法，行政，立法」の「三権分立」の体制をとっており，行政は，国家の機能から司法，立法を除いたものであると学習したのではないかと思う。この定義はいわゆる「消極説(控除説)」であり，「行政とは」という明確な定義がないというあらわれでもある。

たとえば，日本国憲法(以下，「憲法」)第41条では国の唯一の立法機関は国会とされているが，議員の提案による議員立法よりも，内閣提案による法律が圧倒的に多い。ちなみに行政権は内閣に属するため，内閣提案の法律を作成するのは行政官庁である。地方公共団体においても国と同じ構造であり，議会が発議するより，首長提案による条例や規則が多い。三権分立の立場からは，行政は法律を執行することが機能となるが，それだけにとどまらない準立法的機能も果たしていることになる。

日本の行政は，明治維新以降，権限と財源が中央政府(国家)に集中する中央集権型行政システムであった。これは情報の収集，提供や統一性のある施策の全国展開が容易となる一方，地域の実態にそぐわない画一的な施策や中央政府への決定権集中などシステムの弊害も指摘されてきた。

こうした背景から，2000(平成12)年4月，**地方分権の推進を図るための関係法律の整備等に関する法律**(地方分権一括法)が施行され，地方公共団体がみずからの判断と責任において行政を運営することを基本理念とした**地方分権**(**地域主権**)✚が促進されることとなった。これにより，地方公共団体がみずから課題解決のための政策を企画立案し，専門的な知識をもとに実行する役割を果たすことになる。

ⓑ 国と地方公共団体の役割

1 内閣および国の行政組織

憲法第65条では「行政権は，内閣に属する」と，行政権の主体が内閣であるとされている。内閣府と内閣の任務・所管事務・組織は**内閣法**および**内閣府設置法**に，内閣の統轄のもとにある行政機関（内閣府を除く）の組織基準は**国家行政組織法**に，定められている。国家行政組織法第3条第2項では，「行政組織のため置かれる国の行政機関は，省，委員会及び庁とし，その設置及び廃止は，別に法律➕の定めるところによる」としている。

2 地方公共団体の行政組織

地方公共団体の根拠は，憲法の「第8章　地方自治」（第92～95条）である。憲法第92条では，地方公共団体の組織・運営に関する事項は「地方自治の本旨」➕に基づいて法律で定めるとしている（この条文に基づき，具体的な地方行政の組織・運営に関する事項を定めているのが地方自治法➕である）。また，第93条では地方公共団体はその機関として議会を設置し，地方公共団体の長と議員について住民による直接選挙をすることを定めている。第94条は「地方公共団体の権能」として地方公共団体は，その財産を管理し，事務を処理し，及び行政を執行する権能を有し，法律の範囲内で条例を制定することができることを明記している。

地方公共団体は**普通地方公共団体**（都道府県，市町村）と**特別地方公共団体**（地方公共団体の組合，財産区➕など）に分類される（**表3-1**）。地方

表3-1　地方自治法の定める国と地方公共団体の役割分担

区分	国	地方公共団体			
		普通地方公共団体		特別地方公共団体	
		都道府県	市町村	特別区	・地方公共団体の組合 ・財産区など
地方自治法	第1条の2	第2条第5項	第2条第3項	第281条	第284条～297条
役割・概要	次の事務を行う。 ・国際社会における国家としての存立にかかわる事務 ・全国的に統一して定めることが望ましい事務など ・全国的な規模もしくは全国的な視点にたって行わなければならない施策・事業	市町村を包括する広域の地方公共団体として，次の事務を行う。 ・広域にわたるもの ・市町村に関する連絡・調整に関するもの ・規模から一市町村が処理することが適当ではない事務	基礎的な地方公共団体として，都道府県が処理するものとされているものを除き，地域における事務など法令で定められた事務を行う	基礎的な地方公共団体として，都が一体的に処理するものとされているものを除き，一般的に市町村が処理するとされている事務を行う	特別な目的のために設置されるもの。地方公共団体の組合には，一部事務組合および広域連合がある。

表3-2　一部事務組合と広域連合

区分	一部事務組合	広域連合
構成団体	都道府県，市町村および特別区	都道府県，市町村および特別区
設置の目的	構成団体またはその執行機関の事務（同一内容のもの）の一部を共同処理する。	・多様化した広域行政需要に適切かつ効率的に対応する。 ・国からの権限委譲の受け入れ体制を整備する。
国等からの事務権限の委譲	なし	・国または都道府県は，広域連合に対し直接，事務・権限の委譲を行うことができる。 ・都道府県の加入する広域連合は国に，その他の広域連合は都道府県に，事務・権限を委譲するよう要請することができる。
設置の例	消防，ゴミ処理，火葬場，病院，公営競技など	後期高齢者医療，介護保険，広域行政圏計画の策定，障害者福祉，など

表3-3　市町村制度の概要　　　　　　　　　　　　　　　（2019年4月1日現在）

区分	指定都市	中核市	施行時特例市	その他の市	町村
要件	人口50万以上の市のうちから政令で指定	人口20万以上の市の申出に基づき政令で指定	特例市制度の廃止の際（2015年4月1日施行）に特例市である市	人口5万人以上	要件なし
特例	知事の承認・許可・認可などの関与を要している事務について，その関与をなくし，または知事の関与にかえて直接各大臣の関与を要することとする。	政令指定都市が処理することができる事務のうち，都道府県が処理することが効率的なものを除いた事務が委譲される。	中核市が処理することができる事務のうち，都道府県が処理することが効率的なものを除いた事務が委譲される。	なし	なし

公共団体の組合には**一部事務組合**と**広域連合**がある。一部事務組合と広域連合の概要を**表3-2**に示す。

市町村は人口規模により，**表3-3**のように区分され，それぞれの事務権限も異なる。

③ 地方自治法の定める国と地方公共団体の役割分担

地方自治法第1条の2において，地方公共団体は「住民の福祉の増進を図ることを基本として，地域における行政を自主的かつ総合的に実施する役割を広く担うもの」とされ，「住民に身近な行政はできる限り地方公共団体にゆだねることを基本」とすることが示されている。これを達成するために国と地方公共団体の役割分担が定められている（**図3-1**）。

国は国が本来果たすべき役割を重点的に担うとして，**表3-1**に示した事務や事業を行う一方で，住民に身近な行政はできる限り地方公共団体にゆだねるとされている。保健福祉分野の分担では中核市より大きな都市においては保健所の設置，介護サービス事業者の指定などがあり，さらに人口規模の多い地方公共団体である都道府県と指定都市には児童相談所の設置が義務づけられている（**図3-1**）。

国と地方公共団体の分担については地方自治法第1条の2で，地方公共団体に関する制度の策定や施策の実施にあたり，地方公共団体の自主

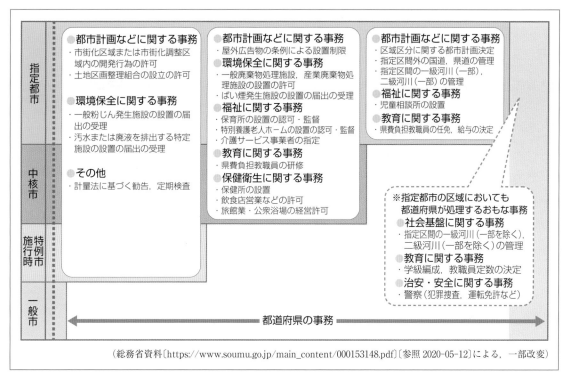

図 3-1　指定都市・中核市・施行時特例市のおもな事務指定

（総務省資料〔https://www.soumu.go.jp/main_content/000153148.pdf〕〔参照 2020-05-12〕による，一部改変）

性・自立性が十分に発揮されるようにしなければならないと規定されている。国は画一的な施策を展開するのではなく，地方公共団体の特性にあった制度が実施されるように配慮することが求められている。

ⓒ 地方分権（地域主権）と地方自治

2000（平成 12）年，地方分権一括法により中央省庁の地方公共団体に対する「関与（規制）の緩和」を図るため機関委任事務制度➕を廃止し，**自治事務**と**法定受託事務**という新たな事務区分に整理された（表 3-4）。自治事務・法定受託事務はいずれも地方公共団体の事務であり，地方公共団体は法令に反しない限り独自の条例の制定が可能となるなど，自己決定権が拡充した。こうして中央集権下での画一的な施策から地域の実情や住民のニーズに合った施策への転換が図られ，憲法上の制度として保障されている地方自治がようやく発現されてきた。

国と地方公共団体の関係は国が権限と財源をもち，地方公共団体を支配・監督するのではなく，両者が対等な関係を実現し役割分担と相互協力のうえに事務を遂行していく流れにある。法定受託事務をできる限り新たに設けることがないようにし，地方分権を推進する観点から適宜，適切な見直しをする（地方分権推進一括法附則第 250 条）とされており，国の関与をできるだけ少なくすることがめざされている。

➕ **プラス・ワン**

機関委任事務制度
知事・市町村長および地方公共団体の行政委員会を，個別の仕事ごとに法律あるいは政令で各大臣の地方機関と位置づけ，所管大臣の指揮命令のもとに仕事を処理させる制度である。地方分権一括法の施行（2000〔平成 12〕年）により廃止された。

表3-4　自治事務と法定受託事務

項目	自治事務	法定受託事務
内容	地方公共団体の処理する事務のうち，法定受託事務を除いたものをいう。	国が本来果たすべき役割にかかる事務であり，国においてその適正な処理をとくに確保する必要があるもの。
おもな例	①法律・政令により事務処理が義務づけられるもの ●例として，介護保険サービス，国民健康保険の給付などがある。 ②法律・政令に基づかずに任意で行うもの ●例として，各種助成金(乳幼児医療費補助など)の給付，公共施設の管理などがある。	法律・政令により事務処理が必ず義務づけられる。 ●例として，国政選挙，旅券の交付，国の指定統計，生活保護，戸籍事務などがある。
国の関与	①助言・勧告，②資料提出の要求，③是正の要求 代執行：原則として設けない 協議：特定の場合以外設けない	①助言・勧告，②資料提出の要求，③同意・許可・認可・承認，④是正の指示，⑤代執行 協議：特定の場合以外設けない

表3-5　保健行政(衛生行政)体系

衛生行政	国	都道府県	大規模市・特別区 指定都市 中核市 政令市 特別区	市町村 (左記を除く)
一般公衆衛生行政 (地域保健行政)	厚生労働省 環境省	衛生主管部局 | 保健所	衛生主管部局 | ●保健所 ●市町村保健センター	衛生部局 | 市町村保健センター
労働衛生行政 (産業保健行政)	厚生労働省 労働基準局	厚生労働省労働局 | 労働基準監督署		
環境衛生行政 (環境保健行政)	環境省	環境部局 保健所	環境部局 — 保健所	
学校保健行政	文部科学省	教育委員会	教育委員会	

　　これまで保健師活動は，住民のニーズや地域の健康課題を明らかにし，その課題解決をめざして実施してきたが，なかには，国が定める事業として実施せざるをえないものや，国からの補助金事業によって決められた対象や事業方法を財政的裏づけがなくなってもそのまま踏襲して実施してきたものもある。地域主権の時代になり，これまで以上に地域に特有の健康課題や現状をふまえた活動の展開が求められる。

２　公衆衛生行政

　　日本における衛生行政は，対象により次の４つに大別される(表3-5)。すなわち，ⓐ一般公衆衛生行政(地域における個人や集団の生活が対象)，ⓑ労働衛生行政(職場における生活が対象)，ⓒ環境衛生行政(社会生活環境が対象)，ⓓ学校保健行政(学校生活が対象)である。

a 一般公衆衛生行政

1 しくみ

　一般公衆衛生行政は，地域に生活する住民を対象とした健康の保持・増進を図ることを目的としている。一般公衆衛生行政を所管するのは，国レベルでは**厚生労働省**および**環境省**である。地方レベルでは国と連携して，**都道府県（衛生主管部局・保健所）**が管下市町村をまたがる広域的な課題についての業務や専門的な業務を行い，**市町村（市町村保健センター**➕**）**は住民に身近な業務を行う体系となっている。

■厚生労働省

　厚生労働省は**厚生労働省設置法**によって所掌事務・組織などが定められている。同法が定める厚生労働省の任務は「国民生活の保障及び向上を図り，並びに経済の発展に寄与するため，社会福祉，社会保障及び公衆衛生の向上及び増進並びに労働条件その他の労働者の働く環境の整備及び職業の確保を図ること」である。

■環境省

　環境省は廃棄物対策，公害規制，自然環境保全，野生動植物保護などのほか，地球温暖化，オゾン層保護，リサイクル，化学物質，海洋汚染防止，森林・緑地・河川・湖沼の保全，環境影響評価，放射性物質の監視・測定などの環境対策を他の府省と共働して所管している。

■都道府県

　都道府県においては，本庁とよばれる都道府県衛生主管部局が都道府県全体にまたがる計画策定や国からの情報提供などを担う。都道府県の保健所は行政機関として**地域保健法**（第6～8条）に示されている広域的・専門的な地域保健，環境衛生，市町村支援などの業務の企画・調整・実施・指導を行う。保健所以外の都道府県の公衆衛生関係機関としては，地方衛生研究所➕，精神保健福祉センター➕などが設置されている。

■市町村

　市町村は，地域に身近な対人保健サービスを提供し，住民の健康課題の解決に関する計画を策定し，実施・評価する役割を果たす。市町村保健センターは，住民の健康づくり対策などを実施する施設である。市のうち政令市・特別区においては保健所を設置することとされている。

2 法令・制度（表3-6）

　公衆衛生行政はその対象となる業務の範囲は幅広く，**地域保健法**をはじめとしてさまざまな法律によって制度や業務が定められている。

■公衆衛生分野

　公衆衛生行政はおもに対人保健と対物保健に分けられるが，狭義の地域保健活動は対人保健をさすことが多い。対人保健においては母子保健

➕ **プラス・ワン**

市町村保健センターの法的根拠
市町村保健センターは，地域保健法第18条で「住民に対し，健康相談，保健指導・健康診査その他地域保健に必要な事業を行うことを目的とする施設である」と定められている。

地方衛生研究所
地方衛生研究所は，地域保健対策の効果的な推進，公衆衛生の向上・増進をめざし，都道府県・指定都市における科学的・技術的中核として，関係する行政部局や保健所などと緊密に連携し，調査・研究，高度な試験検査，地域保健関係者に対する研修・指導および公衆衛生情報などの収集・解析・提供を行う機関である。都道府県，政令指定都市（岡山市を除く）と中核市，特別区の一部に設置されている。

精神保健福祉センター
精神保健福祉センターは，精神保健および精神障害者福祉に関する専門機関である。精神保健および精神障害者の福祉に関する知識の普及，調査・研究ならびに複雑困難な相談事業，地域保健の保健所や関係諸機関の職員を対象とする研修，保健所・市町村などに対する技術指導・技術援助を行う。

表3-6　公衆衛生行政に関するおもな法律

分野	法律名	おもな内容
地域保健	地域保健法	地域保健対策の基本となる事項や，保健所と市町村保健センターの役割・業務など
	健康増進法	「健康日本21」の法的基盤。健康づくりや疾病予防のための健康診査・事業，受動喫煙防止など
	精神保健及び精神障害者福祉に関する法律	精神障害者の医療と保護，社会復帰，自立，社会経済活動への参加促進など
	母子保健法	母性・乳幼児の健康の保持・増進のための健康診査や妊娠届，母子健康手帳，訪問指導など
	母体保護法	母性の生命・健康の保護のための不妊手術や人工妊娠中絶など
	がん対策基本法	がん対策の基本理念と，国と都道府県のがん対策推進計画を策定し，対策を推進することなど
	感染症の予防及び感染症の患者に対する医療に関する法律	感染症の定義，感染症の予防と蔓延防止のための予防・医療の措置（健康診断・就業制限）など
	予防接種法	予防接種の実施内容，予防接種により健康被害が生じた際の救済措置など
	難病の患者に対する医療等に関する法律	難病に関する調査・研究の推進，医療費助成制度の整備，患者の自立支援など
	自殺対策基本法	自殺対策を総合的に推進し，自殺の防止と，自殺者の親族などへの支援の充実を図ること
	食育基本法	国民が生涯にわたって健全な心身を培い，豊かな人間性をはぐくむための食育を推進する施策の基本など
医事	医師法	医師の任務・国家試験・臨床研修・義務など
	医療法	日本の医療供給体制の基本となる事項。病院と診療所の定義・開設・管理や医療計画など
	保健師助産師看護師法	保健師・助産師・看護師・准看護師の業務・免許など
薬事	医薬品，医療機器等の品質，有効性及び安全性の確保等に関する法律（旧「薬事法」）	医薬品製造販売の承認，新薬の臨床試験（治験），薬局の開設，副作用などの報告に関することなど
	麻薬及び向精神薬取締法，覚醒剤取締法	麻薬・向精神薬・覚醒剤について，種類，保管方法，取り扱いの免許，中毒患者診断時の医師の届出義務など
	化学物質の審査及び製造等の規制に関する法律	新たに製造・輸入される化学物質の有害性などについて審査。人の健康を損なうおそれがある化学物質の製造・輸入・使用の規制
	特定化学物質の環境への排出量の把握等及び管理の改善の促進に関する法律	PRTR（化学物質排出移動量届出）制度とSDS（安全データシート）制度を柱に，事業者による化学物質の自主的な管理の改善を促進し，環境の保全上の支障を未然に防止する
食品	食品安全基本法	食品の安全性の確保により，国民の健康を保護すること。食品健康影響評価の実施など
	食品衛生法	飲食に関連する衛生上の危害発生を防止する。食品・添加物・器具・容器包装などの事業者への衛生管理，健康被害情報の届出など
生活衛生	水道法	水道事業の認可，業務，事業者や水質基準，施設基準，衛生上の措置など
	下水道法	公共下水道・流域下水道・都市下水路の設置や管理基準など，下水道の整備など公共用水域の水質の保全など
	環境基本法	公害の定義，環境基本計画の策定，環境基準，環境影響評価の推進など
	大気汚染防止法	工場や事業場の煤煙，揮発性有機化合物，粉塵など大気汚染物質の排出規制など
	騒音規制法	工場・事業場における事業活動や建設工事に伴って発生する騒音について必要な規制，自動車騒音の許容限度など

表3-6　公衆衛生行政に関するおもな法律（つづき）

分野	法律名	おもな内容
生活衛生	水質汚濁防止法	工場・事業場から公共用水域などへの水の排出の規制，排水基準を定めることなど
	廃棄物の処理及び清掃に関する法律	廃棄物の排出抑制，適正処理，処理業者に対する規制，処理基準の設定など
	建築物における衛生的環境の確保に関する法律	興行場・百貨店・店舗・事務所・学校・旅館・共同住宅などの衛生面における維持管理に必要な事項を定めること

や成人保健のようなライフサイクルごとの施策や，がん・難病・精神保健などの健康課題に対する施策が実施され，それらの基盤となる健康増進計画や「健やか親子21」など各種計画の策定も行われている。

市町村における具体的な業務は母子保健や成人保健のサービス，家庭訪問や保健指導などの保健師業務などがある。保健所においては精神保健や難病患者支援，感染症対策，歯科保健などが行われている。

■医事薬事分野

医事薬事分野の業務は公衆衛生行政における対物保健として位置づけられ，おもに保健所がその業務を担っている。医事分野の業務は病院の開設・変更の届出や，診療所・歯科診療所・施術所（あんまマッサージ，はり，きゅう，柔道整復）・助産所・歯科技工所などの開設許可・変更などの届出の受理，医療施設の構造設備・業務の監視・指導（立入検査）などである。薬事分野では薬局・医薬品販売業・麻薬小売業・医療機器販売業等の許可などの事務と，これらの施設の構造設備・管理状況などの監視・指導（立入検査），医薬品などの安全な供給にかかわる業務を行う。

■食品衛生分野

国レベルの食品安全政策は，厚生労働省・農林水産省・消費者庁・環境省が連携・役割分担し推進している。地域における食品衛生に関する業務はおもに保健所で行われている。業務内容として，飲食店などの営業許可や，食中毒などの健康被害を防止するため，**食品衛生法**などに基づき，飲食店・食品製造施設・食品販売施設などを対象に食品の取り扱い・表示などについての監視・指導を実施している。また，営業者や消費者に対し，衛生講習会の実施や情報紙の発行などにより食品衛生思想の普及・啓発を行っている。

■生活衛生分野

生活衛生分野の活動は理容所・美容所・公衆浴場・水道施設・特定建築物などの環境衛生関係施設などについて，法令に基づき許可・確認・届出受理や，監視・指導・科学検査などを実施する。また，健康的で快適な居住環境を確保するために，住宅の適切な住まい方やマンションなどの給水設備に対する指導，ねずみ・昆虫などの防除相談指導など，住まいの衛生に関する事業も実施している。

b　労働衛生行政（産業保健行政）

1 しくみ

　労働衛生行政は労働者の職場における生活を対象とし，労働者の安全と健康の確保を目的としている。労働衛生行政は**厚生労働省**の**労働基準局**が国から都道府県レベルまで網羅しており，労働者の安全管理については厚生労働省の**労働衛生部**が所管している。

　都道府県レベルでは，各都道府県に**労働局**がおかれ，その下に**労働基準監督署**のほか，**公共職業安定所**（ハローワーク）がある。労働基準監督署は労働者の安全と健康の確保のため，事業場への指導や支援，労働災害によって負傷した労働者に対する保険（労災保険）の給付などの業務を行っている。また，労働者数 50 人未満の小規模事業場の事業者や労働者を対象に，労働安全衛生法で定められた保健指導などの産業保健サービスを行う**地域産業保健センター**➕がある。

2 法令・制度

　労働衛生に関する法令には，労働安全衛生法・労働基準法・労働者災害補償保険法などの法律がある。

　労働安全衛生法は労働者の安全，業務上の疾病予防，健康の保持・増進，快適な職場環境の形成など労働者の安全と健康の確保について定めている。

　労働基準法は，労働時間・休憩などの労働条件，女性の労働基準など労働者の労働条件の確保・向上について定めている。

　労働者災害補償保険法は，業務上の事由や通勤による労働者の負傷・疾病・障害・死亡などに対する必要な給付について定めている。

c　環境衛生行政（環境保健行政）

1 しくみ

　環境衛生行政は，人や生態系に影響を及ぼす，大気・水質・土壌などの地球環境の破壊や，食品・廃棄物・水道・居住環境などの日常生活を取り巻く環境の悪化を予防することを目的としている。

　環境衛生行政は**環境省**と**厚生労働省**が担っており，大きく分けると地球環境に関する事項は環境省が，日常生活を取り巻く環境については厚生労働省が所管している。2009（平成 21）年 9 月には，消費者被害の防止，安全・安心の確保，消費者事故情報の集約などを目的に**消費者庁**が発足した。食品表示制度については消費者庁が一元的に所管している。

　都道府県では本庁の環境衛生部局が環境衛生行政を統括し，各保健所

➕ **プラス・ワン**

地域産業保健センター

労働者数 50 人未満の小規模事業場の事業者や労働者に対して，長時間労働者への医師による面接指導の相談，健康相談窓口の開設，個別訪問による産業保健指導の実施，産業保健情報の提供などを行う。地域産業保健センターは郡市区医師会に委託して設置されている。

において食品および水道の衛生，居住環境などに関する住民や事業者への相談・指導が行われている。市町村では廃棄物処理や上下水道に関する事業が実施されている。

2 法令・制度

地球環境に関する法律は，**大気汚染防止法・騒音規制法・水質汚濁防止法**などがある。生活環境に関する法律は，**食品安全基本法・食品衛生法・日本農林規格等に関する法律**（JAS 法）などがある。

d 学校保健行政

1 しくみ

学校保健行政は，教育機関とそこに学ぶ児童・生徒・教職員の健康の保持・増進を図ることにより，心身ともに健康な国民の育成を目的としている。学校保健行政は，国レベルは**文部科学省**が所管し，地方自治体レベルでは，公立学校は**都道府県教育委員会**の学校保健主管部局に，市町村レベルでは**市町村教育委員会**に体系づけられている。私立学校は都道府県知事部局の私学担当課が担当する。

文部科学省設置法第 4 条 12 項において，文部科学省の所掌事務の 1 つとして，「学校保健（学校における保健教育及び保健管理をいう。）🔡，学校安全（学校における安全教育及び安全管理をいう。），学校給食及び災害共済給付（学校の管理下における幼児，児童，生徒及び学生の負傷その他の災害に関する共済給付をいう。）に関すること」が規定されている。これが学校保健行政の根拠である。

2 法令・制度

学校保健に関する法律には，学校における照度，教室の換気，飲料水など学校環境衛生基準や健康診断，感染症にかかった場合の出席停止，臨時休業，学校保健計画の策定などについて規定する**学校保健安全法**や，学校給食での食に関する指導や学校給食の管理について定めている**学校給食法**などがある。小学校・中学校・特別支援学校に養護教諭をおく規定は，**学校教育法**に定められている。

＋ プラス・ワン

学校保健：学校における保健管理と保健教育

文部科学省による，学校における「保健管理」と「保健教育」とは，学校において，児童・生徒などの健康の保持・増進を図ること，集団教育としての学校教育活動に必要な健康や安全への配慮を行うこと，自己や他者の健康の保持・増進を図ることができるような能力を育成することなどである。

69

B 行政における 保健師の役割と活動

POINT

- 行政で働く保健師の業務や体制について理解する。
- 保健師活動指針などから行政で働く保健師の活動の方向性を理解する。
- 行政に特徴的な情報管理のあり方について理解する。

1 保健師の配置

a 保健師の配置部署

1 保健所と市町村における保健師の役割

　行政における保健師のおもな就業先は，都道府県や市町村の本庁および保健所・市町村保健センターなどである■。

　保健所の所管区域は，医療法に基づく医療圏域や介護保険法で定める地域包括支援センターの圏域などを勘案して定められている。保健所における保健師の役割は，地域保健法に基づく地域における公衆衛生の向上のための企画・調整・指導などである。具体的には，健康危機管理の拠点として結核を含む感染症や災害などの健康危機管理事象への対策立案，HIV などの検査，健康調査や服薬指導などの個別指導を行うほかに，精神保健及び精神障害者福祉に関する法律に基づき精神障害者の早期治療の促進，社会復帰・自立・社会参加への支援のための相談や家庭訪問，普及・啓発，組織育成などを行っている。また，医療法に基づく医療機関への立入検査，医療と介護の連携推進，管轄市町村間の意見交換や人材育成の推進など関係機関との連携した活動が期待されている。

　市町村保健センターにおける保健師は，母子保健法や健康増進法などに基づき，住民への対人サービスとして，健康相談・保健指導・健康診査・地区組織活動などの活動を住民や関係者と連携しながら展開するとともに，地域アセスメント（地域診断）に基づく地域特性に応じた事業企画などを通じて健康なまちづくりを担っている。

2 行政における保健師の配置

　行政における保健師数は，地域保健法の施行（1997〔平成 9〕年）以降，

＋　プラス・ワン

保健所および市町村保健センターの総数

保健所の総数をみると，1989（平成元）年には全国で 848 か所が設置されていたが，2023（令和 5）年 4 月時点では 468 か所に減少している。

保健所は，都道府県のほかに，指定都市・中核市・政令市および特別区が設置している。1989（平成元）年〜2023（令和 5）年における，全国における設置主体別の保健所数の推移をみると，都道府県は 632 か所から 352 か所に，指定都市・政令市および特別区は 216 か所から 54 か所にと著しく減少している。

一方で，中核市は 1996（平成 8）年 4 月に 12 市 26 か所の保健所が設置されて以降，2023（令和 5）年時点で 60 市 62 か所に増加している。2014（平成 26）年 5 月に地方自治法が改正され，中核市の人口要件が 20 万人に緩和されたことがそのおもな理由である。

また，市町村では「平成の大合併」とよばれる市町村合併が進められ，政令市を除く市町村数は，1989（平成元）年の 3,226 から 2023（令和 5）年 4 月現在 1,718 に減少している。2022（令和 4）年 4 月時点の市町村保健センター設置数は全国で 2,419 か所である。

市町村および指定都市・中核市・特別区で増加しており，都道府県では2013（平成25）年まで減少したものの，その後は災害や感染症などの健康危機への対応などにより増加している。

　統計法に基づいてすべての都道府県・市町村（自治体）を対象として毎年実施されている保健師活動領域調査（領域調査）の結果によると，2022（令和4）年5月1日時点，常勤保健師数は全国で3万8003人である[1]。そのうち，市町村保健師が最も多く55.1%を占め，ついで指定都市・中核市・特別区などの保健所設置市が29.9%，都道府県が14.9%を占める。

　常勤保健師の所属部門別の割合をみると，都道府県では7割以上の保健師が保健所に配置され（図3-2），都道府県保健所には1保健所あたり平均で11.8人の常勤保健師が配属されている。都道府県保健所の多くの保健師が保健福祉部門・企画調整部門に配置されている。都道府県の本庁における保健師は，保健部門，保健福祉部門，福祉部門，医療部門，介護保険部門，職員の健康管理部門など，各都道府県行政の状況に応じて配置されている。

　市町村では保健師の4割弱が市町村保健センターもしくはその類似施設などに配属され，本庁には4割以上の保健師が配属されている。市町村保健センターの保健師は多くが保健部門，保健福祉部門に配属されている。市町村の本庁における保健師は，保健部門，保健福祉部門，福祉部門，介護保険部門，国民健康保険部門，職員の健康管理部門など，各地方公共団体の状況に応じて配置されている。本庁・市町村保健センター（類似施設を含む）以外の市町村保健師の配属先は，地域包括支援センターがその6割を占めており，ついで母子健康包括支援センター，福祉事務所，福祉施設，教育委員会，病院などがある。

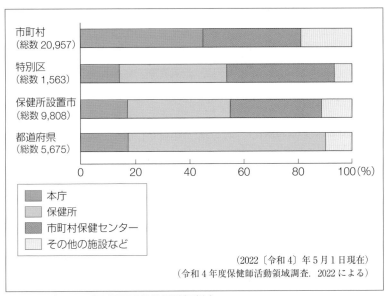

（2022〔令和4〕年5月1日現在）
（令和4年度保健師活動領域調査．2022による）

図3-2　全国の所属部門別常勤保健師割合

指定都市・中核市・政令市および特別区は保健所を設置し，市町村業務も担っている。指定都市・中核市・政令市における保健師は，当該地方公共団体の保健所および市町村保健センターに総数の7割が配属されている（保健所と市町村保健センターの配属割合はほぼ同じ）。特別区では，当該区の保健所および市町村保健センターに保健師の約8割が配属されており，そのうちの約5割は当該区の市町村保健センターへの配属である。指定都市・中核市・政令市および特別区では地域包括支援センターへの保健師の配置はきわめて少なく，法人への委託による運営が多く行われている。

b 本庁と市町村保健センターとの関係

1 本庁の役割・機能

都道府県および市町村の本庁には，地方公共団体が果たすべき役割として各法令が定める事業を遂行するために担当部局が設けられている🔲。具体的な部局には，企画総務，財政，道路・公園・河川などの建設・管理，学校・図書館などの建設・管理，教育・文化振興，都市計画・区画整理，産業振興，環境整備，戸籍，ごみ処理，救急，保健，医療，福祉，介護保険などがある。これらの部局が地方税・地方交付税・国庫支出金などを歳入として，所管地域の住民の生活の基盤整備など，住民に対する行政サービスの企画・実施のための調整・評価などを行っている。

たとえば，市町村の保健福祉局部は，本庁の担当部局の機能として，保健福祉関連の法令（母子保健法，高齢者の医療の確保に関する法律，健康増進法など）が定める各種保健医療福祉計画の策定，乳幼児健康診査や特定健康診査などのサービスの事業化，各事業の実施に必要な条例の設置などにかかる業務などを行う。

都道府県・保健所設置市・市町村の本庁における保健師の役割としては，政策立案，各種保健医療福祉計画の立案・評価などをおもに担っており，それに伴う議会対応や会議運営，予算・決算にかかる事務などを行っている。保健師は政策策定に関与し，企画した事業に関して，議会のための資料作成や，説明者として議会での答弁を行うこともある🔲。

2 市町村保健センターの位置づけ

一方，市町村保健センターは地域保健法に基づき，市町村が設置する施設として，健康相談・保健指導・健康診査その他地域保健に関する必要な業務を行う。市町村の本庁との関係性は，市町村保健センターを本庁で事業化された対人サービスを住民に提供する場として位置づけている場合が多い。また，保健師全員を本庁に配属し🔲，健康診査などの事業を実施する場としてのみ市町村保健センターを使用する市町村もある。

2 保健師の活動体制

a 活動体制の分類

保健師の活動体制は，大きくは「地区担当制」「業務分担制」「重層型」の3つに分類できる。

1 地区担当制

地区担当制とは，おおむね1人の保健師が小学校区あるいは中学校区単位のエリアを担当地区として，その担当地区の健康レベルの向上を目的に，あらゆる年代および健康レベルの，すべての住民を対象とした保健活動を展開するものである。

地区担当制は地区に立脚した保健活動が展開できるという強みがある。しかし，その一方で，保健師1人ひとりが一定の力量を備えていないと地域間で保健活動に格差が生じる可能性や，単年度会計を基本とする行政運営になじみにくいこと，あるいは組織全体のビジョンが明確になっていないと地区の健康レベルが向上したかどうかを評価しにくいことなどの問題点がある。

2 業務分担制

業務分担制とは，法律や予算に基づいた事業あるいは業務についての専門の担当として，個々の保健師が計画・立案・実施・評価の一連の過程を担うものである。業務担当制には，効率的な業務運営ができるという強みがある。その一方で，潜在化している地域のニーズを発見したり，住民からの相談にワンストップサービス➕で対応することがむずかしいという弱みがある。

3 重層型の体制

地区担当制と業務分担制の課題への対応策として，1人の保健師が地区担当制と業務分担制の両者を担う重層型の体制がある。重層型とは，事業あるいは業務を担当する保健師を地区担当保健師のなかから決めて事業・業務の進捗状況や予算管理を行うものである。ただし，重層型は，予算・執行・決算業務に追われ，地域に出向く機会が少なくなり，業務担当制の業務にかたよる傾向があることに注意しなければならない。

b 地区担当制の復権

旧来，保健師は地区担当制で活動を行ってきたが，母子・成人・精神など分野ごとの施策・事業の増加や，福祉分野などへの活動領域の拡大

➕ **プラス・ワン**

地方公共団体における配属
一般的に保健師が，都道府県の本庁と保健所，あるいは市町村の本庁と市町村保健センターやその他の施設のどこに配属されるかは，知事あるいは首長の命令によって決まる。各地方公共団体においては，当該地方公共団体の規定で定められた年数を目安に配置場所を異動する制度が設けられている。

ワンストップサービス
ワンストップサービスとは，複数の行政サービスを1つの窓口で受けることができる機能である。住民が複数の窓口に出向く労力や手間を省き，迅速にサービスにつながるという利点がある。

に伴って，業務担当制に変更した地方公共団体は多い。しかし，社会保障制度改革の一環として在宅医療の推進や介護保険制度に位置づけられた地域包括ケアシステムの構築，地域共生社会の実現に向けた取り組みなど，近年は国の潮流として，地域のなかで課題に対応し解決を図ることが求められている。

日本は高齢化のスピードが欧米諸国に比べて早く，2010〜2025年の15年間で75歳以上の後期高齢者人口が2倍になると推計されている都道府県もある。その一方，変化の少ない都道府県もあり，地域間の人口構成の差が拡大すると予測されている。また，単身世帯の増加や女性の就業率の上昇が予測されており，家族機能の低下も懸念されている。加えて，医療・保健・福祉サービスの量や質だけでなく，学校・産業およびNPOなど地域における社会資源の量や質にも格差が生じ，地域間における健康課題の差が顕著になるため，一層，地域特性に応じた対策を講じる必要性が高まっている。

一方，近年では行政サービスのあり方について，自助・公助・共助のバランスの見直しがなされている。たとえば，阪神・淡路大震災や東日本大震災のような大規模広域災害時における公助の限界が明らかになり，社会保障制度改革の方向性においても，自助・共助および公助が最も適切に組み合わされるよう留意しつつ，国民が自立した生活を営めることが基本として示されている。このように自助・共助を推進し，地域の主体的な課題解決を図るはたらきかけが行政のサービスのあり方として重視されている。地方公共団体のなかには「まちづくり」を目的とした部署を設置し，事務職員が地区を担当して，住民との懇談を重ねながら地域の活性化に取り組んでいるところもある。地区担当制による業務遂行をしている部署や関係機関と連携しながら活動を展開するなど，保健師活動においても地区担当制の推進が求められている。

地区担当制は小学校区など地域振興会などの組織のエリアごとに担当保健師を決めて保健活動を行う方法であるが，そのエリアに居住する住民を対象に個別支援を行うだけでは不十分である。地区担当制のメリットは，担当地域において新たな事業を企画したり，健康問題を解消するためのソーシャルキャピタルを醸成したりといった，地域特性に応じた活動を通じて，エリア単位の健康課題の解決を図れることにある。こうした地区担当制のメリットをいかすためには，地域アセスメント（地域診断）が不可欠である。すなわち，地域の人口動態や死因別死亡割合などの保健統計，国民健康保険被保険者の検診やレセプトのデータ，介護保険の給付費に関するデータなどの量的データと，住民や関係者の語る言葉や事業に対する反応などの質的データをもとにアセスメントし，地域の健康課題を明らかにするとともに，現在行われている事業を正しく評価し，地域にどのような対策・事業や社会資源が不足しているのか把握することが求められる。地域アセスメントで明らかになった健康課題

を解決するために，事業化や社会資源の構築を家庭訪問・個別コーディネート・健康教育といった日常活動のなかで行うことが，地区担当制により推進すべき機能である。

3 地域における保健師の保健活動に関する指針

a 指針の位置づけ

1994(平成6)年以降，地域保健法第4条第1項の規定に基づき，厚生労働大臣は地域保健対策の推進の基本的な方向を示すものとして，「地域保健対策の推進に関する基本的な指針」を定めている。

2012(平成24)年には，少子高齢化のさらなる進展や人口減少といった人口構造の変化や単独世帯や共働き世帯の増加などの住民の生活スタイルの変化，非感染性疾患(NCDs)の増加などの疾病構造の変化に加え，2011(平成23)年の東日本大震災を受けた健康危機管理を重視する視点から「地域保健対策の推進に関する基本的な指針」の改正が行われた[2]。とくにこの改正では，地域保健対策を推進していく場合に，地域に根づいている信頼や社会規範，ネットワークなどの**社会関係資本(ソーシャルキャピタル)**を活用し住民との協働による地域づくりや自助・共助の支援の推進が重要であること，健康危機管理体制の確保，科学的根拠に基づいた各種保健計画の策定・実施・評価などが明記された。

一方，保健師の保健活動については，「地域保健対策の推進に関する基本的な指針」を補足するものとして，2013(平成25)年4月に「**地域における保健師の保健活動について**」とその別紙「**地域における保健師の保健活動に関する指針**」(以下，保健師活動指針という)が，厚生労働省健康局長から各都道府県知事・保健所設置市長・特別区長あての通知として出されている[3]。

■ 2013(平成25)年版改正の主旨

2003(平成15)年の改正から，10年ぶりの改正となった保健師活動指針では，市町村合併の促進，2006(平成18)年の地域包括支援センターへの保健師の配置，2008(平成20)年の特定健康診査・特定保健指導の実施など，膨大な保健・福祉・介護サービスを中心的に担う市町村の保健活動の課題をふまえ，保健活動を効果的・効率的に推進させることに主眼をおいている。つまりこの改正は，2007(平成19)年の「市町村保健活動の再構築に関する検討会報告書」[4]で示された課題(①市町村が行政として行うべき役割の明確化，②分散配置される専門職の組織横断的な取り組みが可能となる体制整備および人材育成，③PDCAサイクルに基づく保健活動の推進，④都道府県との重層的な地域保健推進体制の構築)などに対応したものである。

表 3-7　保健師の保健活動の基本的な方向性（2013〔平成25〕年版保健師活動指針）

①地域診断に基づく PDCA サイクルの実施
②個別課題から地域課題への視点および活動の展開
③予防的介入の重視
④地区活動に立脚した活動の強化
⑤地区担当制の推進
⑥地区特性に応じた健康なまちづくりの推進
⑦部署横断的な保健活動の連携および協働
⑧地域のケアシステムの構築
⑨各種保健医療福祉計画の策定および実施
⑩人材育成

b 2013（平成25）年版保健師活動指針の概要

保健師活動指針では，所属組織や部署にかかわらず求められる「保健師の保健活動の基本的な方向性」（表3-7）として10項目を示すとともに，「活動領域に応じた保健活動の推進」を示している。この指針の概要を以下に記す。

1 保健師の保健活動のあり方

先述した「市町村保健活動の再構築に関する検討会報告書」を受けて，保健師の保健活動の本質は，地域を「みる」「つなぐ」「動かす」ものであるとされている。保健師活動指針においても，この本質にそった取り組みについて地区活動を中心に行うことを求めている。

「みる」については，保健師活動指針では「1. 地域診断に基づく PDCA サイクルの実施」などの項において，保健師が地区活動や保健事業を通して得た情報，調査・研究，統計情報などに基づき地域診断を行い，地域特性として健康課題を把握することの重要性を示している。

「つなぐ」にあたる内容は，健康課題の解決の方向性として，住民や各組織をつなぎ，ソーシャルキャピタルを活用・醸成し，環境にはたらきかけ，住民の主体的な行動を促進することにより健康なまちづくりを推進することである（「6. 地区特性に応じた健康なまちづくりの推進」など）。

さらに，「動かす」については，保健師が積極的に地区に出向き，担当する地区に責任をもった活動を行うこと（「4. 地区活動に立脚した活動の強化」「5. 地区担当制の推進」など），あらゆる年代の住民を対象に生活習慣病などの発症・重症化の予防などを徹底し，潜在化しやすい健康問題を予見して早期発見できるシステムを構築するなど予防的に介入すること（「3. 予防的介入の重視」）として示されている。

2 保健師の保健活動を推進するための体制整備と方策

保健師活動指針では活動体制に対して，地区担当制により，担当地区の住民・世帯・地域全体の健康課題について横断的・包括的にかかわり必要な支援をコーディネートするものとしている（「5. 地区担当制の推進」）。

行政組織内において保健師など専門職が分散配置される傾向にあるという課題に対しては，専門職が部署横断的に連携・協働して活動することを求めている（「7. 部署横断的な保健活動の連携および協働」）。部署横断的に活動するための体制としては，各地方公共団体は統括的な役割を担う保健師（統括保健師）を配置し，統括保健師は，保健師の保健活動を組織横断的に総合調整・推進し，人材育成や技術面における指導・調整を行うこととしている（「活動領域に応じた保健活動の推進」の項）。

地域における複雑多岐にわたる健康課題を解決するために保健師に

は，先述したように部署や部門をこえて他職種・関係機関・住民との連携を強化することや，PDCA サイクルに基づき地域保健関連施策の展開および評価を行うことが必要となる。これらの活動を適切に実践するために，保健師活動指針では，保健師が主体的に自己啓発に努め，最新の知識や技術を習得し，連携・調整・行政運営・人材育成に関する能力を習得することを求めている（「10. 人材育成」）。

　保健師活動指針では，都道府県と市町村の重層的な地域保健推進体制を構築するために，都道府県保健所・市町村および各地方公共団体の本庁それぞれが取り組むことについても示している。

　事務職や他の専門職とともに1つの組織として，法令に基づいて年度ごとに事業の実施・評価を行う行政においては，事業を計画的に進める必要がある。住民が主体的に健康づくりに取り組めるようソーシャルキャピタルを醸成するといった活動は単年度ではできない。地区担当制に基づき，健康に関する問題解決に力を発揮するとともに，さまざまな生活上の相談の窓口として応じ他機関につなぐなど，信頼関係を構築していくことが保健師活動の基本となる。また，地域の疾病構造などの量的データと住民の生活実態を重ね合わせて地域アセスメントを行うなかで，地域の強みを発見し，どこにはたらきかければ個々人の行動変容を促せるか，どのような支援方法が適切かを見きわめて地域にアプローチし，よい保健行動の実践により疾病構造が変化したかを確認するという一連の過程の展開が求められている。たとえば，40歳代の男性で肥満である者の割合が高い地域において，朝食欠食者に肥満者が多いというデータを示し，朝食向きの食事を提供する飲食店を増やしてもらうようはたらきかけるといった活動である。

③ 統括的な役割を担う保健師（統括保健師）

　前項で記したように，保健師活動指針では，都道府県および市町村に対して，「保健師の保健活動を組織横断的に総合調整及び推進し，技術的及び専門的側面から指導する役割を担う部署を保健衛生部門などに明確に位置づけ，保健師を配置するよう努めること」を求め，各地方公共団体の本庁における「保健師の保健活動の総合調整等を担う部署に配置された保健師は，保健所，市町村等の保健活動等を効果的に推進するため，保健師の保健活動を組織横断的に総合調整し，人材育成や技術面での指導及び調整を行うなど統括的な役割を担うこと」を明記している。統括保健師の配置が求められた背景には，分散配置や市町村合併に伴って，保健師どうしの合意形成や部署横断的な情報収集，あるいは専門職としての人材育成の必要性の高まりがある。

　2022（令和4）年に厚生労働省が実施した調査では，都道府県では100.0%，保健所設置市・特別区では84.5%，市町村では63.2%に「統括的な役割を担う保健師」が配置されている。

表3-8　統括的な役割を担う保健師に求められる能力

求められる能力	具体的な内容
組織横断的な調整や交渉を行い，保健活動を総合的に推進する能力	・各部署に配置されている保健師の活動の全容を把握し，健康危機発生時も含め，地域全体の健康課題の明確化や保健活動の優先度の判断，評価の実施を牽引できる。 ・保健・医療・福祉・介護などの多様な分野の組織内での合意形成を図るとともに，組織内外関係者とのネットワークおよび効果的な協働体制を構築することができる。
保健師としての専門的知識・技術について指導する能力	・社会の変化や醸成に応じて専門的知識や技術をつねに更新し，実践するとともに，各組織において求められる役割を保健師に示し，直接または適切な指導者を介して指導を行うことができる。 ・保健活動の優先度を勘案し，事業の企画や再編，予算確保などについて指導・助言できる。
組織目標などに基づき保健師の人材育成体制を整備する能力	・組織目標や地域保健施策の展望などをふまえた保健師の人材確保や採用，ジョブローテーションを含めた配置，人材育成に関する提言ができる。 ・組織全体の保健師の人材育成計画を立案し，組織内での理解・共有を図り，実施体制を整備することができる。 ・指導的立場にある保健師の指導力向上のための支援を行うことができる。

（保健師に係る研修のあり方等に関する検討会：保健師に係る研修のあり方等に関する検討会最終とりまとめ——自治体保健師の人材育成体制構築の推進に向けて. 2016 による，一部改変）

　2016（平成28）年3月の「保健師に係る研修のあり方等に関する検討会最終とりまとめ」[5]で，統括保健師の役割は，①保健師の保健活動の組織横断的な総合調整および推進，②技術的および専門的側面からの指導および調整，③人材育成の推進の3点に集約されている。また，統括的な役割を担う保健師に求められる能力については**表3-8**のとおり示された。

　これまでの研究により，上記の役割以外にも，統括的な役割を担う保健師の存在によって，地方公共団体独自の保健師活動指針の策定の推進やソーシャルキャピタルの醸成などに効果があることが示されている[6]災害支援・受援調整を果たす[7]ことも明らかになっている。統括保健師が設置されていない自治体においては，設置を図る必要がある。

●引用・参考文献
1）令和3年度保健師活動領域調査（領域調査）結果の概況. 厚生労働省，2021.（https://www.mhlw.go.jp/toukei/saikin/hw/hoken/katsudou/09/dl/ryouikichousa_r03_1.pdf）（参照 2022-09-20）
2）厚生労働省健康局長：地域保健対策の推進に係る基本的な指針の一部改正について. 平成24年7月31日付発0731第8号，2012.
3）厚生労働省健康局長：地域における保健師の保健活動について. 平成25年4月19日付健発0419第1号，2013.
4）市町村保健活動の再構築に関する検討会：市町村保健活動の再構築に関する検討会報告書. 2007.（http://www.mhlw.go.jp/shingi/2007/03/s0330-8.html）（参照 2020-05-26）
5）保健師に係る研修のあり方等に関する検討会：保健師に係る研修のあり方等に関する検討会最終とりまとめ. 2016.（http://www.mhlw.go.jp/stf/shingi2/0000119166.html）（参照 2022-09-15）
6）松本珠実（分担事業者）：「ソーシャルキャピタルの醸成や活用にかかる保健活動のあり方に関する研究」報告書（平成25年度地域保健総合推進事業），日本公衆衛生協会，2014.
7）公益社団法人日本看護協会：平成30年度「保健師の活動基盤に関する基礎調査報告書」. 2019.（https://www.nurse.or.jp/home/publication/pdf/senkuteki/2019/hokenshi_katsudokiban.pdf http://tokuteikenshin-hokensidou.jp/news/2019/008297.php）（参照 2020-05-26）

保健医療福祉の財政

- 国と地方公共団体の財政のしくみについて学ぶ。
- 予算編成と決算の意義を理解する。
- 社会保障の給付と財源について理解する。

1 はじめに：財政とは

　私たちは一定の収入を得ると予算をたててお金をつかい，余ったぶんは貯金するといった金銭管理をする。同様に国や地方公共団体も住民にサービスを提供するための経費を管理しており，国や地方公共団体が行う資金管理などの経済活動のことを**財政**とよぶ。国や地方公共団体の活動に関して，住民がおさめた租税を原資とする資金をむだなく適切に支出するためのルールがさまざまな法律で定められている。本来ならば住民自身が行うべき案件についても，国や地方公共団体と住民が信託関係を結び，さまざまなサービスの提供を住民が受けるようなしくみがつくられている。

　たとえばほとんどの保健医療福祉サービスについて，政府（行政）が直接供給したり，保険などの制度を用いることにより，住民は一定の負担をすればサービスを享受できる。サービスの利益の受け手が必ずしも租税を負担していない場合があるが，未払いを理由にその人をサービスの対象から排除できないこともある。このような特徴をもつサービスを**公共財**とよぶ。警察，消防，公衆衛生などのサービスが公共財に該当する。

2 国と地方公共団体の財政のしくみ

a 財政の役割

　まず最初に，財政の果たす3つの役割について理解しておこう。

1 資源配分機能

　1つ目は資源配分機能である。社会の秩序や安全をまもるうえで重要な警察や公衆衛生などは，市場まかせにしておくと十分な財やサービス

の供給が行われない，もしくはまったくサービスの供給が行われないという事態がおこりうる。政府や地方公共団体は租税を原資にして，このようなサービスを安定的に供給するという役割を担っている。

2 所得再分配機能

　2つ目は所得再分配機能である。日本では一部の高所得者が全体所得の4割近くを稼ぎだしている一方，生活保護を受給している世帯数は2023（令和5）年1月現在で164万5千世帯以上であり，富の偏在がみられる。こうした資産格差の解消のため高所得者から低所得者へ所得を移転する方法として，所得に応じて納める税金の額が変動する累進課税を導入した所得税や生活保護制度がある。また人生の予期せぬリスクへの保障として，医療保険や失業保険という社会保険制度がある。さらに，国の責任で中学校まで義務教育を提供している。

3 経済安定化機能

　3つ目は経済安定化機能である。景気の悪化により失業や過重労働などが生じると，政府は財政出動により経済の安定をはかり，人々の生活や健康を下支えする。

b 地方公共団体の財政

　経済的に豊かな地域もあれば産業の乏しい地域もあり，その結果，地方公共団体の税収額に差が生じている。こうした財政の不均衡を是正し，公平なサービス提供をするために，国は地方交付税交付金を配分し，公共事業を行う際の支出を国庫支出金として負担し，補助金を拠出するなどの工夫を行っている✛。

　また，地方公共団体の目的別歳出✛純計決算額をみると，民生費や教育費などの人々の生活に関連する経費が多く支出され，地方公共団体がその具体的な事務を担っていることがわかる。

3 予算の機能と原則

a 予算とは

1 予算の機能

　国や地方公共団体はその活動に必要な費用について見積もりをしている。これを**予算**とよぶ。予算の機能の1つは，一定期間の財政支出と財政収入の見積もりを示すものである。もう1つは将来の行政の行動計画を示し，行政が住民に対していつごろどのようなサービスを提供するの

✛ **プラス・ワン**

地方交付税などの交付後の租税配分

2021（令和3）年度の租税全体に占める国税の割合は62.9%，地方税の割合37.1%となっている。地方交付税などを国から地方公共団体へ交付後の租税の配分割合は国43.3%，地方56.7%となっており，その比率が逆転している。

歳入・歳出

歳入とは，一会計年度におけるいっさいの収入を意味し，**歳出**は一会計年度のいっさいの支出をいうと，財政法に規定されている。

歳出純計額とは，繰出金や繰入金などの会計間の重複を除いたものである。

か，その提供にどの程度の費用がかかるのか方針を示す機能である。

2 予算の区分

予算は，一般会計と特別会計に区分されている。

- **一般会計**：通常の行政活動を行ううえで毎年必要な基本的経費を含むもの。単一の会計で処理することが原則となっている。
- **特別会計**：特定の歳入（保険料など）と特定の歳出を一般会計とは別経理として扱うもの。

会計年度は，毎年4月1日に始まり，翌年3月31日に終わる。会計年度からみると，予算は次のように分類できる。

- **本予算**（当初予算）：正式な議決を経て，一会計年度の年間予算として年度の当初に成立するもの。
- **暫定予算**：本予算が年度開始前に成立しない場合に，成立までの間に必要な経費を支出するための予算。本予算が成立するとその効力を失う。
- **補正予算**：年度の途中で既存の予算を追加修正する必要が生じた場合に組むもの。

歳入歳出予算などの予算を構成する事項は，地方自治法などで規定されている🔀。租税を適正に支出するために，予算に関して8つの原則が定められている（表3-9）。

b 予算編成と決算の進行

1 予算編成の流れ

次年度の予算案は，前年度の秋ごろからたてることになっているが，実際の下準備は，前年度の春から夏にかけて行われる。まず前年度予算を参考に，義務的・経常的経費といわれる絶対に必要な経費を中心に予算案を組みたてる。新たな施策に関する予算を盛り込む場合には，国庫補助金の活用やそれが打ち切られたあとの地方公共団体側の負担についても検討しておく必要がある。近年ではマイナスシーリングといって，前年度予算よりも少ない金額で次年度の予算案を立案するように要求される場合が少なくない。これは地方公共団体の財政状況が厳しさを増していることが影響している。

各部署から提出された予算案について財政部局が査定を行い，各部署に対し経費の必要性についてヒアリングを行う。国の場合は12月ごろ，財務省が政府に予算査定原案を提出し，「予算編成方針」が閣議決定される。そして政府が国会に「政府予算案」を提出し，審議ののちに可決されれば予算が成立する。地方公共団体の場合も国とほぼ同じである。財政部局の部長や局長の査定のあとに首長が査定し，2月ごろに予算案につ

➕ **プラス・ワン**

予算の構成要素

地方自治法などにより，次の事項が予算の構成要素として規定されている。

- **歳入歳出予算**：1つの会計年度の間に必要とされる全収入と全支出の見積もりのことである。
- **継続費**：事業が複数年度にわたって行われる場合，経費の総額や各年度の年割額を定め，予算として議決を経て支出するもののことである。
- **繰越明許費**：歳出予算のうち年度内に支出が終わらない見込みのある場合，翌年度に繰り越して使用するものをあらかじめ定めたもののことである。
- **債務負担行為**：歳出予算の金額，継続費の総額または繰越明許費の金額の範囲内におけるもの以外で，債務負担行為をする場合の予算である。
- **地方債**：地方公共団体が財政上必要とする資金を外部調達するために負担する債務のことである。地方債は，会計年度をこえて返済される。
- **一時借入金**：一会計年度内において歳入・歳出にかかる現金が不足した場合に，それを補うために借り入れるものである。一時借入金は年度内に償還するきまりがある。
- **歳出予算の各項の経費の金額の流用**：財政法第32条により，原則的に歳出予算などの流用はできないルールになっている。ただし，同法第33条において，「項」と「項」の間で移動して用いること（移用）が必要な場合には国会の承認を，「目」と「目」の間で移動して用いること（流用）が必要な場合には財務大臣の承認を得て行うことが認められている。

表3-9　予算の原則

原則	具体的な内容
完全性の原則 （総計予算主義の原則）	一会計年度におけるいっさいの収入・支出は，すべて歳入歳出予算に編入しなければならない。
事前議決の原則	予算は，会計年度開始前に，議会の議決を経なければならない。
会計年度独立の原則	会計年度の歳出予算の経費の金額は，これを翌年度に使用することができない（例外として，継続費，繰越明許費，一時借入金，事故繰越，歳計剰余金の繰り越しなどがある）。
流用禁止の原則	歳出予算の経費の金額は，各款の間または各項の間において相互に流用することができない（ただし，歳出予算の各項の経費は，予算の執行上必要がある場合に限り，流用できる）。
公開性の原則	普通地方公共団体の長は，議決で定められた予算の送付を受けた場合，再議その他の措置の必要がないときは，ただちに，その要領を住民に公表しなければならない。 普通地方公共団体の長は，条例の定めるところにより，毎年2回以上，歳入歳出予算の執行状況ならびに財産・地方債および一時借入金の現在高その他財政に関する事項を住民に公表しなければならない。
統一性の原則	収入と支出が計上される予算は1つでなければならない。また，特定の収入と特定の支出を結びつけてはならない（ノン・アフェクタシオンの原則）。
厳密性の原則	予算は決算と一致するほど正確に見積もり計上しなければならない。
明瞭性の原則	予算はわかりやすく明示されなければならない。

〔吉岡京子：予算なしで事業を企画できるのか？（保健師のための行政学入門・7）．保健師ジャーナル71(7)：622-626，2015による，一部改変〕

いて公表する。また，議会運営委員会で説明したのち，定例議会へ予算案を提出し，審議ののちに可決されれば予算成立となる。4月1日から翌年3月31日までの1年間に予算を執行し，住民にサービスを提供する。

2 決算

　実際に予算が執行された翌年度の6〜12月にかけて，今度は適正に予算が支出されたのかを点検し，住民に報告する作業が行われる。この一連の流れを「決算」とよぶ。具体的には，会計管理者が出納の閉鎖後3か月以内（8月31日まで）に，決算書類を首長に提出し，監査委員が審査する。この監査委員の意見をつけて次の通常予算を議する会議までに議会で認定を受ける。決算特別委員会での審議後，定例議会（12月ごろ）で議決を経て，都道府県知事は総務大臣に，市町村長は都道府県知事に決算について報告し，住民に広報やホームページを通じて公表する運びとなっている。

C 財政の評価と指標

　財政の評価をあらわすものとして，決算財務諸表がある。これには，貸借対照表，行政コスト計算書，キャッシュフロー計算書，純資産変動計算書が含まれている。平たく言えば，借金がどのくらいあるのか，なんの仕事にどのくらいお金がかかっているのかなどを示したまちの家計簿のようなものである。また事業ごとにも財務諸表が作成されており，事務事業評価✚や次年度の予算編成に活用されている。

✚ プラス・ワン

事務事業評価

事務事業評価では，事業がどのような実績を上げているのかを年度末に評価し，次年度以後も事業を継続する必要性があるかどうかを検討する。たとえば乳幼児健診事業を運営するために，非常勤の医師や保健師に支払う1回あたりの単価を予算に計上している。事業の実施に要した専門職の人数×支払った費用を足し合わせると，1回の乳幼児健診事業の運営に必要なコストを算出できる。また来所者数で割り算すれば，1回の健診来所者1人あたりにいくらコストがかかっているかも算出可能である。今年度の実績をふまえて「事業を継続実施する」と評価された場合には，次年度も同規模程度の事業実施に向けてほぼ同額の予算を計上することになる。

評価には，事業を実施する体制やしくみに関するストラクチャー評価，事業の目的や目標の達成に向けた手順などに関するプロセス評価，事業の実施量（実施回数など）に代表されるアウトプット評価，当初たてた事業の目的や目標がどの程度達成されたのかや，成果をあらわす数値目標に関するアウトカム評価がある。PDCAサイクルをまわし，改善を繰り返しながら地域の住民ニーズに即した事業を展開していくことが必須となっている。

4 社会保障の給付と財源，国民負担

国際労働機関（ILO）では，**表3-10**に示す3つの基準を満たすものを社会保障制度と定義している。国立社会保障・人口問題研究所の2021（令和3）年度社会保障費用統計によると，2021（令和3）年度の社会保障給付費の総額は約138兆7400億円で，対国内総生産比は25.2％となっている。また，国民1人あたりの社会保障給付費は約110万5500円である。

表3-11に部門別の社会保障給付費について例示した。2021（令和3）年度の内訳は医療が34.2％，年金40.2％，福祉その他が25.6％となっており，いずれも右肩上がりで年々増加している。

社会保障給付費の機能別の分類を**表3-12**に示した。2021（令和3）年度の機能別社会保障給付費をみると，「高齢」が42.3％で最も多く，「保健医療」（33.1％）が続いている。「家族」「遺族」「障害」「失業」などは，いずれも10％以下である。

日本では世界で類をみないスピードで高齢化が進展しており，人口減

表3-10　ILOによる社会保障給付制度の基準

①制度の目的が，高齢，遺族，障害，労働災害，保健医療，家族，失業，住宅，生活保護その他のリスクやニーズのいずれかに対する給付を提供するものである。

②制度が法律によって定められ，それにより特定の権利が付与される，あるいは公的・準公的もしくは独立の機関によって定められた責任が課せられるものである。

③制度が法律によって定められた公的・準公的，もしくは特定の独立機関によって管理されていること，あるいは法的に定められた責務の実現を委任された民間の機関であること。

（国立社会保障・人口問題研究所：平成30年度社会保障費用統計．p.50，2020を参考に作成）

表3-11　部門別社会保障給付費の種類と具体例

種類	具体例
医療	医療保険・後期高齢者医療の医療給付，生活保護の医療扶助，労災保険の医療給付，結核・精神その他の公費負担医療など
年金	厚生年金・国民年金などの公的年金，恩給，労災保険の年金給付など
福祉その他	社会福祉に係る費用，介護に係る費用（介護保険給付，生活保護の介護扶助，一部負担金および介護休業給付），生活保護の医療扶助以外の各種扶助，児童手当などの各種手当，医療保険の傷病手当金，労災保険の休業補償給付，雇用保険の失業給付

（国立社会保障・人口問題研究所：平成30年度社会保障費用統計．p.51，2020を参考に作成）

表3-12　機能別社会保障給付費

種類	定義	具体例
高齢	退職によって労働市場から引退した人に提供されるすべての給付	老齢年金，老齢福祉年金，介護保険，各種恩給など
遺族	保護対象者の死亡により生じる給付	遺族年金，遺族基礎年金，死亡一時金など
障害	部分的または完全に就労不能な障害により保護対象者に支払われる給付	障害年金，障害基礎年金，特別障害者手当など
労働災害	保護対象者の業務上の災害・病気・障害・死亡に対する労働災害補償制度から支払われる給付	休業補償，傷病手当金など
保健医療	病気・障害・出産による保護対象者の健康状態の維持・回復・改善の目的で提供される給付	特定健康診査・特定保健指導事業費など
家族	子どもとその他の被扶養者がいる家族(世帯)を支援するために提供される給付	児童手当，児童扶養手当，育児休業給付など
失業	失業した保護対象者に提供される給付	失業等給付費
住宅	住居費の援助目的で提供される給付	公的賃貸住宅家賃対策補助
生活保護その他	定められた最低所得水準や最低限の生活必需品を得るために援助を必要とする特定の個人または集団に対して提供される現金および現物給付	生活保護(生活扶助，生業扶助)など

(国立社会保障・人口問題研究所：平成30年度社会保障費用統計. pp.51-52, 2020をもとに作成)

少も年々深刻化している。2065年には人口は9000万人を割り込み，高齢化率は約38％になると推計されているが，すでに一部の地方公共団体では高齢化率が40％以上となっている。高齢化の進展に伴い，年金・医療・福祉に関する社会保障の給付費は年々増加の一途をたどっている。

社会保障の負担➕は大きく分けて保険料と租税に分けられる。その内訳は保険料が約6割，税が約4割となっている。このうち保険料は，個人と勤め先にあたる事業主がそれぞれ保険料を負担している。また租税は国税と地方税に分けて徴収されている。

なお，日本では社会保険方式を採用しているため，住民から徴収した保険料によってその費用をまかなおうとしてきた。しかし，人口減少と経済成長の鈍化などの影響により社会保障給付費の原資となる保険料収入は必ずしも増加しておらず，社会保障給付費と保険料収入の間にはギャップが生じている。このギャップを埋めるために多額の税金が投入されてきたが，その財源は次の世代につけをまわす特例公債などの発行によることが多かった。年金の支給額は各年代によって異なっており，現役世代は現在の高齢者よりも支給額が減少するにもかかわらず，保険料などの負担率は増大するという世代間格差が深刻化している。つまり，現役世代は保険料のみならず消費税増税などにより，現在の高齢者よりも長年にわたり多額の納税を余儀なくされる。今後は世代間格差を是正するような政策が不可欠である。

これまで日本は国民皆保険制度を導入し，医療を受ける機会を国民に等しく補償することに注力してきた。しかし，高齢化の急速な進展と人口減少を十分に見こした社会保障制度設計であったとは言いがたく，む

➕ **プラス・ワン**

社会保障などの負担率

日本の社会保障の国民負担率は，米国32.3％(2020年)よりは高く，2023年度には46.8％となっているが，ヨーロッパの先進諸国(40％台後半〜60％台)と比較すると，けっして高くはない。また日本の租税負担率は28.1％(2023年度)であり，30〜40％台のヨーロッパの先進諸国よりも低水準である。

しろ豊かな経済成長を前提とした制度設計であった。また，健康を維持・増進する予防活動に光があたるようになったのはごく最近である。今後は社会保障制度のどの部分を維持し，どの部分は縮小していくのかについて国民的な議論が必要であろう。とくに年金などの社会保障制度に関する世代間格差の是正と解消の課題は，早急に対策を検討する必要がある。看護職は，人々が高齢になったときや予期せぬリスクにみまわれた際にも安心して生活できるために，社会保障制度を活用するだけではなく，その構築の一端を担っていることを心にとどめて活動する必要がある。

●参考文献
・金澤史男：財政学(有斐閣ブックス). 2005.
・厚生労働省社会保障担当参事官室：社会保障の給付と負担の現状と国際比較. 2009.
・国立社会保障・人口問題研究所：2021年度社会保障費用の概要. 2023. (https://www.ipss.go.jp/ss-cost/j/fsss-R03/1/R03-gaiyou.pdf)(参照 2023-12-08)
・財務省：令和5年度の国民負担率を公表します. (https://www.mof.go.jp/policy/budget/topics/futanritsu/20230221.html)(参照 2023-12-08)
・総務省：令和5年版地方財政白書. p.31, 2023. (https://www.soumu.go.jp/main_content/000870281.pdf)(参照 2023-12-08)
・持田信樹：財政学. 東京大学出版会. 2009.
・吉岡京子：予算なしで事業を企画できるのか？(保健師のための行政学入門・7). 保健師ジャーナル 71(7)：622-626, 2015.

D 公衆衛生に関する国際的な活動

- 国際保健とはなにか，近年の国際保健の潮流とともに理解する。
- 保健医療分野の国際協力のしくみを理解する。
- 国際保健に関するおもな国際機関の役割とその活動を学ぶ。

1 国際保健の潮流

a 国際保健

　私たちが住む地球上には，人口の増加および高齢化に伴う人口構造の変化，貧困，急激な都市化による人口集中，環境破壊，保健医療サービスや教育の社会的基盤の未整備やそれらへのアクセスの格差など，人々の健康や生活をおびやかす問題が山積みされている。これらの問題の多くは，開発途上国がかかえているものであるが，日本を含む先進国においても直面している課題である。

　国際保健とは，「人々の健康に影響を与える要因およびその改善のための方策について体系的な比較を行う」[1]と考えられている。それは，人々の健康を改善する多くの方策があるなか，私たちがどのような世界をめざし，どのような世界に向かいたいのかを，広い視野をもって明らかにするものである。つまり，医療関係者のみが国際保健を支える専門者ではなく，そのほかの職種，たとえば経済学者・歴史家・環境保護運動家などとのネットワークや連携のもと，国際保健はなりたっている。国際保健では，上記のような考え方で，先進国と開発途上国間における保健医療の格差是正をめざし，さまざまな国際協力を行っている。

b 近年の国際保健の潮流

　近年の国際保健の潮流は，疾患別アプローチから保健医療システム強化へと，その軸を移したことである。とくに「すべての人が，経済的な困窮に陥ることなく，ヘルスサービスを受けられる」[2]ことをめざす**ユニバーサルヘルスカバレッジ（UHC）**の実現が重要視されている。また疾患対策では，国境に関係なく地球規模で猛威をふるう可能性の高い感

プラス・ワン

ユニバーサルヘルスカバレッジ（UHC）

「ユニバーサルヘルスカバレッジ（Universal Health Coverage：UHC）」は，「持続可能な開発目標」の目標3の下位ターゲットとして，「すべての人が，経済的負担を強いられることなく，安全で，効果的であり，質が高く，支払い可能なヘルスケアサービス，治療薬，ワクチンにアクセスできる」ことを達成目標としている。そのためには，社会保障としての国民皆保険の制度設計をはじめ，医療保健人材の確保，適正な医薬品や医療技術の確保，それらを人々が享受できるための医療保健システムの構築が欠かせない。

非感染性疾患（NCDs）

NCDs は non-communicable diseases の略である。「非感染性疾患（NCDs）」という言葉をそのままとらえると，感染症以外の疾患（たとえば，生活習慣病，外傷，精神保健）などはすべて NCDs に含まれることとなる。しかし WHO では，NCDs を「糖尿病」「心疾患」「慢性呼吸器疾患」「がん」と定義している。

持続可能な開発目標（SDGs）

「持続可能な開発目標（Sustainable Development Goals：SDGs）」は，国連により 2000 年に策定された「ミレニアム開発目標（MDGs）」に続く新たな開発目標である。SDGs は，2030 年までに達成すべき 17 の目標と 169 のターゲットをあげている。健康そのものに関する目標としては，「目標 3：あらゆる年齢のすべての人々の健康的な生活を確保し，福祉を推進する（Ensure healthy lives and promote well-being for all at all age）」が掲げられた。この目標の下位のターゲットとしては，妊産婦死亡率の減少，新生児・乳幼児死亡率の減少，感染症対策，非感染性疾患による若年死亡率などの減少，交通事故死傷者の半減，UHC の達成，環境要因によって引きおこされる死亡・疾病の減少などがあげられている。

COVAX

COVAX（COVID-19 Vaccines Global Access）は，WHO，GAVI ワクチンアライアンス，CEPI（The Coalition for Epidemic Preparedness Innovations）が主導し発足した COVID19 ワクチンを共同購入するしくみである。高・中所得国が拠出し，自国用にワクチンを購入するしくみと，その拠出金により途上国へワクチン供給を行うしくみがある。2021 年中に，約 19 億回分のワクチン確保をめざしている。

染症や，いまだ一部の国々でかかえる子どもや妊産婦の健康課題に加え，**非感染性疾患（NCDs）➕**への対応の必要性も増大している。

　国連は，2016 年から新たに「**持続可能な開発目標（SDGs）➕**」を 2030 年を達成年として開始した。SDGs は，前目標「**ミレニアム開発目標（MDGs）**」の健康課題に加え，新たに UHC や NCDs，国家間および国内におけるさまざまな格差の解消の視点も盛り込まれている。2019 年の報告では，MDGs で掲げられている母子保健の改善や HIV 感染予防については，引きつづき指標が改善しており，新たなターゲットとなった NCDs，健康に影響する環境要因への対応に向けて，UHC の達成や保健医療への持続的な資金調達のための努力が必要であることが強調された。

　低・中所得国の感染症対策に対しては，官民パートナーシップが特徴である世界エイズ・結核・マラリア基金（3 大感染症の治療薬や対策への支援）や GAVI ワクチンアライアンス（予防接種支援）などの世界規模での資金調達と支援提供のプラットフォームも大きな役割を担っている。新型コロナウィルスに対しては高・中所得国や世界的な民間ドナーが拠出し，新型コロナウイルスワクチンを共同購入，途上国にワクチン供給をする COVAX（COVID-19 Vaccines Global Access）➕という国際的な枠組みもつくられた。

　日本では，2013（平成 25）年に国際的な保健分野の取り組みを国の外交の重要課題と位置づける**国際保健外交戦略**が策定された。同戦略では，健康長寿社会を達成している日本の経験をいかし，世界のすべての国で UHC 達成を推進することが掲げられた。加えて，2016（平成 28）年 5 月には，日本の伊勢志摩における G7 首脳会議においても，「国際保健の

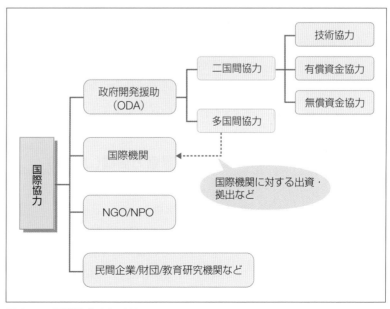

図 3-3　国際協力のしくみ

ための G7 伊勢志摩ビジョン」⬛が出され，国際保健の動きを加速させた。

② 保健医療分野の国際協力

➕　**プラス・ワン**

国際保健のための G7 伊勢志摩ビジョン

2016（平成 28）年 5 月に，G7 首脳が日本の伊勢志摩に集まり，サミットが開催された。そこで国際保健の前進をめざして具体的な行動をとるために，「公衆衛生上の緊急事態への対応強化」「UHC の達成のための強固な保健システムと危機への備え」「薬剤耐性への対応」「疾病対策，医薬品，保健医療分野の研究開発のイノベーション」を大きな柱とした「国際保健のための G7 伊勢志摩ビジョン」が出された。

国際協力には，政府が実施機関になる政府開発援助（ODA）から，民間の NPO/NGO や，個人レベルでの協力まで存在する（図 3-3）。本項では，おもに ODA について説明する。

ⓐ 政府開発援助（ODA）

政府開発援助（official development assistance：**ODA**）とは，政府または政府の実施機関が公的資金を用いて，開発途上国または国際機関に提供する資金・技術による協力のことである。ODA は大きく，①日本と被援助国の 2 国の政府で実施される**二国間協力**と，②国際組織への出資や拠出をする**多国間協力**に分けられる。二国間協力は，さらに①技術協力，②無償資金協力，③有償資金協力に分けられる。

■技術協力

「専門家の派遣」「研修員の受入れ」「機材の供与」などの手段を組み合わせ，1 つのプロジェクトとして実施する事業である。

■無償資金協力

被援助国に対し返済の義務を課さない資金協力である。開発途上国の経済・社会開発のための計画に必要な資機材・設備および資金を贈与するものである。

■有償資金協力

円借款ともよばれ，開発途上国に対して低利で長期のゆるやかな条件で開発資金を貸しつけ，その発展を支援・協力する。

日本における ODA の実施機関は，**国際協力機構**（**JICA**），外務省，厚生労働省などである。**図 3-4** に示したように，日本の二国間 ODA は，地理的に近く，政治的な協調の重要性から，アジア重視の配分となっている。近年では中東やアフリカへの配分も増加している。

ⓑ 国際協力機構（JICA）

日本は第二次世界大戦後，米国などによる占領地救済政府基金である「ガリオア資金」や「エロア資金」，国際 NGO からの救援物資である「ララ物資」や「ケア物資」など，多くの援助を受けながら戦後の復興をなしとげた。その後，日本は 1954（昭和 29）年に開発途上国の技術協力を開始し，1974（昭和 49）年には政府による技術協力の実施機関として国際協力事業団を設立した。2003（平成 15）年に国際協力事業団は「独立行政法人国際協力機構」（Japan International Cooperation Agency：JICA）

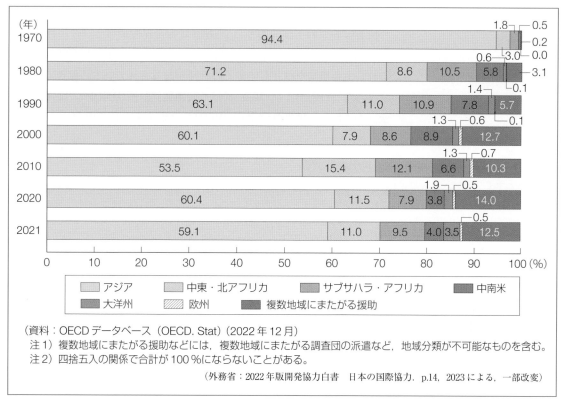

（資料：OECD データベース（OECD. Stat）（2022 年 12 月）
注 1）複数地域にまたがる援助などには，複数地域にまたがる調査団の派遣など，地域分類が不可能なものを含む。
注 2）四捨五入の関係で合計が 100 ％にならないことがある。
（外務省：2022 年版開発協力白書 日本の国際協力. p.14, 2023 による，一部改変）

図3-4 日本の二国間 ODA の地域別配分の推移（支出総額ベース）

となった。2008（平成 20）年には有償資金協力（円借款）を供与していた国際協力銀行の海外経済協力部門と統合し，現在の JICA の姿となった。

JICA は，二国間協力である技術協力，無償資金協力，有償資金協力の 3 手法を一元的に担っている。たとえば，JICA では，協力の対象国の現状の調査や，調査結果をもとに開発計画の立案・実施・モニタリング・評価活動を，協力の対象国や地域の担当者とともに実施するために，調査団や専門家を派遣している。

③ 国際保健に関するおもな国際機関

ODA における多国間協力とは，日本政府からの国際機関への出資や拠出などをいう。国際保健に関するおもな国際機関を次に紹介する。

ⓐ 国際連合（UN）

国際連合（国連 United Nation：**UN**）は，第二次世界大戦後の 1945 年に国際平和の維持，社会や経済の国際協力の実現のために設立された。日本は 1956（昭和 31）年に 80 番目の加盟国となった。2021 年 3 月時点での加盟国は 196 か国であり，最も新しい加盟国は 2011 年に加盟した

南スーダン共和国である。

国連は6つの主要機関として「総会」「安全保障理事会」「経済社会理事会」「国際司法裁判所」「信託統治理事会(活動中止中)」「事務局」があり，これら主要機関を核として多くの機関が設置されている。総会により設立された「計画」および「基金」には，**国連開発計画(UNDP)**，**国連児童基金(UNICEF)**，**世界食糧計画(WFP)**などがある。UNDPは，人々の生

表3-13 国連システムを構成するおもな機関

	機関	活動内容
計画と基金(その他の機関)	**国連開発計画**(United Nations Development Programme：UNDP)	国連の開発支援機関として各国に対し，その国の人々の生活が向上し発展をとげられるように，貧困の根絶，不平等の是正，持続可能な開発促進などの支援を行う。
	国連児童基金(United Nations Children's Fund：UNICEF)	すべての子どもを対象に，その命と権利をまもり，安全な生活を送れるように支援をする。具体的な支援内容は，保健，栄養，水と衛生，教育，暴力や搾取からの保護，HIV/エイズ，緊急支援，アドボカシーなどである。活動資金は，個人・企業・団体・各国政府からの募金や任意拠出金でまかなわれている。
	国連難民高等弁務官事務所(United Nations High Commissioner for Refugees：UNHCR)	紛争や迫害により故郷を追われた，世界各地の難民・避難民の保護と支援を行うとともに，国際的に難民問題の解決をはたらきかける。
	国連食糧計画(World Food Programme：WFP)	戦争や内戦，自然災害などの緊急事態が発生したときの食糧援助を行う。また，母子栄養支援や学校給食支援などの食糧援助を通して，長期的な食料事情の改善や，社会基盤の構築・再建を促すことで各国の能力強化を支援する。
	国連人口基金(United Nations Population Fund：UNFPA)	人口問題を人間の尊厳として考え，開発途上国や経済移行諸国がリプロダクティブ・ヘルス(性と生殖に関する健康)や個人の選択に基づく家族計画サービスの改善，持続可能な開発のための人口政策の策定などを行えるように支援する。
	国連エイズ合同計画(Joint United Nations Programme on HIV/AIDS：UNAIDS)	世界のHIV/エイズの感染予防，エイズ患者へのケアと支援の提供，また，HIV感染者・エイズ患者に対するあらゆる形の差別の撤廃を推進する活動を行う。 ＊包括的な支援を進めるために，次の国連の11機関が共同スポンサーとして一体となって活動している。国連難民高等弁務官(UNHCR)，国連児童基金(UNICEF)，世界食糧計画(WFP)，国連開発計画(UNDP)，国連人口基金(UNFPA)，国連薬物犯罪事務所(UNODC)，ジェンダー平等と女性のエンパワーメントのための国連機関(UN-Women)，国際労働機関(ILO)，国連教育科学文化機関(UNESCO)，世界保健機関(WHO)，世界銀行(WB)
専門機関	**世界保健機関**(World Health Organization：WHO)	世界的な保健課題に対して世界の傾向把握やエビデンスに基づいた政策形成について各国を支援する。
	国際労働機関(International Labor Organization：ILO)	ディーセント・ワーク(働きがいのある人間らしい仕事)の実現に向けて，①仕事の創出，②社会的保護の拡充，③社会対話の促進，労働者の権利の保障という4つの戦略目標と，これらを貫く共通目標「ジェンダー平等」を掲げ，全世界の働く人の労働条件の向上への支援を行う。具体的には，児童労働やジェンダーと労働などの課題に対する支援を行う。
	国連教育科学文化機関(United Nations Educational Scientific and Cultural Organization：UNESCO)	教育，科学，文化の振興を通した諸国民間の協力により，世界平和の構築，貧困の根絶，持続可能な発展に貢献することを促進している。
	世界銀行(World Bank：WB)	貧しい国々の経済を強化することで世界の貧困を削減し，かつ経済成長と開発を促進することで人々の生活水準の改善をめざし，途上国へ融資を行う。国際復興開発銀行(IBRD)，国際開発協会(IDA)など5つの機関からなる。
	国際通貨基金(International Monetary Fund：IMF)	経済成長を促進させ貧困削減を実現させることを目的に，国際的通貨協力の推進，金融の安定確保，国際貿易の促進などマクロ経済や金融部門の課題を扱い，国際金融秩序を維持し，世界貿易の拡大を図る。

国連の平和維持活動(PKO)

「平和維持活動(Peacekeeping Operation：PKO)」は，国連安全保障理事会(または総会)の決議に基づき，紛争当事者による対話を通じた紛争解決の支援を目的とした活動である。すなわち，国連が紛争当事者の間にたって，停戦や軍の撤退の監視などを行うことにより事態の沈静化や紛争の再発防止を図るものである。冷戦終結以降，対応が必要な紛争のかたちが，国家間紛争から国内紛争，またその混合型に変化し，PKOの活動も，治安部門改革，選挙，人権，法の支配などの分野での支援，政治プロセスの促進，紛争下の文民の保護など幅広いものとなった。

日本は，1992(平成4)年の国際平和協力法の施行以来，PKOをはじめ，国連機関などによる難民・避難民の救援活動，選挙監視活動に参加している。

インクルージョン

インクルージョンとは，「誰もが受け入れられる」という意味である。UNICEFでは，民族やジェンダー，障害，その他さまざまな要因でおこる個人への差別，また社会の構造による差別により社会から排除されることなく，すべての人が受け入れられる社会になることをめざし，活動に取り組んでいる。

活を向上できるような発展をとげるための支援を行う。WFPは，戦争や内戦，自然災害などの緊急事態が発生したときの食料援助および各国の食糧確保の能力強化の支援を行う(UNICEFについては次項を参照)。

一方，経済社会理事会のもとに，専門機関として**世界保健機関(WHO)**や**国連教育科学文化機関(UNESCO)**などがある。専門機関は自治機関であり，独自の本部，予算，構成国をもっている。これらの機関が国連を取り囲む構造を「**国連システム(United Nations System)**」(**表3-13**)という。

国連の最も重要な任務は，「国連憲章」第1条にうたわれているとおり，「国際の平和と安全を維持すること」であり，安全保障理事会が責任を担い，紛争の解決や平和維持活動(PKO)を実施している➕。

次に，計画および基金の例としてUNICEFの活動を，専門機関の例としてWHOの活動を簡単に紹介する。

ⓑ 国連児童基金(UNICEF)

国連児童基金(United Nations Children's Fund：UNICEF)は，第二次世界大戦の戦災国の児童への緊急援助を目的に1946年に設立された。UNICEFは，子どもの基本的人権の実現を使命に**表3-14**の各分野において，具体的な実践をするとともにアドボカシー(政策提言)など幅広く活動している。

UNICEFの活動は，各国政府からの任意拠出金と，民間などからの寄付を収入源としている。日本政府の拠出額は約1億1087万ドルで，米国・英国・ドイツなどについで第9位である(2019年)。UNICEFの支出を分野別にみると，「子どもの生存と成長」(栄養・保健・HIV/エイ

表3-14　UNICEFの活動分野

活動分野	内容
保健	乳幼児への予防接種プログラムなど
栄養	栄養不良の子どもたちへの栄養治療食の供給など
HIV/エイズ	HIV/エイズ簡易診断キットの供給など
水と衛生	安全な飲料水の確保など
教育	緊急事態下にある子どもたちへの教育プログラムなど
保護	100か国以上で全国を対象とした無料の出生登録 緊急事態下にある国での子ども・女性への保護・支援など
社会へのインクルージョン➕	子どもに配慮した社会保障制度づくりの支援
緊急・復興支援	自然災害や紛争などの緊急事態の状況下において，子どもたちの命と子どもたちの権利をまもるための支援。具体的には，緊急事態下における，麻疹の予防接種や安全な水の確保，子どもたちへの心理社会的ケアなど

プラス・ワン

世界保健機関(WHO)の地域事務局
WHO の地域事務局の所在地(国家)は次のとおりである。
・ヨーロッパ地域：コペンハーゲン（デンマーク）
・アフリカ地域：ブラザヴィル(コンゴ共和国)
・東地中海地域：カイロ(エジプト)
・南東アジア地域：ニューデリー（インド）
・西太平洋地域：マニラ(フィリピン)
・アメリカ地域：ワシントンDC（米国）

分担金と任意拠出金
国際機関への拠出金には，義務的な拠出金である分担金と，寄付にあたる任意拠出金とがある。たとえば米国は分担金・任意拠出金のいずれも第1位の拠出率であるが，任意拠出金は分担金の約4倍である(2017年)。任意拠出金の拠出額が第2位の英国は分担金の拠出率が上位5か国に入っていない。WHO の財源は任意拠出金が多くを占めている。

ズ)が全体の 38％を占める(2020 年)。事業支出割合を地域別にみると，サハラ以南のアフリカでの事業が 43％，中東と北アフリカが 26％となっている(2020 年)。

c 世界保健機関(WHO)

1 概要

　世界保健機関(World Health Organization：WHO)は国際連合の保健衛生分野における専門機関である。1946 年に国際保健会議で採択された「世界保健機関憲章」(WHO 憲章)に基づき，1948 年に設立された。「WHO 憲章」第 1 条には，WHO の活動目的として，「すべての人々が可能な最高の健康水準に到達すること」を掲げている。WHO の本部(事務局)はスイスのジュネーブにあり，毎年 5 月にジュネーブの本部に全加盟国が集まり総会を開催する。WHO 総会では特定の保健課題についての議論を行っている。

　WHO は世界を 6 つの地域に分け，各地域に事務局が設置されている。日本は，フィリピンのマニラに事務局がある WHO 西太平洋事務局に属している。2017(平成 29)年の日本の WHO への分担金は 4 万 4964 千ドル(拠出率 9.4％)で米国についで第 2 位，任意拠出金は 4 万 6726 千ドル(拠出率 2.2％)で米国・英国・ドイツについで第 4 位である。

2 役割

　WHO のおもな役割・機能は，国際保健事業の指導的・調整機関としての活動，保健分野における研究の促進・指導，医薬品などの国際標準の策定，倫理とエビデンスに基づいた政策の提案，保健事業の強化のための世界各国への技術協力，世界の保健課題のトレンド把握，である。WHO は 1948 年の設立以降，さまざまな問題に対する支援や技術協力を行ってきた。おもなものを次にあげる。

■**アルマ-アタ宣言**

　1978 年に健康は基本的な人権であると位置づけ，プライマリヘルスケアを提唱した(プライマリヘルスケアについては序章を参照)。

■**感染症対策**

　天然痘(痘瘡)は，現在までに根絶した唯一の感染症であるが，1980 年の「根絶宣言」は，WHO が 1967 年より世界をリードし展開した天然痘根絶キャンペーンの成果である。WHO はエイズ・結核・マラリアなどの対策にも力を注いでおり，近年では重症急性呼吸器症候群(SARS)，新型鳥インフルエンザ，エボラ出血熱などの「新興・再興感染症」に対する総合的・重点的対策などに取り組んでいる。

■ 2000 年以降のそのほかの取り組み

前出の UHC の推進や生活習慣病対策に加え，タバコ対策，メンタルヘルス，高齢化対策，健康にかかわる社会的要因への取り組み，気候変動と健康など，新たな課題に対しても取り組みを進めている。

4 官民パートナーシップによる国際保健

国際保健において，先進諸国や世界的な民間ドナーによる官民パートナーシップの役割も大きくなってきている。ここでは，世界エイズ・結核・マラリア基金と GAVI について紹介する。

a 世界エイズ・結核・マラリア基金（グローバルファンド）

グローバルファンドは，低・中所得国の三大感染症対策のために資金提供をする機関として，2002 年に設立された。先進国の政府や民間財団，企業などから大規模な資金を調達し，低・中所得国の疾病予防，治療，感染者支援，保健システム強化に資金を提供している。資金を受ける国の申請書の提出からはじまり，具体的な事業内容の計画策定，資金提供の承認，事業開始から終了までの監査などを行っている。

b GAVI（The Vaccine Alliance）

GAVI は 2000 年に発足したグローバルパートナーシップ機関である。その役割は，予防接種の支援を受ける低所得国と，支援に投資する国々や国際機関，民間財団，ワクチン業界などを結びつけることで，世界的に公平なワクチンの供給を目ざしている。そのほかにワクチン提供の体制整備，医療従事者のトレーニングなど医療提供体制の強化などの支援を行っている。

●引用文献
1）Basch, P. F. 著，PHC 開発研究会訳：バッシュ国際保健学講座．じほう，2001.
2）WHO：The World Health Report；Health Systems Financing：The Path to Universal Coverage. 2010.（http://www.who.int/whr/2010/en/）（参照 2020-02-19）

●参考文献
・CEPI The Coalition for Epidemic Preparedness Innovations：https://cepi.net/（参照 2021-08-24）
・GAVI The Vaccine Alliance：https://www.gavi.org/（参照 2021-08-24）
・Skolnik, R.：Essentials of Global Health. Jones & Bartlett Learning, 2008.
・United Nations：http://www.un.org（参照 2020-06-01）
・United Nations：Sustainable Development Goals.
（https://www.un.org/sustainabledevelopment/sustainable-development-goals/）（参照 2020-06-01）
・United Nations：The Sustainable Development Goals Report 2019（https://unstats.un.org/sdgs/report/2019/）（参照 2020-06-01）

・UNICEF：http://www.unicef.org/（参照 2020-06-01）
・WHO：http://www.who.int/en/（参照 2020-06-01）
・外務省：ODA（政府開発援助）国際機関への拠出金・出資金等一覧表（平成 29 年度・国際機関別）．（https://www.mofa.go.jp/mofaj/gaiko/oda/about/keitai/page22_001233.html）
・グローバルファンド日本委員会：http://fgfj.jcie.or.jp/（参照 2021-08-24）
・国際協力機構：http://www.jica.go.jp（参照 2020-06-01）
・国際連合広報センター：http://www.unic.or.jp（参照 2020-06-01）

4章

地域保健行政と
保健師活動

A 地域保健に関する公的機関

1 地域保健体系における都道府県と市町村の役割分担

地域保健とは，住民の健康の保持・増進や公衆衛生の向上のために推進されている施策で，一般的に職域保健（労働者の健康管理）や学校保健とは区別されるものである。地域保健は，**地域保健法**を法的根拠に，全国の保健所や市町村保健センターなどを拠点として実施されている。地域保健の各施策は，それぞれを所管する法律（健康増進法，母子保健法，感染症の予防及び感染症の患者に対する医療に関する法律〔感染症法〕，精神保健及び精神障害者福祉に関する法律〔精神保健福祉法〕，食品衛生法，水道法など）に基づいて実施されている。

地域保健活動は活動の対象により母子保健や高齢者保健のように住民を対象とした保健サービスを行う**対人保健**と，食品衛生や生活衛生など住民の生活環境などの整備に関する**対物保健**に大別される。対人保健はライフステージや活動場面により，地域保健・学校保健・職域保健（産業保健）などに分類される。対物保健は食品衛生と環境衛生などに分類される。本節では，地域保健の実施機関として位置づけられている保健所と市町村保健センターの基本的な機能や役割分担について記す。

a 保健所法から地域保健法へ

日本における地域保健の枠組みは，第二次世界大戦後，保健所法に基づく保健所の整備からスタートした。保健所法では，保健所を公衆衛生の第一線機関として規定し，当時蔓延していた結核や伝染病などの感染症や食中毒から国民をまもるという社会防衛的視点で施策が行われた。こうした施策により日本の公衆衛生の水準は大幅に向上した。

その後，国民の疾病構造が変化して生活習慣病（1996〔平成8〕年以前は成人病とよばれた）が多数を占め，生活者個人の視点に基づく施策の重視が求められた結果，地域保健対策の枠組みの抜本的見直しが行われ，1994（平成6）年に保健所法を改正し，**地域保健法**が制定された。

すなわち，住民に身近で利用頻度の高い保健・福祉サービスは，基礎的自治体である市町村が地域の特性を十分に発揮しつつ，一元的に実施することとなった。一方，都道府県・国には，市町村がその役割を十分に果たすことができる条件を整備する役割を求めた。こうして市町村では市町村保健センターなどの整備が進み，保健所には，地域保健の広域的・専門的かつ技術的拠点としての機能を強化することが求められた。

1 身近なサービスは市町村で

1997（平成9）年の地域保健法の施行により，それまで都道府県が設置する保健所（以下，県型保健所）で行われていた住民に身近な保健サービスは市町村に委譲された。まずこの年の**母子保健法**の改正により，3歳児健康診査や妊産婦の訪問指導が市町村で行われるようになり，**栄養改善法**の改正により栄養相談および一般的栄養指導の事業も市町村へ委譲された。その後も都道府県から市町村への業務委譲は進められ，2002（平成14）年からは**精神保健福祉法**の改正により，精神障害者保健福祉手帳・精神通院医療公費負担制度などの申請窓口が保健所から市町村に移行し，精神障害者の福祉サービスの利用に関する相談・助言などが市町村を中心に行われることになった。

2010（平成22）年に閣議決定された「**地域主権戦略大綱**」により，都道府県が実施していた低出生体重児の届出，未熟児の訪問指導，養育医療，育成医療の支給に関する事務について，2013（平成25）年度より権限が市町村に委譲された（**表4-1**）。今後も，地方分権の流れにより，住民に身近な市町村に対してより多くの業務が委譲されることが想定される。

このように市町村に多くの事業が委譲され，市町村の業務量が増加していく一方で，人口規模の小さい市町村ではマンパワーが限られているため1人の職員がいくつもの業務を兼務せざるをえないなどの問題が生じている。その結果，市町村による保健活動の格差が大きくなることが懸念され，県や保健所が広域的な立場から健康における公平さを維持で

表4-1 保健所から市町村に委譲された業務

年度	内容
1997（平成9）年	3歳児健康診査や妊産婦の訪問指導（母子保健法の改正） 栄養相談および一般的栄養指導の事業（栄養改善法の改正）
2002（平成14）年	精神障害者保健福祉手帳・精神通院医療公費負担制度などの申請（精神保健福祉法の改正）
2013（平成25）年	低出生体重児の届出，未熟児の訪問指導，養育医療，育成医療の支給に関する事務（地域主権戦略大綱に基づく）

きるような支援を行うことが求められる。

2 保健所は専門的・広域的拠点に

　一方，保健所は，地域保健に関する専門的・技術的拠点と位置づけられ，精神保健・難病対策・エイズ対策などの専門的かつ技術的な業務について機能を強化するとともに，母子保健・栄養改善などの市町村の実施するサービスについて，市町村の求めに応じて専門的な立場から技術的助言などの援助に努めることが規定された。具体的な例として，市町村における健康課題を「見える化」するために，管内の保健衛生統計のデータを分析してわかりやすく加工したり，モデル事業などを通じて地域のニーズを把握し，それを解決するための対策を検討したり，市町村で行われているがん検診などがガイドラインにそって行われているかなどの精度管理を行い，市町村における保健サービスの質の評価を行ったりしている。また，医師会などの関係機関と調整を行い，市町村保健計画策定の際は策定事務局を支援するなど，市町村における保健事業の推進が円滑に進むような調整や支援を行っている。

　新型コロナウイルス感染症✚などの感染症への対応について，医師からの届出の受理，感染症の発生の状況・動向および原因の調査，就業制限，入院勧告などは都道府県知事等が行うことと感染症法により規定されており，県型保健所が主体となって行っている。

b 保健所と市町村保健センターの違い

　保健所と市町村保健センターはともに，地域において住民の健康問題にかかわる公的施設であり，住民にとっては健康相談や健康教室などを行う場所として類似の施設という印象をもつかもしれない。しかし，両者の法的な位置づけや果たすべき役割には相違点がある。

1 保健所

　保健所は地域保健法第5条において，都道府県・政令指定都市（指定都市）・中核市・その他の政令市および特別区が設置することが規定されている。公的機関としての保健所は，対人保健サービスのうち，広域的に行うべきサービス，専門的技術を要するサービスならびに対物保健などを実施する第一線の総合的な「行政機関」である。原則として医師である保健所長は，都道府県知事から委任を受け，各種法令で定められている所掌事務と，権限に基づく行政権を行使している。

■保健所の業務

　保健所の業務については，地域保健法に規定されている。まず同法第6条では全国の保健所で共通に実施する事業を規定している（表4-2）。すなわち，母性・乳幼児ならびに高齢者の保健に関する事項や精神保健，

✚ プラス・ワン

新型コロナウイルス感染症と感染症法

2020（令和2）年に全国的に感染が拡大した新型コロナウイルス感染症（COVID-19）は，同年1月に感染症法の指定感染症として指定された。感染症法の規定に基づいてCOVID-19に対する措置も行われてた。その後，2023（令和5）年5月からは感染症法上の位置づけが5類へと変更された。

表4-2　保健所の基本業務（全国で共通に実施する事業）

地域保健法第6条
保健所は次に掲げる事項につき，企画・調整・指導およびこれらに必要な事業を行う。
1　地域保健に関する思想の普及および向上に関する事項
2　人口動態統計その他地域保健に係る統計に関する事項
3　栄養の改善および食品衛生に関する事項
4　住宅，水道，下水道，廃棄物の処理，清掃その他の環境の衛生に関する事項
5　医事および薬事に関する事項
6　保健師に関する事項
7　公共医療事業の向上および増進に関する事項
8　母性および乳幼児ならびに老人の保健に関する事項
9　歯科保健に関する事項
10　精神保健に関する事項
11　治療方法が確立していない疾病その他の特殊の病により長期に療養を必要とする者の保健に関する事項
12　エイズ・結核・性病・伝染病その他の疾病の予防に関する事項
13　衛生上の試験および検査に関する事項
14　その他地域住民の健康の保持および増進に関する事項

表4-3　保健所の任意業務[1]

地域保健法第7条
保健所は，地域住民の健康の保持および増進を図るため必要があるときは，次に掲げる事業を行うことができる。
1　所管区域に係る地域保健に関する情報を収集し，整理し，および活用すること
2　所管区域に係る地域保健に関する調査および研究を行うこと
3　歯科疾患その他厚生労働大臣の指定する疾病の治療を行うこと
4　試験および検査を行い，ならびに医師・歯科医師・薬剤師その他の者に試験および検査に関する施設を利用させること

1）保健所が所管区域の特性に応じて任意実施できる事業を示している。

難病，エイズ・感染症などの分野において，企画・調整・指導およびこれらに必要な事業を行うこととしている。

同法第7条では，所管区域の特性に応じて健康の保持・増進を図るために実施できる任意事業について規定している（表4-3）。

また，同法第8条では「所管区域内の市町村の地域保健対策の実施に関し，市町村相互間の連絡調整を行い，及び市町村の求めに応じて，技術的助言，市町村職員の研修その他必要な援助を行うことができる」として，市町村への支援について規定している。

2　市町村保健センター

市町村保健センターは，地域保健法第18条で市町村が設置できる「施設」と位置づけられる。設置する義務はとくに法律に規定されていない。市町村保健センターは，住民に対する各種対人保健サービスとして，乳幼児健康診査や妊産婦・新生児への訪問指導，予防接種，特定健康診査後の保健指導や健康づくり活動などを実施している。

このように市町村のうち，みずから保健所を設置していない自治体（保健所政令市以外の市町村）では，身近で頻度の高い保健サービスを市町村保健センターなどで実施し，その市町村を管轄する県型保健所が市町村に対して専門的・技術的な観点から支援を行うという，市町村と県が連携するいわゆる重層構造の支援体制をとっている。

c　県型保健所と市型保健所

前項で記したように，地域保健法では都道府県以外に，保健所政令市

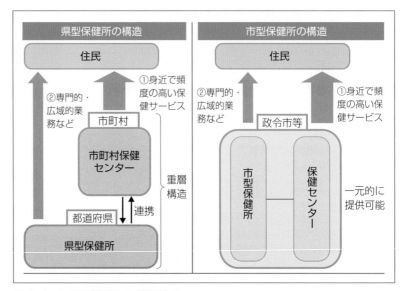

図 4-1　県型保健所と市型保健所

として指定都市・中核市・その他の政令市および特別区も保健所を設置
する。これらのみずから保健所を設置している市では，市町村保健セン
ター業務と，県型保健所の行っている専門的業務の両方の保健サービス
を一体的に住民に提供することが可能となっている（図 4-1）。政令市な
どが設置する保健所を市型保健所と表記する。

d 精神保健福祉センター

　精神保健福祉センターは，1965（昭和 40）年の精神衛生法の一部改正
により，地域精神保健の第一線機関に保健所が位置づけられた際に，保
健所の精神保健業務をバックアップする専門機関として，都道府県に設
置できるようになったものである。当時は「精神衛生センター」という名
称であったが，その後 1995（平成 7）年に精神保健法が精神保健福祉法へ
改正されたときに精神保健福祉センターに名称変更された。

　精神保健福祉センターは，精神保健福祉法第 6 条に規定された都道府
県（指定都市）の精神保健福祉に関する技術的中核機関として，住民の精
神的な健康の保持・増進のために，精神保健および精神障害者の福祉に
関する知識の普及を図り，調査研究や相談および指導，精神医療審査会
の事務ならびに自立支援医療（精神通院医療）の支給要否の認定などを行
う行政機関である。2017（平成 29）年 4 月現在，47 都道府県（都は 3 か所）
と 20 の政令指定都市に必置され，全国で 69 か所となっている。

e 保健所と市町村の連携のあり方

地域保健法およびこの法律の「地域保健対策の推進に関する基本的な指針」（以下，基本指針）により，身近なサービスは市町村で，保健所は専門的・広域的拠点と，保健所と市町村の役割分担が示された。しかし実際の現場では，保健所は感染症対策や難病対策などの専門性の高い業務を中心に行い，市町村の実施する保健サービスについては，市町村の求めがあるときだけ支援する場合もあり，保健所と市町村の連携がしだいに希薄になっているとの問題点が指摘されている。

2011（平成 23）年の調査[1]において，地域診断に関連して都道府県・保健所からの支援の有無についてたずねたところ，「性・年齢補正のうえ市町村別に比較した統計データの提供」が約半数（48.6％）で，「協力・協働して地域の課題を分析する」「データ分析・利用方法について研修機会の提供」「地域診断を有効な施策につなげるための研修機会の提供」の項目では，「あまりない」「まったくない」を合わせた割合が 6 割以上を占めるという状況である（図 4-2）。都道府県や保健所からの支援が「あまりない」「まったくない」と答えた市町村に，その必要性をたずねたところ，必要との回答がいずれの項目でも 8 割以上を占めている（図 4-3）。このような市町村の支援ニーズに保健所がどうこたえるかが課題といえよう。

また，市町村における健康日本 21 第 2 次計画の策定にあたっても，保健所が支援した内容として最も多いのが「計画策定委員としての参加」，ついで「目標設定のためのデータ提供や分析支援」「市町村間の情報提供」「計画策定のための研修会開催」となっている。しかし，保健所に対しては，策定委員会に一委員として参加するだけではなく，委員会のスムーズな進行管理，情報収集の手法，具体的施策の組みたて方についてのアドバイスなど，素案づくりの段階からの継続的な支援➕を期待す

➕ プラス・ワン

保健所の市町村保健センター支援（例）

たとえば沖縄県では，長年にわたって低出生体重児（出生体重 2,500 g 未満）の出生する割合が全国平均に比べて高いことが課題となっていた。そのため，県は市町村が実施する妊婦健康診査と乳幼児健康診査のデータを連結し，個人レベルで突き合わせできるようなデータセットを作成した。そのデータを保健所ごとに分析し，低出生の要因となるような妊婦の生活習慣（妊娠中の体重増加不良や喫煙など）について，市町村や産科医療機関で保健指導を行っている。この取り組みにおける保健所の役割は，統計データの分析，課題の抽出，研修会の開催などを市町村と連携して行うことである。市町村の効果的な保健指導につながるような支援を保健所が実践している事例といえるだろう。

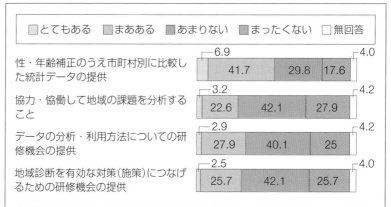

（日本公衆衛生協会：平成 23 年度「市町村保健活動調査」「市町村保健センター及び類似施設調査」調査結果報告書．p.30, 2012 による，一部改変）

図 4-2　都道府県・保健所からの支援の有無

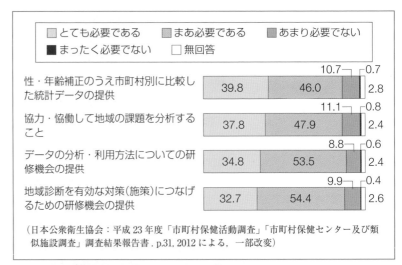

（日本公衆衛生協会：平成23年度「市町村保健活動調査」「市町村保健センター及び類似施設調査」調査結果報告書. p.31, 2012による，一部改変）

図4-3　都道府県・保健所からの支援の必要性

る声もある。市町村，とくに小規模町村においては，押し寄せる日常業務をこなすことに時間をとられており，保健所が計画策定作業そのものへ支援することも必要と考えられる。

　2012(平成24)年の地域保健対策検討会の報告書においては，保健所が企画・調整・指導などを行う事項として地域保健法第6条および第7条で定められたものについて，保健所は，必ずしも市町村の求めに応じて実施するものではなく，広域的・専門的かつ技術的拠点として，分野横断的かつ重層的な支援を市町村に行う必要性があることを指摘している。

　このことをふまえ，2012(平成24)年の基本指針の改正においては，都道府県が設置する保健所の「専門的技術的業務の推進」の項は，「保健所は地域保健対策への地域住民のニーズの把握に努めた上で，専門的な立場から企画，調整，指導及びこれらに必要な事業を行うとともに，市町村への積極的な支援に努めること」と改正されている。

2 都道府県型保健所（県型保健所）

　県型保健所は，地域保健法施行後，住民に身近な対人保健サービスに関する業務は大幅に縮小された。しかし，健康危機管理や市町村支援など，新たな機能も出現し，地域保健を取り巻く状況の変化への対応を求められている。

a 設置数の推移

　県型保健所の総数は，地域保健法施行に伴い減少した。県型保健所は1996(平成8)年度に623か所あったが，2023(令和5)年度には352か所(約

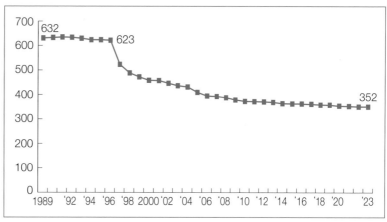

図4-4　県型保健所数の推移

42％減)となっている(図4-4)。これは地域保健法第5条第2項において,保健所の所管区域の設定については,医療法に基づく「二次医療圏」などとの整合性を考慮して設置することと規定され,全国の平均的な各二次医療圏の人口規模(約30万人)よりも小さな地域を管轄する保健所が統廃合されたためである。

b 組織体制とスタッフ

　地域保健法制定後に自治体の行財政改革の影響もあり,保健所と自治体内の他機関との合併が進んだ。保健所の形態➕についてみると,次のようなパターンに分類できる。①保健所単独,②保健福祉型(福祉事務所や児童相談所など県の福祉の出先機関との統合。「保健福祉センター」や「福祉保健所」などの名称をもつ),③保健環境型(環境保健部との統合),④保健福祉環境型(福祉の出先機関および環境保健部との統合)である➕。2010(平成22)年度の日本公衆衛生協会による調査によると,「保健福祉型」が最多の39％で,ついで「保健福祉環境型」31％,「保健所単独」25％,「保健環境型」4.7％であった[2]。

　また,いったん統合が進んだものの,市町村合併が進むにつれて都道府県の設置する福祉事務所が減少したことなどに伴い,単独保健所への回帰現象もみられるとの指摘もある。

■スタッフの状況

　保健所の専門スタッフについては,地域保健法およびその施行令に基づき,所長以下,医師,歯科医師,薬剤師,獣医師,保健師,助産師,看護師,診療放射線技師,臨床検査技師,管理栄養士,栄養士,歯科衛生士,統計技術者など必要な職員をおくことが規定されている。

保健所長の資格要件

保健所長の資格要件は，地域保健法により医師であることが定められている。しかし，公衆衛生医師の不足により，複数の保健所を兼務している保健所長が存在する。前述のように地域保健法施行前後で県型保健所の数は42％減少しているにもかかわらず，2017（平成29）年時点で県型保健所363か所のうち，兼務の所長が49人という状況である。

国は，2004（平成16）年に，必要な専門知識と一定の経験年数を有し，養成訓練を受けた医師以外の者について，一定期間に限り保健所長になることができるという例外規定を設けた。しかし，その後も兼務状況は解消されず，上記例外規定のさらなる緩和を求める意見があがるなど，公衆衛生医師の確保が課題となっている。

2012（平成24）年には，全国ではじめて医師以外の職種（歯科医師）が保健所長についている。

ⓒ　おもな実施業務

　県型保健所は，住民に身近なサービスとされる母子保健や健康づくり，生活習慣病対策などを行っている管内の市町村と協力して，関係機関（医療機関，医師会，歯科医師会など）と調整を行うなどの広域的・専門的な業務を行っている。組織体制の一例を**図4-5**に示す。

　保健所長✚のもとに，食品衛生や環境衛生などのいわゆる対物保健の領域を所管する生活環境課，健康づくりや生活習慣病対策・感染症対策など，予防的な業務を所管する健康推進課，そして母子保健や難病対策・精神保健福祉などを所管する保健福祉課がある。なお，対人保健にかかわる課（**図4-5**では健康推進課と保健福祉課）を1つにまとめてたとえば地域保健課などの名称で設置される場合もある。総務課においては，組織全体の管理的業務や地域の関係団体との調整会議などを所管している。

　対象に及ぼす範囲（広さ）の視点から保健所の業務を4層構造で示したのが**図4-6**である。影響を及ぼす範囲が最も広い業務として，この図の底辺に位置づけたのは，いわゆる対物保健とよばれる部門である。この部門は住民が安全に暮らすために，規制や取り締まりの業務を行うものである。具体的には，水や食品の衛生管理，ゴミ処理や浄化槽設置などの管理，赤土防止など生活環境の整備などである。

　その上の層に位置づけたのは予防部門である。この部門は，病気を予防し健康的な生活を送るために，生活習慣病（メタボリックシンドロームなど）対策，タバコ対策，感染症予防などに取り組む。予防部門には，

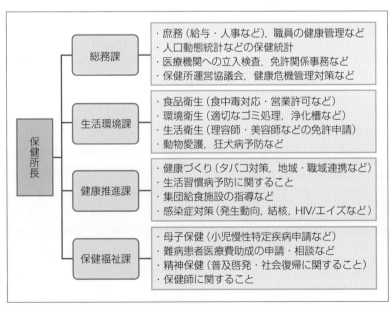

図4-5　県型保健所の組織体制と業務（例）

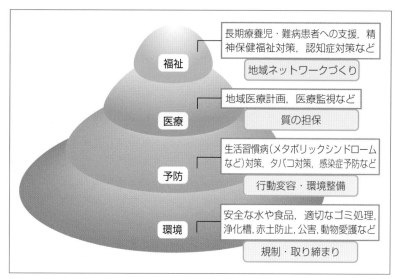

図4-6　対象に及ぼす範囲の視点から分類した保健所の日常業務

地域保健法の「基本指針」のおもな改正内容

2000（平成12）年改正

①阪神・淡路大震災などの住民の生命・健康の安全に影響を及ぼす事態を受け，地域における健康危機管理体制の確保が盛り込まれ，保健所が地域の健康危機管理の拠点として位置づけられた。

②介護保険制度の施行に対応して，制度の円滑な運用に向けた地域保健対策としての取り組みを強化する事項が追加された。

2003（平成15）年改正

健康増進法や次世代育成支援対策推進法の制定などに対応して改正された。

2007（平成19）年改正

医療制度改革に関連して，特定健康診査・特定保健指導などの事項が新たに追加された。

2012（平成24）年改正

ソーシャルキャピタルの活用，医療介護福祉分野との連携強化，地域の健康危機管理体制の確保などについて具体的に示された。

2023（令和5）年改正

新型コロナウイルス感染症の感染拡大を受け，保健所や地方衛生研究所は感染症の蔓延などに備えた健康危機対処計画の策定が求められた。

おもに啓発によって住民に行動変容を促すことと，社会環境を健康に資するように整備していくことが求められている。

　下から3番目に位置づけたのは，適切な医療サービスが提供されるために，医療に対してアプローチする部門である。具体的には，医療法に基づく医療機関への立入検査や，医療計画策定などのように，地域医療連携の推進を図り，医療の質を担保することを目標にした活動である。

　最も上の領域は，障害をもっていても安心して地域で暮らせるために，長期療養を必要とする子どもや難病患者への支援や，精神保健福祉対策などの業務である。この領域の活動は，おもに地域のネットワークづくりに視点をおいた実践をする。

d　今後強化すべき機能について

　地域保健法第4条第3項の規定に基づき厚生労働大臣が定める「基本指針」は，社会状況の変化に対応して数次の見直しが行われている。今後の保健所が担うべき機能については，「基本指針」により設置者や保健所の形態ごとにその方向性や具体的な機能強化策が示されている。

　ここでは，2012（平成24）年の改正において示された，今後保健所が強化すべき3つの機能について紹介する。

1 ソーシャルキャピタルの活用

　ソーシャルキャピタルを活用した健康なまちづくりの推進に関与することが県型保健所・市型保健所だけでなく，市町村にも求められている。

　その背景としては，住民の健康課題において糖尿病・がん・慢性閉塞

性肺疾患（COPD）および心血管疾患などの**非感染性疾患（NCDs：non communicable disease）**が増加傾向にあること，各個人のライフスタイルが多様化し，健康に関するニーズも高度化していることがある。このような状況では，これまでの行政による取り組みだけでは，個人の生活習慣を改善させ，生活習慣病の発症や重症化を予防することが困難な状況になってきた。そこで，個人の取り組みに加え，日常生活の場である地域や学校・職場などでも生活習慣病対策を進める必要があり，ソーシャルキャピタルを活用した健康なまちづくりへの期待が高まっている。

　ソーシャルキャピタルとは，「人と人との絆」「人と人との支え合い」などの地域のつながりを社会資本とする考え方である。ソーシャルキャピタルが豊かな地域では市民活動が促進され，健康づくり活動に関してもよい影響があると考えられている。具体的な例としては，自治会・老人クラブなどの地域のネットワークや，食生活改善推進員・保健活動推進員などの健康に関連する住民組織，また学校（保護者や住民との交流の場として），企業・保険者などがあげられる。

　県型保健所においては，健康なまちづくりの推進のために，①ソーシャルキャピタルを広域的に醸成しその活用を図ること，②学校・企業など関係機関との幅広い連携を図ることが求められている。

② 医療・介護・福祉などとの連携強化

　医療・介護・福祉などとの連携強化について，県型保健所に求められる機能は，効率的かつ効果的な地域保健活動を展開するため，広域的な観点から管内の現状をふまえた医療機関間の調整，医療サービスと介護サービス・福祉サービス間の連携による地域包括ケアシステムの強化に努めることである。また，地域の医師会などとの連携のもとで，公平・公正な立場から医療機関間の調整を行い，急性期・回復期・維持期における連携体制の構築をめざす。

　2014（平成26）年には医療介護総合確保推進法が成立し，効率的かつ質の高い医療提供体制の構築（地域医療構想の策定）と地域包括ケアシステムの構築に向けた取り組みが行われている。地域医療構想の策定については，圏域ごとに2025（平成37）年における医療需要を推定し，それに対応する医療機能の分化や連携の推進が求められているが，保健所には圏域における調整役の役割が期待されている。

③ 地域の健康危機管理体制の確保

　健康危機管理とは「医薬品，食中毒，感染症，飲料水その他何らかの原因により生じる国民の生命，健康の安全を脅かす事態に対して行われる健康被害の発生防止，拡大予防，治療等の業務であって，厚生労働省の所管に属するもの」と定義されている（厚生労働省：健康危機管理基本指針，2001）。地域における健康危機管理体制の確保に関しては，2005（平

保健所における健康危機管理の対応の対象分野

- 原因不明健康危機
- 感染症：感染症発生時の初動対応など
- 結核：多剤耐性結核菌対応など
- 災害有事・重大健康危機：①生物テロ・SARS，新型インフルエンザなど，②地震・台風・津波・火山噴火など
- 医薬品医療機器等安全：副作用被害，毒物劇物被害など
- 医療安全：医療機関での有害事象の早期察知，判断など
- 食品安全：食中毒，医薬品（未承認薬も含む）成分を含むいわゆる健康食品など
- 飲料水安全：有機ヒ素化合物による汚染など
- 精神保健医療：措置入院に関する対応，心のケアなど
- 介護等安全：施設内感染，高齢者虐待など
- 児童虐待：身体的虐待，精神的虐待，ネグレクトなど
- 生活環境安全：原子力災害（臨界事故），環境汚染など

成17）年に，厚生労働省の検討会から保健所における健康危機管理の対応の対象分野として12分野が示された✚。12分野のなかには，保健所が直接発生防止にかかわらないものも含まれるが，発生した場合を想定して，その被害が拡大しないための方策を地域の関係機関と検討しておくことが重要である。

救急医療については，阪神・淡路大震災の教訓をもとに設立された**DMAT（災害派遣医療チーム）**が東日本大震災の発災直後から被災地に派遣されたが，被災後に必要となる生活支援，心理的サポート，避難所などにおける感染症対策など，中長期にわたる公衆衛生学的支援のしくみが存在しないことが浮きぼりになり，検討が行われた。その結果，厚生労働省により2018（平成30）年3月に**災害時健康危機管理支援チーム（DHEAT）**の活動要領が定められた。これにより災害発生時に被災した都道府県の保健医療調整本部および保健所が行う，被災地方公共団体保健医療行政の指揮調整機能等を応援するためのしくみが構築された。そのおもな業務は，災害発生時の健康危機管理に必要な情報収集・分析や全体調整などが円滑に実施されるために被災都道府県の県庁や保健所を応援することとされている。

2012（平成24）年改正の「基本指針」においては，地域における健康危機管理体制の確保として，次の事項が示されている。

- 平時から地域における健康危機管理体制の確保するため，都道府県・市町村の役割を明確化しておき，健康危機管理体制の管理責任者（地域の保健医療に精通した保健所長が望ましいとする）に，健康危機情報が迅速・適切に伝達され，さらに管理責任者から保健衛生部門へと指示が伝達するような体制を構築する。
- 2011（平成23）年の東日本大震災において，保健所や市町村保健センターそのものが被災した。この経験をふまえて，大災害時に十分に保健活動を実施することができない状況を想定し，ほかの地方公共団体や国と連携して，保健活動の全体調整や支援および人材受け入れに対する体制を構築する。
- 健康危機管理に対する住民の意識を高めるためのリスクコミュニケーションに努める。

3 政令市保健所（市型保健所）

前述したように，人口規模の大きい政令市など（指定都市・中核市・特別区など）では，地域保健法に基づき保健所を設置し，県型保健所が行う業務と市町村保健センターの業務の両方を一元的に実施する。市型保健所は，県型保健所の関与を受けなくとも，みずからの能力と責任で大部分の保健福祉サービスを実施できるため，住民の健康課題について一般的なものから専門的な問題まで一貫してサービスを提供できる。ま

た都道府県と政令市との二重行政の弊害を防ぐメリットもある。

　近年，中核市移行の要件が緩和されたこともあり，今後も政令市保健所が増加することも想定される。

a 設置数の推移

　指定都市とその設置する保健所数をみると，指定都市の数は1996（平成8）年度の12自治体から2018（平成30）年度には20自治体へと増加しているが，その一方で保健所数は122から26へと減少している（**図4-7**，**表4-4**）。これは多くの指定都市において保健所が統合され，1か所の保健所と複数の市町村保健センターという設置形態になったためである。

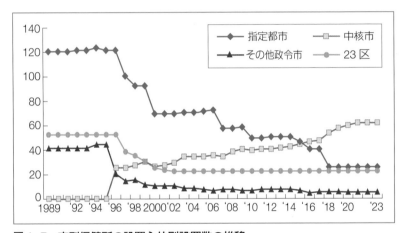

図4-7　市型保健所の設置主体別設置数の推移

表4-4　地域保健法の政令市と市型保健所　　　　　　　　　　（2023〔令和5〕年4月現在）

政令市	自治体数	保健所数	該当自治体
指定都市 （地方自治法第252条の19）	20	26	大阪，名古屋，京都，横浜，神戸，北九州，札幌，川崎，福岡，広島，仙台，千葉，さいたま，静岡，堺，新潟，浜松，岡山，相模原，熊本
中核市 （地方自治法第252条の22）	62	62	宇都宮，金沢，岐阜，姫路，鹿児島，秋田，郡山，和歌山，長崎，大分，豊田，福山，高知，宮崎，いわき，長野，豊橋，高松，旭川，松山，横須賀，奈良，倉敷，川越，船橋，岡崎，高槻，東大阪，富山，函館，下関，青森，盛岡，柏，西宮，久留米，前橋，大津，尼崎，高崎，豊中，那覇，枚方，八王子，越谷，呉，佐世保，八戸，福島，川口，八尾，明石，鳥取，松江，山形，福井，甲府，寝屋川，水戸，吹田，松本，一宮
その他の政令市 （地域保健法施行令第1条第3号）	5	5	小樽，町田，藤沢，茅ヶ崎，四日市
特別区 （地域保健法第5条）	23	23	足立，荒川，板橋，江戸川，大田，葛飾，北，江東，品川，渋谷，新宿，杉並，墨田，世田谷，台東，中央，千代田，豊島，中野，練馬，文京，港，目黒
合計	87市＋23特別区	116	

　また，中核市制度は比較的規模の大きな都市の事務権限を強化し，できる限り住民の身近なところで行政を行うことができるようにした制度で，1995(平成7)年度に発足した。当初は中核市の指定要件が人口30万人であったが，2014(平成26)年5月の地方自治法改正により，人口20万人へ緩和された。中核市保健所数は増加を続けており，2023(令和5)年4月現在，62か所となっている。

　その他の政令市保健所は，地域保健法施行令第1条第3号で規定されるものである。2023(令和5)年4月の時点で，5市における5保健所がある(**表4-4**)。

b 組織体制とスタッフ

　保健所の形態については，県型保健所において福祉や環境と統合された型が増加しているのに対して，市型保健所では単独設置型が多く，指定都市の69%，中核市・政令市の89%，特別区の83%を占める[2]。保健所を本庁内の一部署と位置づけているところも，県型保健所に比べて多い状況である。

■スタッフの状況

　県型保健所で課題となっている保健所長の兼務については，2017(平成29)年の時点で市型保健所では行われていない。また，1保健所あたりの医師数についても都道府県型を上まわっている状況である。

　市型保健所における保健師の役割としては，県型保健所に求められるような専門性の高い業務に加え，住民に身近で頻度の高い保健サービス(健康相談，健康診査，保健指導など)や地域の関係機関とのネットワークづくりなどの業務に携わることになる。

c おもな実施業務(表4-5)

　市型保健所では県型保健所が行う専門的・広域的な業務に加え，市区町村の業務とされている乳幼児健康診査などの母子保健事業，特定健康診査・特定保健指導などの生活習慣病対策，がん対策などの住民に身近で頻度の高いサービスを提供し，より地域に密着して，地域全体の健康づくりを推進している。専門的・技術的な業務としては，対人保健分野では，難病対策や精神保健福祉(指定都市は精神科の措置入院の権限をもつ)，HIV/エイズ対策，感染症対策，結核対策を行っている。また，対物保健分野では，食品衛生・環境衛生・医事薬事(医療機関への立入検査など)がある。そのほかに，健康危機管理対策や人口動態統計，地域医療計画の策定などの業務も行われている。

　一方，市区町村の業務としては，乳幼児健康診査の実施や妊産婦・新生児への訪問指導などの母子保健業務および各種健康診査・健康教育，

表4-5　市型保健所の業務

専門的・広域的業務	身近で頻度の高いサービス
・難病対策 ・精神保健福祉 ・HIV/エイズ ・感染症対策(発生動向調査，疫学調査) ・結核対策(診査会,接触者健康診断など) ・食品衛生，食中毒対応 ・環境衛生 ・医事薬事(医療機関への立入検査など) ・健康危機管理対策 ・人口動態統計など ・栄養改善 ・地域保健医療計画の策定 ・地域医療構想の推進(在宅医療連携, 　医療介護連携など)	・乳幼児健康診査(集団健診)の実施 ・母子および成人保健に関する健康相談・ 　健康教育・訪問指導の実施 ・子育て支援 ・歯科保健 ・予防接種 ・特定健康診査・特定保健指導 ・がん検診の実施 ・食生活に関する栄養相談や教育の実施 ・健康な地域づくり活動への支援(ボラ 　ンティアなどの育成) ・健康日本21地方計画の推進

予防接種，栄養相談など，身近で頻度の高い保健サービスを行っている。また，食生活改善推進員などのボランティアを育成し，健康な地域づくり活動への支援を行い，健康日本21地方計画を推進している。

　市町村で行われている保健活動の業務量を分析した報告[3]によると，保健所を設置している指定都市・中核市・政令市・特別区では，企画調整機能と精神保健福祉や難病対策の業務量が増加している。保健所を設置することが業務量や業務形態に影響を及ぼしている可能性があると指摘されている。

d　今後強化すべき機能について

　2012(平成24)年改正の「基本指針」において，市型保健所は，市町村保健センターなどの保健活動の拠点と連携しながら，ソーシャルキャピタルを活用した健康なまちづくりの推進,専門的かつ技術的業務の推進,地域の保健医療福祉に関する情報の収集・整理とその活用の推進，調査・研究，健康危機管理機能の強化，そして企画・調整機能の強化を図るべきとされている。地域保健医療に対する総合的な企画機能を有する中核機関として位置づけられ，住民ニーズに合致した施策を展開することも期待されている。

4　市町村保健センター

　市町村保健センターは，地域保健法第18条第2項において「住民に対し，健康相談，保健指導及び健康診査その他地域保健に関し必要な事業を行うことを目的とする施設とする」と規定されている。その運営に関しては，「基本指針」のなかで明記されている✚。

地域保健法の「基本指針」に示された市町村保健センターの運営

(1)住民ニーズに応じた計画的な事業の実施

市町村は健康相談・保健指導・健康診査などの地域保健に関する計画を策定することなどにより，市町村保健センターなどにおいて住民のニーズに応じた計画的な事業の実施を図るとともに，保健所などの関係機関による施策評価を参考に業務の改善に努める。

(2)保健と福祉の総合的な機能

保健・医療・福祉の連携を図るため，社会福祉施設などとの連携・協力体制の確立，総合相談窓口の設置，在宅福祉サービスを担う施設との複合的整備，保健師とホームヘルパーに共通の活動拠点としての運営などにより，保健と福祉の総合的な機能を備える。

(3)ソーシャルキャピタルを活用した事業の展開

保健所からの専門的・技術的な援助・協力を積極的に求め，地域のNPO・民間団体に係るソーシャルキャピタルを活用した事業の展開に努める。市町村健康づくり推進協議会などを通して，医師会・歯科医師会・薬剤師会・看護協会・栄養士会などの専門職能団体，地域の医療機関・学校・企業などとの連携・協力を図る。なお，当該協議会などを運営する際にも，地域のNPO・民間団体などに係るソーシャルキャピタルの核である人材の参画を得て，地域の健康課題を共有しながら地域保健対策を一体的に推進する。

(4)保健所などとの連携および協力

精神障害者の社会復帰対策，認知症高齢者対策，歯科保健対策などのうち身近で利用頻度の高い保健サービスは，保健所の協力のもとに市町村保健センターが実施することが望ましい。精神障害者の社会復帰対策を保健所・精神保健福祉センターなどとの連携・協働のもとに実施する。

(5)政令市における体制整備

政令市は，保健所と市町村保健センターなどとの密接な連携を図り，効率的・効果的な保健サービスの提供を可能にする体制を整備する。

ⓐ 設置数の推移

2008（平成20）年3月には全市町村の89.6％が保健センターを設置しており[4]，この年には全国に2,726か所の市町村保健センターが設置されていた。その後，2023（令和5）年4月の全国における市町村保健センターの施設数は，2,419か所となっている。

2006（平成18）年度までは，国が補助金により設置を促していたこともあり，市町村保健センターの全国調査によると，開設年次が2002（平成14）年以前の施設が全体の約81％を占めている[5]。

ⓑ 組織体制とスタッフ

市町村保健センターは設置形態などに法的な規制がないため，市町村によりいろいろな施設との複合施設として設置できる。2019（令和元）年の調査[5]によると，市町村保健センターが「単独施設」として設置されているのは全体の17.4％（319施設）であり，「複合施設」が82.6％（1,516施設）を占める。また保健センターとの複合相手の内訳をみると，「福祉関係」68.3％（1,036施設）が最多であり，ついで「その他」63.0％，「医療関係」28.2％である。「福祉関係」の複合相手をみると，「社会福祉協議会」が52.7％（546施設）と最多で，ついで「地域包括支援センター」42.2％（437施設），「デイサービスセンター」26.1％（270施設）である。「医療関係」の複合相手では，「診療所」（130施設），「休日・夜間診療所」（118施設），「医師会・歯科医師会」（94施設），「訪問看護ステーション・センター」（86施設）が多い。

■スタッフの状況

市町村保健センターに常勤する職員は全体で2万6707人おり，そのうち保健師が42.8％（1万1440人）を占め，ついで事務職31.0％（8,291人），栄養士6.6％（1,754人）などとなっている[5]。それ以外の専門職，たとえば看護師・歯科衛生士・医師などは，非常勤職員としての雇用や派遣で対応していることが多い。

常勤職員がまったくいない市町村保健センターが全体の28.0％（575か所）あり，各種の健康診査や保健事業の実施時だけ会場として使用されていると思われる[5]。

職員の資格に関して法令上の規定はなく，センター長（施設長）もとくに医師でなくてもよい。施設長については，全体の65.0％の施設で施設長（非常勤を含む）が配置され，その職種は60.0％が事務職，31.5％が保健師となっている[5]。

市町村保健センターにおける保健師は，妊婦および乳幼児期から高齢期にいたるまで，市町村が住民に提供する直接的な保健サービスを実施する中心的な役割を担い，事業を通じて地域の実態把握と健康課題の明

確化を行っている。

c おもな実施業務(ライフステージ別)

1 妊婦および乳幼児期

　「健やか親子 21(第 2 次)」の基盤課題で示されたように，妊娠期からの切れ目ない妊産婦・乳幼児への包括的な支援が求められている。

　市町村の母子保健事業は，多くが市町村保健センターで実施されており，代表的な事業としては**乳幼児健康診査**(集団健診)がある。乳幼児健康診査は，個別化が進んでいるともいわれているが，保健師や栄養士が直接親子とふれ合い，指導や相談を行う場として貴重である。そのほかに，母子(親子)健康手帳の交付，歯科保健，予防接種事業，育児サークルの支援なども行われている。

　市町村保健センターを拠点にした**訪問指導**も行われている。**こんにちは赤ちゃん事業**では，生後 4 か月までの乳児のいるすべての家庭を訪問し，さまざまな不安や悩みを聞き，子育て支援に関する情報提供などを行うとともに，親子の心身の状況や養育環境などの把握や助言を行い，支援が必要な家庭に対しては適切なサービスの提供につなぐ。このようにして，乳児のいる家庭と地域社会をつなぐ最初の機会とすることにより，乳児家庭の孤立化を防ぎ，乳児の健全な育成環境の確保を図る。

　また，さまざまな機関で行われている妊娠期から子育て期における支援について，ワンストップの拠点をたち上げて総合的な相談や切れ目ない支援を行うという目的で，2017(平成 29)年度より「**子育て世代包括支援センター**(法律上の名称は，**母子健康包括支援センター**)」を設置するよう努めることが母子保健法に定められた。同センターは，地域の産科医療機関，保健所，児童相談所，子育て支援機関などと連携してきめ細かな支援を行う役割を担っている。これを市町村保健センター内に設置して，その機能を果たすことも十分に考えられる。

2 学童・思春期

　思春期保健として教育部門と連携した健康教室が実施され，妊婦体験，乳幼児との交流，ピアカウンセリングなどが行われている。

　また，2006(平成 18)年の食育基本法の制定により，市町村でも食育に関する事業が取り組まれており，学童・思春期を対象とした料理教室なども市町村保健センターで実施されている。

3 青年期(40 歳未満)

　市町村によっては，40 歳未満の青年期世代に対しても，生活習慣病予防のための健康診査や，健康教室を開催しているところもある。将来

のメタボリックシンドロームの発症を予防するためには，この時期から
の健康づくり活動が重要であり，とくに職域保健関係者との連携がカギ
となる。

4 40〜74歳

　保険者による特定健康診査・特定保健指導が実施されている。市町村
保健師は市町村国民健康保険による健康診査の支援を行う場合が多い。
健康増進法に基づくがん検診なども市町村保健センターで実施されてい
る。さらに65歳以上の住民を対象とした介護予防に関する事業も行わ
れている。
　一方，食生活改善推進員などの，住民と行政をつなぐ人材の育成を行
い，市町村保健センターを拠点として活動を展開している自治体も多い。

5 75歳以上の後期高齢者

　保険者である後期高齢者医療広域連合が市町村の協力を得て，いわゆ
る長寿健康診査を実施しており，その際に市町村保健センターを活用す
る場合もある。また，高齢者の低栄養と重症化を防止するためのフレイ
ル対策などが開催されている（表4-6）。

d 今後強化すべき機能について

　2012（平成24）年の「基本指針」改正で新たに追加された事項が，ソー
シャルキャピタルの活用である。
　2012（平成24）年の調査によると，市町村保健センターにおけるソー
シャルキャピタルへの取り組み状況としては，「健康づくり推進員，食
生活改善推進員，その他の保健に関する住民組織」86.8％，「子ども110
番の家」75.4％，「保健・福祉・介護等に関するボランティアの育成」72.2
％という回答であった[6]。同じ調査で組織間のソーシャルキャピタルへの

表4-6　市町村保健センター業務のイメージ

対象	健康診査・保健指導	相談・届出	教室・講座など	連携先
妊婦	妊婦への保健指導	母子健康手帳の交付	両親学級	産科医療機関
乳幼児	乳幼児健康診査（集団健診）・指導，予防接種	栄養相談，発達相談		保育所 小児科など 育児サークル 母子保健推進員など
学童・思春期			食育講座 思春期教室	小学校・中学校 PTA
青壮年	がん検診		生活習慣病予防教室	職域保健関係者
40〜74歳	特定健康診査・特定保健指導		運動教室，介護予防教室	保険者（国保など）
後期高齢者	長寿健康診査		フレイル対策	家族会（認知症など）

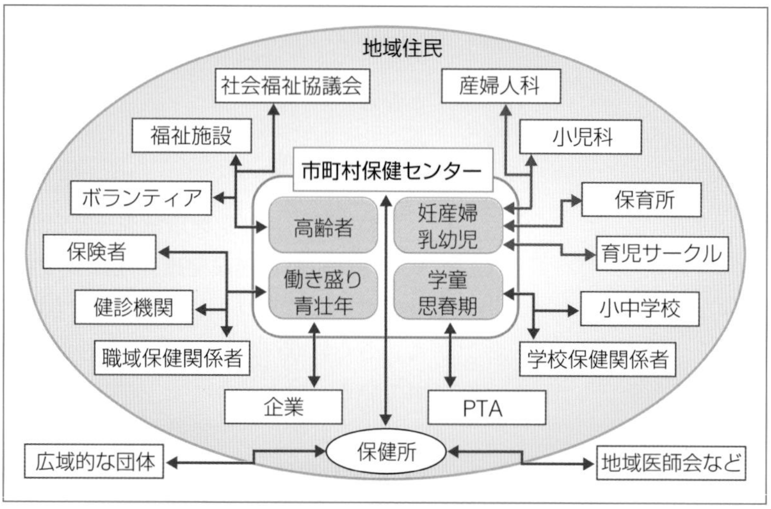

図4-8　市町村保健センターにおけるネットワークの例

取り組み状況としては，「乳幼児期の母子保健情報の保育園・幼稚園や学校との共有」84.0％，「市町村の保健部署の会議への保健所・都道府県担当者の参加」76.7％，「産科医療機関と行政の母子保健との情報の連携」72.9％という回答であった[6]。このように，すでに多くの市町村が保健センターを拠点としてソーシャルキャピタルへの取り組みを行っている。

　市町村保健センターの運営にあたっては，今後も地域のNPOや民間団体などソーシャルキャピタルを活用した事業を行うよう努めることが必要である╬。

ⓔ 市町村保健センターの今後のあり方

　市町村保健センターは，住民のライフステージにそった健康診査や健康相談など，市町村が実施する保健サービスを提供する場として住民に活用されている。また，地域包括支援センターや社会福祉協議会などと複合施設を構成することにより，福祉と連携・協力した体制を構築している。今後は，ライフステージごとに地域の関係機関と連携し，健康課題に対応していくことが重要である。

　また，地区医師会などの広域的な団体と連携する場合は，保健所のもつ広域的なネットワークを活用することも可能である。これらのネットワークを通じてソーシャルキャピタルの活用を意識した事業や会議を運営するとともに，学校や企業などとの仲だちとなる人材確保にも計画的に取り組むことで，市町村保健センターを中心とした健康づくりのネットワークの構築が推進されるであろう（図4-8）。

╬ **プラス・ワン**

市町村保健センターにおけるソーシャルキャピタルの醸成（例）

ある自治体では，市町村保健センターにおいて，母子保健（双子の会，ダウン症の子をもつ母親の会），がん（胃切除術後の本人と家族），難病（網膜色素変性症，パーキンソン病），健康づくり（脂質異常症改善，健康大学OB，運動サークル，家庭保健，熟年男性，シニア向け講座，定年退職後の地域デビューをめざす会）などの自主サークルが活動を展開している。市町村保健センターが幅広い市民層においてソーシャルキャピタルを醸成する拠点となっている。

●引用・参考文献

1）日本公衆衛生協会：平成23年度「市町村保健活動調査」「市町村保健センター及び類似施設調査結果報告書——「地域診断の実施状況と事業等の企画立案プロセスに関する調査」「市町村保健センター及び類似施設の利用実態等に関する調査」．2012．

2）事業代表者荒田吉彦：保健所の有する機能，健康課題に対する役割に関する研究（平成21年度地域保健総合推進事業）．日本公衆衛生協会，2010．

3）糸数公・福永一郎：地域保健行政活動の評価について．厚生の指標52(13)：17-24，2005．

4）全国保健センター連合会：平成20年度「市町村保健活動調査」「市町村保健センター及び類似施設調査結果報告書．2009．

5）日本公衆衛生協会：令和元年度「市町村保健活動調査」「市町村保健センター（類似施設類似施設を含む）調査報告書」．2020．

6）日本公衆衛生協会：平成24年度「市町村保健活動調査」「市町村保健センター及び類似施設調査結果報告書——「健康増進計画の策定及び推進に関する調査」「市町村保健センター及び類似施設の利用実態等に関する調査」．2013．

B 関係機関との連携

POINT

- 地域保健と職域保健の連携の意義と実際の推進方策について理解する。
- 健康経営の考え方について理解する。
- 地域保健と学校保健の連携の課題と実施例を学ぶ
- NPO・ボランティアの概要と，行政との協働の実際について理解する。

1 地域・職域連携の推進

a 地域・職域連携推進の意義と経緯

　日本における人々の健康の保持・増進のための取り組みは，妊婦・乳幼児から思春期，そして働く世代，高齢期までの各ライフステージに対するさまざまな法令・制度に基づき，市町村行政を中心に地域保健活動として行われている。一方，青壮年・中年層の働く人の世代に対する保健事業は，地域保健とは別に職域保健として，労働基準法や労働安全衛生法に基づく労働者の安全と健康確保のための事業や高齢者の医療の確保に関する法律，健康保険法・国民健康保険法に基づく事業として実施されている。こうした働く人の世代への取り組みは各事業の対象者・実施主体・事業内容が異なり，制度間のつながりの問題が指摘されていた🞣。

　同様に地域保健と職域保健についても根拠となる法体系が両者で異なるため，同じ地域内であってもそれぞれの事業が縦割りに行われることが多く，ライフステージ間の保健事業の継続性が途絶えてしまうことや地域の健康課題を正確につかめないことが問題視されていた。生活習慣病やうつ・自殺などのメンタルヘルスなどの健康問題は，地域保健と職域保健のいずれにおいても重要で，両者が連携し，健診データに基づく課題の整理やそれぞれの保健事業で情報を共有して取り組むことが求められていた。

　厚生労働省では地域保健と職域保健の課題を解決しその連携を進めるため，2004（平成16）年度に「**地域・職域連携推進事業ガイドライン**」を作成した。また**地域保健対策の推進に関する基本的な指針**にも地域保健と職域保健の連携推進協議会を設置することを明記し，地域・職域保健

🞣 プラス・ワン

職域保健の課題

職域保健の課題には本文に示したもののほか，事業所や医療保険の規模によって，受けられる保健サービスに格差が生じるなどがある。とくに従業員数が50人未満の中小企業は，労働安全衛生法に基づく健康診断の報告義務がないうえ，経営的にも健康づくり事業を行うゆとりがないなど，健康課題も多い。

表4-7 地域・職域連携のメリットの共通認識

共通認識	効果的・効率的な保健事業の実施	これまで支援が不十分だった層への対応
メリットの具体的な内容	・地域・職域が保有する健康に関する情報を共有・活用することにより，地域全体の健康課題をより明確に把握することが可能となる。 ・保健サービスの量的な拡大により対象者が自分に合ったサービスを選択し，受けることができる。 ・保健サービスのアプローチルートの拡大につながり，対象者が保健サービスにアクセスしやすくなる。 ・地域・職域で提供する保健サービスの方向性の一致を図ることが可能となる。	・働き方の変化や退職などのライフイベントなどに柔軟に対応できる体制の構築により，生涯を通じた継続的な健康支援を実施することが可能となる。 ・被扶養者など既存の制度では対応が十分ではない層へのアプローチが可能となる。 ・小規模事業場（自営業者等も含む）などへのアプローチが可能となり，労働者の健康の保持・増進が図られる。

の連携の推進をあと押ししてきた。このガイドライン策定後には，**地域・職域連携推進協議会**がほとんどの都道府県や二次医療圏に設けられたものの，協議会間の取り組み状況の格差は大きく，年1回程度の連携会議を行う程度にとどまっている協議会もあり，地域保健と職域保健が連携した取り組みの実施につなぐことが課題となっていた。そこで2019（令和元）年9月に「**地域・職域連携推進ガイドライン**」として改訂された。

ⓑ **地域・職域連携推進ガイドライン**

改訂された「地域・職域連携推進ガイドライン」では，地域保健・職域保健それぞれが青壮年・中高年層に対する新たな健康づくりを推進するような連携のあり方がめざされている。具体的には，①地域・職域連携の基本理念や連携のあり方，②具体的な取り組み実施のため必要な事項，③地域・職域連携推進協議会の効果的な運営方策などが示された。

このガイドラインでは，地域・職域保健の連携を推進するメリットを**表4-7**に示したように整理した。これらのメリットの結果として，①健康寿命の延伸，②生活の質の向上，③健康経営などを通じた生産性の向上，④医療費の適正化などさまざまな効果が期待されている。

このような背景から，地域職域連携推進協議会が中心になり，地域保健と職域保健それぞれが行っている健康教育や相談事業などの情報を共有し，地域の実情をふまえた，より効果的・効率的な保健事業を推進することが求められている。

■地域職域連携と健康経営🔖

健康経営とは，従業員の健康管理者である経営者が，健康づくりを重要な経営戦略として考え，従業員の健康課題を解決するようにその健康管理を効果的に展開することで，従業員と企業の両者にメリットがある経営手法とされている。すなわち，健康経営は従業員の健康へ投資し，従業員が健康であることが生産性の向上，ひいては企業の利益につながるという考えである。経済産業省がこの考え方に基づき，健康経営銘柄

を選定するなどの取り組みを始めたこともあり，企業内での事業者と保険者（健康保険組合など）が連携して健康づくりに取り組む動きがみられるようになったことは，地域保健と職域保健の連携推進の追い風となっている。

2　地域保健と学校保健の連携

地域保健と学校保健の連携については，**学校保健安全法**をはじめ関連する法律に連携の推進を図る努力義務などが記載されている╋。地域保健法の「**地域保健対策の推進に関する基本的な指針**」にも学校保健・産業保健との連携の重要性が明記され，保健所・市町村に対しては，学校や地域の学校医との連携を図るため学校保健委員会などの協議の場に可能な限り参画し，学校との連携体制の強化に努めることなどが示されている。

地域保健と学校保健の連携が必要な児童・生徒の健康関連の分野には，歯科保健，薬物濫用防止，飲酒・喫煙防止，性教育などの思春期教育，感染症予防，心のケア，規則的な生活習慣，食育などがある。これらのテーマに関して，たとえば喫煙や飲酒防止などの健康教育の講師を学校が保健所へ依頼し，それに対し保健所は外部の講師の紹介や，保健所職員が学校で生徒に講話をするかたちでの連携が日常的に行われている。

また，学校が文部科学省から健康に関連する分野の研究の指定を受け，外部講師による複数年にわたる授業を計画的に行うことがある。このような場合には，翌年度の年間行事を検討し，授業を年間計画に組み入れることを検討する学校保健委員会に地域保健側も参加して，授業の計画段階から協働することが求められる。

地域保健側から学校保健サイドに対し，単発の講演のような一度きりの企画ではなく，継続して実施する体系的な健康教育を提案することがある。その場合には体系的な教育を実施するために地域保健側が資料や副読本などを作成し，学校に対してその活用を依頼するのであるが，授業日程に余裕がなく資料の活用まで組み入れられていないなどの理由から，作成した資料が活用されないままに終わることも少なくない。このような現状に対して，沖縄県において学校と連携した取り組みを事例として次に紹介したい。

沖縄県では2014（平成26）年から「健康長寿復活のための次世代（小学生・中学生）の健康づくり」を開始した。この取り組みにおいて副読本を作成し県内すべての小・中学生に配布することを企画した。その際に，地域保健側が作成した資料が学校保健サイドで活用されないという課題の対策として，この企画を検討する部会メンバーに県医師会と県教育委員会からも加わってもらい，医学と教育の専門家からの意見を聴取した。

この結果，発達段階に応じた学習内容としたため，食育に関するテキ

ストは小学校1年生から6年生までかけて1冊を学び，生活習慣については小学4年生から小学6年生にかけて，心の健康については中学1年生から中学3年生にかけてと，複数の年にまたがって学習するような内容のものをつくった。また，専門家を招かなくても担任で授業ができるように「教員用のテキスト」を作成することや，全小・中学校で毎年副読本を活用しているかどうかの調査を教育委員会が行うことが確認された。

企画段階からこのような進め方をとったことにより，県内すべての学校において副読本の活用状況がモニタリングできた。また，改善のために医師会と教育庁も取り組むなど，推進に関する連携体制も構築されている。学校保健と地域保健との間で法制度にうたわれているような調和のとれた連携体制を構築するためには，担当者レベルで互いの立場をよく理解し，日ごろからよいコミュニケーションがとられていることが大切である。

3 ボランティア・NPO との協働

a ボランティア・NPO と行政

ボランティアとは，一般的には「もっと社会をよくしたい」「社会に存在する課題を解決したい」などの思いをもち，自発的に行動する個人のことをさす。NPO は，そういう同じ思いをもった個人（構成員）が集まり，ミッション（社会的使命）を共有して，社会貢献活動を行う組織体である。活動の結果得られた収益は構成員に分配せず，次年度以降の事業にあてることになる。また，**特定非営利活動促進法**に基づき所管官庁が認証した法人は **NPO 法人**とよばれる。

行政は，ボランティア・NPO に比べて組織の基盤や予算規模がしっかりしているが，たとえば地域の新しい課題を解決するための事業を行う場合は，役所の財政当局をはじめ，さまざまな調整を経るため，ボランティア・NPO のように迅速に動くことはむずかしい。一方で，ボランティア・NPO は住民に身近な活動を行うことが多く住民ニーズに気づきやすいが，活動基盤が不安定な場合があり行政の支援がなければ活動を継続できなくなることもある。

これまで行政は全国な課題に対して画一的なサービスを行ってきたが，住民のニーズが多様化する現在では，地域に潜在するさまざま課題にいち早く気づき，行政が迅速に対応することを求められている。このような課題については，行政単独で事業を実施することには限界があり，ボランティア・NPO とのパートナーシップのもと，住民に身近な団体を参画させることが望ましい。とくに**表4-8**に示すような性質・形態の事業については，行政（地方公共団体）と NPO の協働になじむことが示されている。

表4-8　地方公共団体とNPOの協働になじむ事業

協働になじむ事業の性質	協働になじむ事業の形態
・きめ細かな対応が求められる事業 ・地域の実情にあわせることが必要な事業 ・多くの人々の参加が有効な事業 ・高い専門性が求められる事業 ・行政が着手したことのない先駆的な事業 ・当事者性を発揮し主体的に活動することが求められる事業	・政策形成に関するもの ・公的施設の管理運営や企画に関するもの ・各種イベントに関するもの ・講座・講習に関するもの ・相談・助言に関するもの ・調査研究に関するもの ・広報・啓発に関するもの ・政策評価など外部診断，客観的評価に関するもの ・NPOの全国的なネットワークをいかすもの

（岩手県：NPOとの協働に向けて──NPOと協働を進めるためのガイドライン．2003をもとに作成）

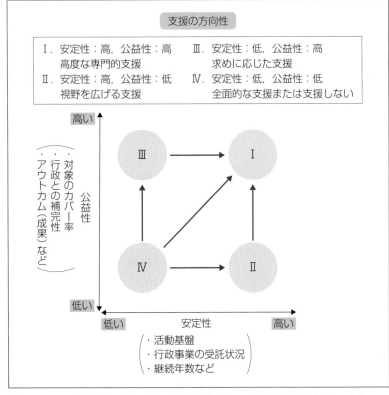

図4-9　NPOやボランティア，民間団体の類型化の試みと支援の方向性

ⓑ NPO・ボランティアとの協働の際に

　NPOやボランティアとの協働を進める際に行政が押さえておくべき視点としては，その団体の活動基盤（専任職員の有無や法人格の取得など），社会的使命（当事者ニーズに基づいて発足したのか，行政が発足にかかわったのかなど），活動内容や範囲，行政とのかかわり（行政の下請け的立場か，行政が気づいていない住民ニーズに対してサービスを提供

しているものか，政策を行政と一緒につくり上げていくものか）などがあげられる。

　また，地域保健分野において，ボランティアは健康づくりや食生活改善などの推進員のような行政と住民をつなぐパイプ役として活動している例が多い。よりよい社会の実現のために個人として進んで行動しているボランティアがエンパワメントされるよう，適切な支援を行うことが重要である。

　行政としては，地域のNPOの活動を把握したうえで，それぞれの活動を「公益性（対象のカバー率，行政との補完性，成果など）」と「安定性（活動基盤，行政事業の受託状況，継続年数）」という視点で類型化し，その特徴に応じた支援の方向性を検討することが必要である。図4-9に示したように，安定性が高く公益性も高いところ（Ⅰ）へは，ニーズの施策化や技術研修などの高度な専門的支援を，安定性は高いが公益性が低いところ（Ⅱ）には，動機づけや方向性を示すなどの視野を広げる支援を，安定性が低く公益性が高いところ（Ⅲ）には，人・物・金・信用などの求めに応じた支援を，安定性も低く公益性も低いところ（Ⅳ）には，ほかに資源が少ないところでは全面的に支援する（育成する），あるいは，行政からみて協働するパートナーになりえないと判断して支援しないことを決定する。

　各種保健福祉計画の目標を達成するためにも，行政側はNPOなどの活動を地域の資源として活用し，積極的にアプローチしていく姿勢をもつことが必要である。

5 章

社会保障制度と政策

A 社会保障制度の理念としくみ

POINT

● 生活の安定化を図るとともに，最低限度の生活を保障する社会保障制度の概念・目的・制度体系などについて総論的に学ぶ。

● 国民経済において，約140兆円という巨額に達している社会保障給付費について理解する。

● 社会保障の法規と行政体系について理解するとともに，今後の課題と改革動向について学ぶ。

1 社会保障制度とは

　私たちは，生活のなかで，個人や家族の努力だけでは対応がむずかしいさまざまな困難に直面する。たとえば，大きなけがや病気をしたり，障害を負ったり，高齢になって介護が必要になったりした場合，あるいは，失業した場合などに生活がどうなるか，想像してみよう。そうした困難に対し，生活の安定化を図るとともに，国民の最低生活を保障する公的な制度を**社会保障制度**という。具体的には，病気やけがをした場合に必要な医療サービスなどを保障する**医療保険制度**，介護が必要になったときに介護サービスを保障する**介護保険制度**，障害者や高齢者などに所得を保障する**年金制度**，失業者などに所得を保障する**雇用保険制度**，障害者や児童に保育などの福祉サービスを提供する障害者福祉や児童福祉などの**福祉制度**などが代表的なものである。

　社会保障制度は，各国がそれぞれの歴史のなかで形成してきたもので，その言葉の意味は，時代や国によって異なる。1942年に有名な「ベヴァリッジ報告」□を出した英国や，米国では，社会保障（social security）を所得の保障という狭い意味で用いる場合が多い。一方，社会保障に関する多数の条約を採択してきた国際労働機関（International Labor Organization：ILO）は，医療サービスの保障なども含め，社会保障制度の範囲をより広くとらえている。

　日本における「社会保障」は，日本国憲法第25条第2項で用いられて以来，一般的に使用されるようになった。1950（昭和25）年には社会保障制度審議会が，社会保障制度の確立について勧告した。この勧告によれば，「いわゆる社会保障制度とは，疾病，負傷，分娩，廃疾，死亡，老齢，失業，多子その他困窮の原因に対し，保険的方法又は直接公の負担において経済保障の途を講じ，生活困窮に陥った者に対しては，国家

プラス・ワン

ベヴァリッジ報告（Beveridge Report）

第二次世界大戦中，英国のチャーチル内閣のもとで，ベヴァリッジ（Beveridge, W. H.）が中心になってまとめた「社会保険および関連サービス」の報告である。全国民を対象とする均一負担，均一給付の国民保険によるナショナルミニマムの所得保障を中心に，特別な場合に対する国民扶助，付加的なニーズに対する任意保険の3つを組み合わせた社会保障制度を計画した。前提である完全雇用，包括的医療サービス，児童手当と合わせ，貧困，病気，不潔，無知，無為の5悪に対する総合的な取り組みを提示し，日本をはじめ多くの国に大きな影響を与えた。

扶助によって最低限度の生活を保障するとともに，公衆衛生及び社会福祉の向上を図り，もってすべての国民が文化的社会の成員たるに値する生活を営むことができるようにすることをいう」として，社会保障を広くとらえている。

以下，社会保障の目的・制度体系，社会保障給付費，社会保障の法規と行政体系などについて概観する➕。

a 社会保障の目的

『平成 24 年版厚生労働白書——社会保障を考える』は，社会保障制度審議会が 1993（平成 5）年に出した「社会保障将来像委員会第一次報告」を引用し，「国民に健やかで安心できる生活を保障すること」が，社会保障の目的であると述べている。

b 社会保障制度の体系

社会保障制度審議会は，社会保障を制度別に，①社会保険，②公的扶助，③社会福祉，④公衆衛生および医療の 4 つに分類し，住宅対策，雇用対策などを社会保障の関連制度として位置づけている。また社会保障を内容から整理すると，所得保障➕，医療保障，社会福祉サービスの 3 つに分けて理解するのが一般である。

1 社会保険

社会保険とは，生活上の困難となる一定の事由（保険事故）に対して，被保険者があらかじめ保険料を拠出し，所定の保険事故が生じた場合に保険者が定められた給付を行う公的なしくみである。リスクの低い者が加入を避けることを防止するため，法律に基づき加入が強制され，リスクの共有化により加入者の生活の安定を図る制度である。被保険者個人について給付（権利）と負担（義務）の関係が明確にできる点が長所とされている。

歴史的には，1883 年にビスマルクによって導入されたドイツの疾病保険を起源に，各国において医療・年金・労災・雇用の 4 つの分野で採用され，日本でも社会保障制度の中心として整備されてきた。その後，ドイツで介護保険が創設され，日本も 5 番目の社会保険として，2000（平成 12）年度から介護保険制度を導入した。

2 公的扶助

公的扶助とは，生活困窮者に対し，最低限度の生活を保障するため，国家が租税など公費を財源に，最低生活費に足りない部分の金品を支給する制度である。社会保険が防貧の役割を果たすのに対し，公的扶助は

救貧の役割をもつ。

　一般に公的扶助は，費用が公費によりまかなわれることから，本人の資産や他制度の給付，親族の扶養があればそれが優先され，それらでは最低生活費に足りない場合に，その不足部分について給付を行う。このため，本人の所得や資産だけでは最低生活水準に満たないことを示すため，**資力調査**（ミーンズテスト）が行われる。具体的には，**生活保護制度**が公的扶助に該当する。

③ 社会福祉

　社会福祉の制度とは，障害者や（保護を要する）児童など，社会的な援護を要する者が自立した生活を送ることができるよう，生活面でのさまざまな支援を行うものである。従来は，被虐待児など社会的な援護を要する者に対する保護などを意味していたが，一般児童の子育ち・子育て支援なども社会福祉として位置づけられるようになっている。

④ 公衆衛生および医療

　疾病を予防し，健康を増進するための地域社会の組織的支援の体系が，**公衆衛生**の制度である。**医療**は，傷病者を医学に基づき治療するサービスであり，医師・看護師・薬剤師など医療者の養成，医療機関の設置や病床数など医療供給側について，供給主体の規制基準の設定，適正配置など，良質な医療サービスが効率的に提供されるための制度である。

❷ 社会保障給付費

　社会保障制度による給付の総額を ILO の基準で推計したのが**社会保障給付費**である✚。日本の社会保障給付費は，給付水準の改善，高齢化の進行などに伴って急増し，2021（令和3）年度には，約 138 兆 7400 億円に達した（表5-1）。これは，国民所得の約 35%に相当し，国民 1 人あたりで約 111 万円となっている。

　2021（令和3）年度の社会保障給付費を部門別にみると，最大は「年金」であり，約 56 兆円と約 4 割を占める。ついで「医療」が約 47 兆円で 34.2%，「福祉その他」は約 36 兆円で 25.6%（うち高齢者介護〔一部の医療サービスを含む〕が約 11 兆円，8.1%）となっている。かつては「医療」の比重が大きかったが，制度の成熟化とともに「年金」が増加し，近年は高齢者介護の費用も大幅にのびている。また給付の大部分が高齢者向けであるのに対し，児童・家族関係向けの給付は限定的である。高齢化の進展などにより社会保障給付費はさらに増加し，政府の最新の推計によると，社会保障給付費は 2025 年度には 140 兆円，2040 年度には 190 兆円をこえると予測されている。

　次に社会保障給付の費用面をみてみよう。社会保障の中心をなす社会

✚ **プラス・ワン**

社会保障費用統計
国立社会保障・人口問題研究所は，2010（平成22）年度からILO基準の社会保障給付費とOECD基準の社会支出を総称し，「社会保障費用統計」として公表している。詳しくは，同研究所のホームページを参照。2020（令和2）年度，2021（令和3）年度の社会保障費用は，新型コロナウイルス感染症対策などにより大幅に増加している。

表5-1　社会保障給付費の部門別推移

年度	社会保障給付費							国民所得（億円）（対国民所得比）
	計	医療（億円）	構成割合（%）	年金（億円）	構成割合（%）	福祉その他（億円）	構成割合（%）	
1970	35,239	20,758	58.9	8,562	24.3	5,920	16.8	610,297 （5.8）
1980	249,290	107,598	43.2	103,330	41.4	38,362	15.4	2,038,787（12.2）
1990	474,238	186,254	39.3	237,772	50.1	50,212	10.6	3,468,929（13.7）
2000	784,075	266,062	33.9	405,367	51.7	112,646	14.4	3,901,638（20.1）
2010	1,053,660	336,453	31.9	522,286	49.6	194,921	18.5	3,646,882（28.9）
2015	1,168,144	385,651	33.0	540,929	46.3	241,564	20.7	3,926,293（29.8）
2020	1,322,211	427,193	32.3	556,336	42.1	338,682	25.6	3,756,954（35.2）
2021	1,387,433	474,205	34.2	558,151	40.2	355,076	25.6	3,959,324（35.0）

（国立社会保障・人口問題研究所：令和3年度社会保障費用統計．第8表および第10表，2023による．一部改変）

保険制度は，従来，事前拠出される保険料により大部分の費用をまかなわれてきた。しかし，雇用や所得環境が悪化するなか，保険料率が引き上げられているにもかかわらず，保険料収入の総額は10年以上にわたり，それほど増えない状態が続いており，社会保障給付費の急増により広がりつづける社会保険料収入との差額は，主として国や地方の公費（租税および公債費）でまかなわれてきた。このため，公費負担の割合は全体の約1/3まで上昇し，巨額の財政赤字の大きな要因になっている。このように，社会保障と財政の関係が密接になるなかで行われたのが，後述する社会保障と税の一体改革だった。

3　社会保障の法規と行政体系

保健・医療制度の法規や行政体系については，関連する各章にゆずり，ここでは，社会保険と社会福祉の法規と行政体系について概観する。

a　社会保険の法規と行政体系

社会保障制度の中核をなすのが社会保険である。日本では，①医療保険，②年金保険，③労働者災害補償保険（労災保険），④雇用保険，⑤介護保険の5つの社会保険がある。

医療保険制度は，**健康保険法**および**国民健康保険法**を中心に実施されており，健康保険✛は，**全国健康保険協会**または**健康保険組合**が管理・運営を行っている。公務員などは，**国家公務員共済組合法**などに基づき，各種の共済組合に加入している。一方，国民健康保険✛の中心は，都道府県が市町村とともに保険者として管理・運営を行う公営の国民健康保険である。1961（昭和36）年以来，生活保護を受けている者などを除き，原則としてすべての居住者がいずれかの公的な医療保険に加入する皆保険体制がとられてきたが，その土台となってきたのが市町村国民健康保

＋　プラス・ワン

健康保険

健康保険は，主として中小企業の被用者を対象とする「政府管掌健康保険」と，主として大企業の被用者を対象とする「組合管掌健康保険」に分かれていた。

政府管掌健康保険については，医療制度改革により2008（平成20）年10月から**全国健康保険協会**を保険者として公法人化された。

＋　プラス・ワン

国民健康保険

国民健康保険には，開業医など同業種で設立された国民健康保険組合もあるが，中心は，被用者とその扶養家族や後期高齢者以外の地域住民を被保険者とし，地域をベースとした市町村国民健康保険であった。

なお，持続可能な医療保険制度を構築するためとする国民健康保険法の改正法が成立し，2018（平成30）年度から都道府県が保険者に加わり，国民健康保険の運営に中心的な役割を担うようになった。

険であった。老人医療は，1983（昭和58）年以来，老人保健法に基づき行われていたが，2006（平成18）年に成立した医療制度改革法により，2008（平成20）年度から老人保健法が**高齢者の医療の確保に関する法律**に改められ，75歳以上の後期高齢者については，都道府県ごとに，すべての市町村が加入する広域連合（後期高齢者医療広域連合）による新しい高齢者医療制度が創設された。

年金保険は，**国民年金法・厚生年金保険法**などに基づき行われており，国が保険者として，2010（平成22）年に設立された日本年金機構とともに管理・運営を行っている。公務員などは，医療保険と同様に各共済組合法などに基づき，各種の共済組合にも加入している➕。年金については，生活保護を受けている者を含め，20歳以上60歳未満のすべての居住者が国民年金制度への加入が義務づけられる皆年金体制がとられている。

労災保険・雇用保険（あわせて労働保険とよばれる）は，それぞれ**労働者災害補償保険法**と**雇用保険法**に基づき，国が保険者となって実施されている。労働基準監督署・公共職業安定所（ハローワーク）なども労災や失業の認定などの業務を行っている。

介護保険は**介護保険法**に基づき実施されており，市区町村が保険者として重要な役割を果たし，それを国・都道府県・医療保険者・年金保険者などが重層的に支える構造になっている。

ⓑ 社会福祉の法規と行政体系

社会福祉は，対象者ごとに定められた法律を根拠に縦割りの制度とし

➕ **プラス・ワン**

被用者年金の一元化

2015（平成27）年10月から，公務員なども厚生年金の被保険者となり，基礎年金の上のせ部分（2階部分）は厚生年金に統一されるとともに，保険料を引き上げ，厚生年金の保険料率に統一されることとされた。

社会福祉法

社会福祉法では，福祉サービスが，保健医療サービスなどと連携を図り，総合的に利用者本位で提供されることや，地域福祉の推進を理念として掲げている。また，社会福祉事業の定義・範囲，福祉事務所・社会福祉主事といった実施体制に関することや，社会福祉事業を行うための特別な法人である社会福祉法人制度を定めている。

社会福祉基礎構造改革で新たに加えられた「第8章福祉サービスの適切な利用」では，社会福祉事業の経営者に情報の提供，利用者への説明，適切な契約の締結を求めるとともに，都道府県社会福祉協議会に運営適正化委員会をおき，福祉サービス利用援助事業の適正な運営確保，適切な苦情解決を行うなど利用者保護のしくみを導入している。

さらに都道府県福祉人材センターの設置など社会福祉事業に従事する人材の確保，社会福祉協議会・共同募金会などを担い手とする地域福祉の推進などを規定している。

2016（平成28）年の本法改正により，社会福祉法人制度のガバナンスの強化，透明性の向上や財務規律の強化が図られ，評議員会の必置，役員報酬基準の作成・公表，内部留保の明確化と計画的な再投資などが実施された。

また，住民と行政などの協働による包括的支援体制づくり，福祉分野の共通事項を記載した地域福祉計画の策定の努力義務化など，地域共生社会の実現を推進するための改正法が2018（平成30）年度から施行された。さらに，包括的な福祉サービスの提供体制を整備するため重層的支援体制整備事業を新設し，社会福祉連携推進法人制度を創設する改正法が2020（令和2）年に成立し，2021（令和3）年度以降，順次施行されている。

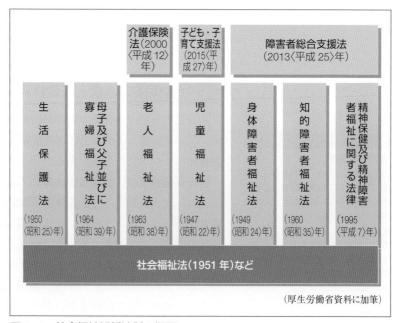

図5-1　社会福祉関係法制の概要

（厚生労働省資料に加筆）

こども家庭庁

2023(令和5)年度に内閣府の外局としてこども家庭庁が設置され，厚生労働省の子ども家庭局の事務や障害児支援の事務などが移管された。

福祉6法

第二次世界大戦後～1960年代に整備された，社会福祉の中心となる次の6つの法令のことをいう。
・生活保護法(1950年制定)
・児童福祉法(1947年制定)
・身体障害者福祉法(1949年制定)
・老人福祉法(1963年制定)
・知的障害者福祉法(1960年制定)
・母子福祉法(1964年制定，現在は母子及び父子並びに寡婦福祉法)

て実施されている。その土台として**社会福祉法**が，縦割りになっている各社会福祉制度に共通する事項などを定めている(図5-1)。

社会福祉の行政は，国(厚生労働省と内閣府の外局であるこども家庭庁)・都道府県・市町村がそれぞれ役割を分担しながら実施している。国は制度の企画・立案，統一的な基準の作成などを行っている。都道府県は，要保護児童の福祉や郡部の生活保護などを直接担当するほか，市町村の支援，人材の養成確保や施設などの基盤整備に携わっている。市町村は多くの場合，福祉行政の直接の実施主体となっている。利用者のニーズにきめ細かくこたえたサービスを行うには，住民に最も身近な行政主体である市町村が実施主体などになることが望ましいとする考え方から，市町村への分権化が進んでいるためである。

都道府県などにおかれている専門機関には福祉事務所，児童相談所，身体・知的障害者更生相談所などがある。福祉事務所は福祉6法に定める業務を行う事務所で，都道府県および市は設置が義務づけられている。

4 社会保障制度をめぐる環境の変化と制度改革

日本では，2070年には人口が約8700万人まで減少し，高齢化率が38.7％に達することが予測されるなど，異例の速さで人口減少，少子高齢化が進むとともに，高齢独居世帯が増加するなど家族や世帯の状況も変化している。地域に目を向けると，都市近郊では急速な高齢化のため，介護サービスなどの体制整備の遅れが懸念される一方，地方では，多数のコミュニティの消滅など厳しい予想も出されている。さらに，経済のグローバル化のなか，これまで終身雇用，年功賃金などにより比較的安定した雇用と所得を保障してきた労働市場は非正規雇用の急増など大きく変容し，子どもの6～7人に1人が貧困の状態にあるなど経済的な格差が広がっていることも指摘されている。

一方，国・地方を通じた財政もきわめて深刻な状況で，増大する社会保障給付費に対する公費負担の増加が財政赤字の大きな要因になっており，そのツケは将来世代にまわされている。成熟した経済社会においても，安定的かつ効果的に機能する社会保障制度を構築するため，社会的入院をはじめとするむだを省き，制度の徹底した効率化を進めるとともに，将来への投資として子育ち・子育て支援を強化し，著しく高齢者にかたよった社会保障による再分配の構造を改革することが求められている。

こうしたなかで，社会保障の充実・安定化を図り，国民の不安を解消するとともに，財政健全化の同時達成をめざすとして行われたのが，社会保障と税の一体改革である。2012(平成24)年に民主党政権下で，自民・公明両党との合意をふまえ，消費税率の引き上げなどを定めた税制抜本改革法，社会保障制度改革国民会議の設置などを定めた社会保障制度改革推進法，子ども・子育て支援関連法などが成立した。

健康格差と社会保障

所得・学歴・職業など社会経済的要因による健康格差は，従来から保健医療福祉行政の大きな課題であったが，近年の所得格差の拡大に伴い，健康格差がさらに拡大しているのではないかとの懸念がある。その背景には，税制や社会保障制度を通じた再分配機能の低下があるとの指摘もあり，健やかで安心できる生活を保障するという社会保障制度本来の目的を再確認し，各分野において，健康格差の是正につながるような改革を行っていく必要がある。

➕ プラス・ワン

消費税率の10%への引上げなど

社会保障と税の一体改革で定められ，当初2015（平成27）年10月からとされていた消費税率の10%の引上げが2度にわたって延期され，2019（平成31）年10月から実施された。その際，引き上げにより得られる財源の使途を変更し，幼児教育・保育の無償化などが行われた。

表5-2　社会保障制度改革プログラム法の概要

- **講ずべき社会保障制度改革の措置等**

受益と負担の均衡がとれた持続可能な社会保障制度の確立を図るため，医療制度・介護保険制度などの改革について，①改革の検討項目，②改革の実施時期と関連法案の国会提出時期のめどを明らかにするもの

・少子化対策：子ども・子育て関連法，待機児童解消加速化プランの着実な実施など

・医療制度：病床機能報告制度の創設，地域の医療提供体制の構想の策定などによる病床機能の分化および連携，国保の保険者・運営などのあり方の改革，後期高齢者支援金の全面総報酬割，70〜74歳の患者負担・高額療養費の見直し，難病対策など

・介護保険制度：地域包括ケアの推進，予防給付の見直し，低所得者の介護保険料の軽減など

・公的年金制度：年金関連法の着実な実施，マクロ経済スライドのあり方など

- **改革推進体制**

①上記の措置の円滑な実施を推進する。

②引きつづき，中長期的に受益と負担の均衡がとれた持続可能な社会保障制度を確立するための検討を行う。

上の①②の実施のため，関係閣僚からなる社会保障制度改革推進本部，および有識者からなる社会保障制度改革推進会議を設置する。

　政権交代後，安倍内閣のもとで社会保障制度改革国民会議は報告書をまとめ，総論で，意欲のある人が働きつづけられ，年齢ではなく負担能力に応じて負担し，支え合う全世代型の社会保障をめざすなどとするとともに，各論では，消費増税分のすべてをあてることが法定された「医療」「介護」「年金」「子育て支援」の4分野について改革の方向性を提言した。

　2013（平成25）年には，改革の具体案の全体像と進め方のスケジュールを明らかにするいわゆる社会保障制度改革プログラム法（表5-2）が施行され，それにそって，各分野で改革が進められた。しかし，消費税率を10%に引き上げても，前述の4分野の経費の公費負担分にはすでに不足しており，社会保障給付費がさらに増加すれば，増税効果は，すぐに失われることになろう。

　その後，政府は総理大臣を議長とする全世代型社会保障検討会議を開催し，労働を含めた社会保障全般にわたる改革を検討し，年金の受給開始時期の選択肢の拡大，70歳までの就業機会の確保，後期高齢者の医療の自己負担の一部引き上げなどを中間報告で提言している。しかし，たとえば医療では主要国と比べ相対的に6割も高いとされる高齢者医療費に関し，高齢者を別建てにし，さらに75歳を境に分断する世界的にも特異な現行制度を基本とするなど，改革は，総じて既得権益などへの切り込みが足りず，制度の効率化に向けた努力が不十分なものと評価せざるをえない。

B 医療制度と政策

POINT

- 医療制度と医療保険のしくみについて理解し，医療制度を持続可能なものにするための改革として推進されている内容を学ぶ。
- 医療提供体制について医療施設や医療従事者の概況を学ぶ。
- 医療安全のための対策について理解する。
- 社会保障制度の改革として推進されている医療介護の提供体制と保険制度の改革について理解する。

1 医療制度と医療保険のしくみ

この5章Bで述べる医療保険制度（公的医療保険）とは，被保険者の疾病・負傷・分娩などで医療機関を受診した際の医療費について，その一部または全部を保険者が給付するしくみの社会保険制度である。

プラス・ワン

日本の国民皆保険制度の特徴
①国民全員を公的医療保険で保障する。
②医療機関を自由に選べる（フリーアクセス）。
③比較的安い医療費で高度な医療を受けられる。
④社会保険方式を基本にして，皆保険を維持するため，公費を投入する，など。

生活保護の受給者への保障
生活保護の受給者は，保険制度によらず，医療扶助として医療が提供される。

組合管掌健康保険
保険者数は 1,388 であり，加入者数約 2868 万人（被保険者約 1642 万人，被扶養者約 1226 万人，平均年齢35.5 歳）である（2021〔令和 3〕年 3 月末）。単一型組合（単独の企業が組合健保を組織）と総合型組合（同業種の複数企業が共同で設立）がある。それぞれの組合で保険料率は異なり，2020 年度の平均は 9.22%である。

a 医療保険

■国民皆保険制度

医療保険には「**公的医療保険**」（強制加入）と「**私的医療保険**」（任意加入）がある。日本の**国民皆保険制度**[+]は，すべての国民（生活保護受給者を除く[+]）がいずれか 1 つの公的医療保険に加入することで，いつでも必要な医療を受けられる制度である。

■医療保険者

医療保険者（保険者）とは，医療保険を運営する実施団体であり，公的医療保険の健康保険証の発行機関である。保険者は，加入者から保険料（保険税）を徴収し，保険事故が発生したときに被保険者などに対する保険給付を行う。被保険者とは，保険料を支払い，給付を受ける者をいう。

1 医療保険の分類

医療保険は，職域保険（被用者保険），地域保険および後期高齢者医療の 3 つの制度に分類される。

■職域保険（被用者保険）

職域保険（被用者保険）として，**組合管掌健康保険**（組合健保）[+]，全国

全国健康保険協会管掌健康保険（協会けんぽ）
保険者数は1であり，加入者数は約4029万人（被保険者約2487万人，被扶養者約1541万人，平均年齢38.4歳）である（2021〔令和3〕年3月末）。都道府県支部ごとに保険料率を設定する。2022〔令和4〕年度の保険料率の平均は10.0%である。運営財源には国庫負担・補助が投入されている。

共済組合
保険者数は85であり，加入者数は約867万人（被保険者約471万人，被扶養者約396万人，平均年齢33.0歳）である（2021〔令和3〕年3月末）。それぞれの組合で保険料水準は異なる。2020〔令和2〕年度の保険料率の平均は9.05%である。

被用者保険の適用拡大
短時間労働者への被用者保険の適用拡大を進め，法定16業種以外は非適用であった個人事業所の非適用業種を見直すことにより，被用者保険の適用拡大が図られている。

市町村国民健康保険
保険者数は1,716であり，加入者数は約2619万人（約1733万世帯，平均年齢54.0歳）である（2021〔令和3〕年3月末）。保険料（保険税）は各市町村が医療費水準などを勘案して定めている。全市町村において，財政の安定化や医療費・保険料の水準の平準化のため，一定額以上の医療費を共同で負担する事業（保険財政共同安定化事業）を実施している。2018〔平成30〕年度から都道府県が市町村国保の財政運営の責任主体となった。市町村は資格管理，保険料徴収，保健事業などを引きつづき行っている。

後期高齢者医療制度
保険者数は47であり，加入者数は約1806万人（平均年齢82.7歳）である（2021〔令和3〕年3月末）。2022～2023年度の被保険者1人あたり平均保険料額は月額6,472円。

健康保険協会管掌健康保険（協会けんぽ）✚，共済組合✚，船員保険がある。組合管掌健康保険はおもに大企業の社員が，全国健康保険協会管掌健康保険は中小企業などの社員が，共済組合は公務員・私立学校教職員などが，船員保険は船員として船舶所有者に使用される者が加入している。

　被保険者は強制適用事業所（①地方公共団体，②法人事業所，または③個人事業所において土木・建築，医療など法で定める業種であり従業員5人以上のものなど）で使用される者とその被扶養者である✚。保険料は，被保険者の給与をもとにして算定された標準報酬月額と賞与に対して課され，被保険者と事業主が折半して負担する。

■**地域保険**

　地域保険として，**国民健康保険**（国保）がある。国保の保険者は市町村および国民健康保険組合である。**国民健康保険組合**は，同種の事業または業種（医師・弁護士・理美容など）の従事者を組合員とする法人であり，都道府県知事が認可するものである。**市町村国民健康保険**✚は，農業者，自営業者，非正規労働者，無職者，被用者保険の退職者など，ほかの医療保険に加入していない住民を被保険者としており，国民皆保険の基盤となるものである。保険料は世帯主または組合員から徴収する。

■**後期高齢者医療制度**

　後期高齢者医療制度✚は，①75歳以上および，②65～74歳で一定の障害の状態にあると認定を受けた者を被保険者として，給付を行うものである。保険者は，都道府県単位で全市町村が加入する**後期高齢者医療広域連合**である。保険料は，後期高齢者医療広域連合の区域内で均一の額を各被保険者から徴収する。運営財源は，保険料が約1割，公費の負担が約5割，後期高齢者支援金（現役世代の保険料）が約4割である。

2 医療保険の給付

　公的医療保険の給付には，**現物給付**（医療などサービスそのものを給付する）と**現金給付**（治療にかかった費用を給付する）とがある。医療給付（すなわち現物給付）には，療養の給付，訪問看護療養費，高額療養費，入院時食事療養費，入院時生活療養費✚がある。現金給付には，出産育児一時金✚，埋葬料がある。健保組合や共済組合では現金給付に，傷病手当金や出産手当金がある。

　なお，自動車事故のように第三者行為による傷病の医療費は，本来加害者が全額負担するのが原則である。このような場合で医療保険を使って診療を受けたときは，保険者に「第三者行為による傷病届」を提出し，保険者は加害者が負担すべき医療費を一時的に加害者にかわって立てかえ，あとで加害者（損害保険会社など）に請求する（「**第三者求償**」という）。

3 診療報酬

　診療報酬とは，保険医療機関と保険薬局が保険医療サービスの対価と

入院時食事療養費，入院時生活療養費

入院中の食事費用は，健康保険から支給される**入院時食事療養費**と入院患者が支払う**標準負担額**でまかなわれている。入院時食事療養費の額は厚生労働大臣が定めている。

療養病床に入院する65歳以上には食事代に居住費を加えた**入院時生活療養費**がある。

出産育児一時金

被保険者またはその被扶養者が出産した場合，原則として50万円を支給する。後期高齢者医療制度では出産に対する給付はない。

診療報酬と介護報酬の改定

診療報酬は2年ごと(隔年)，介護報酬は3年ごとに改定される。そのため，6年ごとに同時改定が行われる。

2022年度の診療報酬改定

2022(令和4)年度の改定の基本的視点は次のとおり。
①新型コロナウイルス感染症等にも対応できる効率的・効果的で質の高い医療提供体制の構築
②安心・安全で質の高い医療の実現のための医師等の働き方改革等の推進
③患者・国民にとって身近であって，安心・安全で質の高い医療の実現
④効率化・適正化を通じた制度の安定性・持続可能性の向上

DPC制度(DPC/PDPS)

DPC/PDPSはDiagnosis Procedure Combination/Per-Diem Payment Systemの略である。DPC制度は，おもに急性期入院医療を対象とする診断群分類に基づく1日あたり包括評価制度で，平均的な医療資源投入量を包括的に評価した定額報酬(点数)が設定されている。入院初期が重点評価されるとともに，在院日数短縮の努力や地域医療への貢献などが評価されている。

して受け取る報酬のことである。診療報酬には「品目表としての性格」(保険診療の範囲・内容)と「価格表としての性格」(個々の診療行為の価格)の2つの性格がある。診療報酬は，技術・サービスの評価と物の価格評価(医薬品の価格は薬価基準)からなり，診療報酬点数表では，個々の技術，サービスを点数化(原則1点10円)して評価されている。診療報酬は，厚生労働大臣が中央社会保険医療協議会(中医協)の議論をふまえ決定し，隔年で改定する■。診療報酬の改定によって政策誘導が図られている■。診療報酬の引き上げは保険医療機関，保険薬局の収入増につながる一方で，患者負担の増大や保険料の引き上げにつながる面もある。

■診療報酬明細書(レセプト)

診療報酬明細書(レセプト)とは，医療機関が保険者に対し，患者ごとの1か月分の医療費の保険負担分の支払いを請求するために発行する明細書のことである。レセプトは原則，電子レセプトとしてオンラインや電子媒体で送付される。レセプトの内容についての審査が行われたうえで，診療報酬は保険者から支払われる。傷病名は**国際疾病分類第10版**(International Statistical Classification of Diseases and Related Health Problems-10：**ICD-10**)により定義されている。

■出来高払いと包括払い

診療報酬を医療機関に支払う方法には，①出来高評価(行われた診療行為を1つひとつ個別に評価して支払う)と，②包括評価(複数の診療行為をまとめて評価するもので，療養病棟入院基本料やDPC制度■など)がある。

■保険外併用療養費制度

日本の医療保険制度は，「必要な医療については基本的に保険診療で行われるべきである」「保険適用となるのは治療の有効性・安全性が確認された医療である」という考え方を基盤にしている。そのため，保険診療と自由診療を混合して提供する，いわゆる混合診療は原則として禁止されており，その場合は全額自費支払いとなる。保険診療との併用が認められる例外として設けられた制度が保険外併用療養費制度■である。

④ 医療費・診療報酬支払制度のしくみ

公的医療保険による保険診療は，次のような流れで行われる(**図5-2**)。
(1)医療保険者に被保険者が保険料(掛金)を支払う。
(2)被保険者(患者)は医療保険者から交付された健康保険証■を保険医療機関に提示して診療サービス(療養の給付)を受ける。その際に被保険者(患者)は保険医療機関に一部負担金を支払う。
(3)保険医療機関は審査支払機関に対し，診療報酬明細書(レセプト)により診療報酬を請求する。審査支払機関はその内容を審査し，医療保険者に審査済の請求書を送付する。審査支払機関は医療保険者から請求金額の支払いを受け，保険医療機関に診療報酬を支払う。医療費の

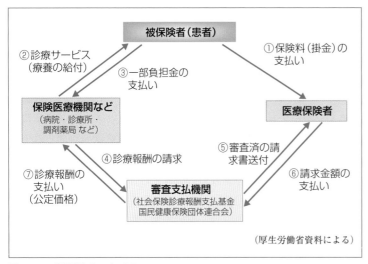

図5-2　保険診療のしくみ

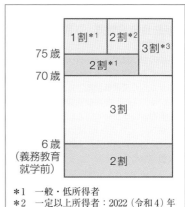

図5-3　医療費の患者負担割合

＊1　一般・低所得者
＊2　一定以上所得者：2022（令和4）年
　　　10月から課税所得28万円以上かつ
　　　年収200万円以上は2割負担
＊3　現役並み所得者

一部負担金の割合は年齢と所得により決まる（図5-3）✚。高額療養費制度✚により，療養費には月ごとの自己負担限度額が設けられている。

b 公費医療制度（公費負担医療）

公費医療制度は，社会保障制度の1つとして，国・地方自治体の公費により医療費の一部または全額が支払われるものである。公費医療制度には国家補償的性格，公衆衛生的性格，社会福祉的性格があり，法律によるものと予算措置によるものに分類できる（表5-3）。小児医療費や不育症医療費の助成など地方自治体独自の助成事業もある。

公費医療の種類によっては所得要件，一部自己負担，保険優先制度などが設けられている。窓口の多くは市区町村であるが，都道府県・保健所が担っているものもある。

c 医療費適正化対策

近年大きく変化した日本の医療を取り巻く環境に対応し，国民皆保険を維持し，医療制度を持続可能なものとするための構造改革が2006（平成18）年に行われた。医療費適正化対策とよばれるこの改革は，医療に要する費用（医療費）が過度に増大しないようにして，良質かつ適切な医療を効率的に提供する体制の確保を図るしくみである。この改革により，特定健康診査・特定保健指導および医療費適正化計画の策定などが**高齢者の医療の確保に関する法律**（高齢者医療確保法）に基づき始まった。

■医療費適正化と国民医療費

国民医療費とは，医療機関などで保険診療の対象となりうる傷病の治

✚ **プラス・ワン**

保険外併用療養費制度

評価療養
厚生労働大臣が定める高度の医療技術（先進医療，治験にかかる診療など）を用いた療養であり，保険収載されていないため保険給付の対象とすべきか評価する必要があるものである。

患者申出療養
患者の申出を起点とし，国内で実施されていない治験や先進医療について，臨床研究の拠点となる病院において安全性・有効性などを確認しつつ，身近な医療機関で迅速に受けられるようにする制度である。2016（平成28年）4月から開始された。

選定療養
被保険者の選定により，特別のサービス（差額ベッド，歯科の金合金，大病院初診・再診など）を受けるものであり，料金の掲示などの要件が定められている。保険導入を前提としていない。

オンライン資格確認
保険医療機関では患者来院時に窓口で健康保険証を確認する。患者の被保険者資格について有効期限や正しい所持者かどうかの確認を推進するため，マイナンバーカードを利用してオンラインで確認する「オンライン資格確認」（マイナンバーカードと健康保険証の一体化）が進められている。2024（令和6）年秋に健康保険証の廃止が予定されている。

表 5-3　公費医療制度

分類	公費医療制度の内容	
法律によるもの	・障害者の日常生活及び社会生活を総合的に支援するための法律(障害者総合支援法)の自立支援医療(精神通院医療, 更生医療, 育成医療) ・難病の患者に対する医療等に関する法律(難病法)の特定医療費 ・児童福祉法の小児慢性特定疾病医療費・療育給付(結核児童)・措置医療など ・感染症の予防及び感染症の患者に対する医療に関する法律(感染症法)の感染症医療(一類・二類感染症等の入院, 結核患者の入院・通院) ・精神保健及び精神障害者福祉に関する法律(精神保健福祉法)の措置入院 ・母子保健法の養育医療	・心神喪失等の状態で重大な他害行為を行った者の医療及び観察等に関する法律(医療観察法)による医療の給付 ・石綿による健康被害の救済に関する法律の医療費支給 ・公害健康被害の補償等に関する法律の療養手当など ・特定 B 型肝炎ウイルス感染症給付金等の支給に関する特別措置法の公費負担医療(定期検査費, 母子感染防止医療費) ・原子爆弾被害者に対する援護に関する法律の医療給付 ・麻薬及び向精神薬取締法の措置入院 ・生活保護の医療扶助など
予算措置によるもの	・肝炎治療特別促進事業(B 型・C 型慢性肝炎治療) ・ウイルス性肝炎患者等の重症化予防推進事業 ・肝がん・重度肝硬変治療研究促進事業	・不妊に対する特定治療支援事業(2022〔令和 4〕年度から保険適用) ・各自治体独自の医療費助成　など

療にかかった費用を各年度内において推計したものである。国民医療費に含まれるものは, 診療費, 薬局調剤医療費, 入院時食事・生活医療費, 訪問看護医療費などである✚。

2020(令和 2)年度の国民医療費は約 43.0 兆円である。診療種類別にみると, 入院 16.3 兆円(構成割合 38.0 %), 入院外 14.4 兆円(同 33.6 %), 歯科 3.0 兆円(同 7.0 %), 薬局調剤 7.6 兆円(同 17.8 %)である。国民医療費は増加傾向で, 社会保障制度改革において医療費適正化は重要な課題である。医療費の増加要因として, 高齢化の進展に伴う自然増のほか, 新規の医療技術や高額医薬品の保険収載などもあげられている。

❶ 特定健康診査・特定保健指導

特定健康診査・特定保健指導は, 生活習慣病を中心とした疾病予防と保険者による健診・保健指導の充実をめざし, 2008(平成 20)年度に開始された。医療保険者には毎年度, 40 〜 74 歳の加入者(被保険者, 被扶養者)を対象にした**特定健康診査**(以下, 特定健診)および, その結果により健康の保持に努める必要がある者を対象にした**特定保健指導**を実施することが義務づけられた(75 歳以上の後期高齢者については努力義務)。

特定健診・特定保健指導の適切・有効な実施のため, 国は「特定健康診査及び特定保健指導の実施に関する基準」を定め, 医療保険者は特定健康診査等実施計画を策定する。なお政府の「新経済・財政再生計画改革工程表 2021」(2021 年)では, 特定健診の実施率「2023 年度までに 70 % 以上」, 特定保健指導の実施率「2023 年度までに 45 %」の目標が掲げられている。厚生労働省は保険者機能の責任を明確にすることをめざし, 2017(平成 29)年度の実績から各保険者別の特定健診・保健指導の実施率を公表している。

表5-4　特定健康診査の内容

基本的な項目
①質問票(服薬歴, 喫煙歴など), ②身体計測(身長, 体重, BMI, 腹囲), ③血圧測定, ④理学的検査(身体診察), ⑤検尿(尿糖, 尿タンパク質), ⑥血液検査, ⑦脂質検査(中性脂肪, HDL コレステロール, LDL コレステロールまたは Non-HDL コレステロール), ⑧血糖検査(空腹時血糖または HbA1c, やむを得ない場合には随時血糖), 肝機能検査(AST〔GOT〕, ALT〔GPT〕, γ-GPT
詳細な健診の項目(一定の基準のもと, 医師が必要と認めた場合に実施)
①心電図検査, ②眼底検査, ③貧血検査(赤血球数, 血色素量, ヘマトクリット値), ④血清クレアチニン検査

特定健康診査・特定保健指導の情報は電子データで管理され, 健診・保健指導とレセプトの情報がひもづけされ, **レセプト情報・特定健診等情報データベース(NDB)**としてデータベース化されている🔳。

■特定健康診査

特定健診は, **メタボリックシンドローム(内臓脂肪症候群)**に着目した健康診査である。対象者は, 医療保険(国保・被用者保険)の 40 ～ 74 歳の被保険者・被扶養者で, その年度を通じて加入している者である。通院中の者も対象であるが, 妊産婦や長期入院者などは除外される。健康診査の項目を**表5-4**に示した。

労働安全衛生法による定期健康診断は, 特定健診より優先して実施され, 事業者から定期健康診断の結果を受けた医療保険者は, 特定健診を実施したことにできる。そのため定期健康診断には, 特定健診に相当する項目が含まれる。被用者保険(健保・協会けんぽ・共済など)の被扶養者が, 身近な機関で健診・保健指導を受けられるように, 「医療機関等の実施機関の代表」と「保険者の代表」が委任を受けた実施機関や保険者を代表して契約する「集合契約」のしくみが整えられている。

■特定保健指導🔳

特定保健指導は, 腹囲などにより内臓脂肪型肥満が疑われる者のうち, 血圧・血糖・脂質の健診結果および喫煙歴の 4 つの追加リスクの程度に応じて, **動機づけ支援**と**積極的支援**を実施する(図5-4)。特定健診の受診者全員に対して「**情報提供**」が行われる。なお, 高血圧, 糖尿病, 脂質異常で服薬中の者は特定保健指導の対象外である。

特定保健指導を行えるのは医師, 保健師, 管理栄養士である(暫定的に, 一定の実務経験がある看護師も特定保健指導を行うことができる)。

特定保健指導は 2018(平成 30)年度から, 実績評価時期の短縮を可能とすること, 初回面接と実績評価の同一機関要件を廃止すること, 初回面接の分割実施を可能とすることなど, 運用が見直されている。

② 医療費適正化計画

医療費適正化を推進するため, 国は「医療費適正化基本方針」を策定し,

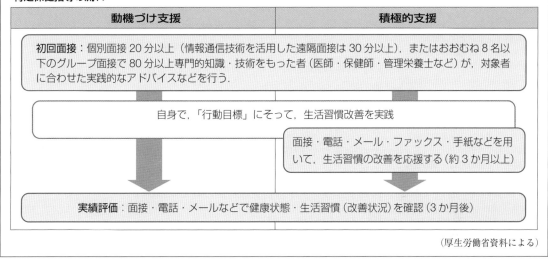

特定保健指導の選定基準

腹囲	追加リスク[1]	④喫煙歴[1]	対象[2]	
	①血糖 ②脂質 ③血圧		40-64 歳	65-74 歳
≧85 cm（男性） ≧90 cm（女性）	２つ以上該当		積極的支援	動機づけ 支援
	１つ該当	あり		
		なし		
上記以外で BMI≧25	３つ該当		積極的支援	動機づけ 支援
	２つ該当	あり		
		なし		
	１つ該当			

1) 追加リスクについては，次の基準で判定する。
　① 血圧：収縮期130 mmHg 以上かつ / または拡張期85 mmHg 以上，　② 血糖：空腹時100 mg/dL 以上，または HbA1c5.6% 以上，　③ 脂質：中性脂肪150 mg/dL 以上かつ / または HDL40 mg/dL 未満，　④ 喫煙歴の有無
2) 服薬中の者は，特定保健指導の対象としない。

特定保健指導の流れ

動機づけ支援	積極的支援

初回面接：個別面接20 分以上（情報通信技術を活用した遠隔面接は 30 分以上），またはおおむね８名以下のグループ面接で 80 分以上専門的知識・技術をもった者（医師・保健師・管理栄養士など）が，対象者に合わせた実践的なアドバイスなどを行う．

自身で，「行動目標」にそって，生活習慣改善を実践

面接・電話・メール・ファックス・手紙などを用いて，生活習慣の改善を応援する（約３か月以上）

実績評価：面接・電話・メールなどで健康状態・生活習慣（改善状況）を確認（3 か月後）

（厚生労働省資料による）

図 5-4　特定保健指導の選定基準と流れ

この方針に即して都道府県は「医療費適正化計画」を作成する。計画期間は，第 1 期（2008〔平成 20〕～ 2012〔平成 24〕年度）と第 2 期（2013〔平成 25〕〕～ 2017〔平成 29〕年度）が 5 年で，2018（平成 30）年度開始の第 3 期計画から 6 年となった。

医療費適正化計画の記載事項は次のとおりである。①医療費の見通し（必須記載事項），②健康の保持の推進に関する目標，具体的な取り組み，③医療の効率的な提供の推進に関する目標（②と③は任意記載事項）。

■医療費適正化計画の見直し

第 3 期（2018 ～ 2023 年度）の医療費適正化計画は次の考え方で作成する。①入院医療費は都道府県の医療計画（地域医療構想）に基づく病床機能の分化・連携の推進の成果を反映させて推計する。②外来医療費は糖尿病の重症化予防，特定健診・保健指導の推進，後発医薬品➕の使用促進，

プラス・ワン

後発医薬品の使用促進
政府の「新経済・財政再生計画」（2021年）では，後発医薬品（ジェネリック医薬品）の使用割合を高める取り組みを行う保険者を 100%とする目標が掲げられた。

医薬品の適正使用による，医療費適正化の効果を織り込んで推計する。政府の「新経済・財政再生計画改革工程表2021」(2021年)では，年齢調整後の1人あたり医療費の地域差半減を政策目標としている。

❸ データヘルス

　データヘルスとは，医療保険者が電子化されたレセプトなどの健康医療情報データを分析し，その結果をもとに実施する加入者の健康状態に即した効果的・効率的な保健事業のことである。特定健診やレセプトなどの健康・医療情報が電子化された，**レセプト情報・特定健診等情報データベース(NDB)や国保データベース(KDB)システム**などにより，健康・医療情報を活用した分析が容易になってきている。

　2014(平成26)年3月の「健康保険法等の保健事業の実施等に関する指針」の一部改正により，各保険者は健康・医療情報を活用し，PDCAサイクルにそった効果的・効率的な保健事業の実施計画(データヘルス計画)を策定したうえで，事業の実施および評価を行うこととされた。

　2017(平成29)年9月の「保健事業の実施計画(データヘルス計画)策定の手引き」の改正により，2018(平成30)年度から計画期間は6年となった。

　また，データヘルス改革の一環により，オンライン資格確認等システムを活用した特定健診データなどの保険者間の引き継ぎや，本人がマイナポータルやPHRサービス(個人の健康データの履歴を管理する健康管理サービスのこと)を活用し，特定健診などの記録の経年的な推移を確認できるシステムの整備が図られている。

❹ インセンティブ

■保険者へのインセンティブ

　2018(平成30)年度の医療保険制度改革により，保険者への**インセンティブ**(行動を促す動機づけ)が，各保険者の特性に応じた制度として設けられている✚。たとえば国民健康保険においては，評価指標に基づき医療費適正化の努力をする自治体(市町村，都道府県)に交付金が交付される制度として**保険者努力支援制度**がある。この制度は2018(平成30)年度から本格実施されている。2020(令和2)年度から，予防・健康インセンティブの強化(配点割合の引き上げ)や成果指標の拡大(糖尿病などの重症化予防のアウトカム指標〔検査値の変化等〕)などの抜本的強化が図られている。

■個人・経営者に対するインセンティブ

　医療保険者などが被保険者個人の健康づくりの取り組みや成果に対しポイントを与え，そのポイント数に応じた報奨を設けるなど個人へのインセンティブを実施している。厚生労働省は，「個人の予防・健康づくりに向けたインセンティブを提供する取組に係るガイドライン」(2016

〔平成28〕年）のなかで，健康づくりへの各個人の関心を喚起し，1人ひとりが健康づくりの第一歩を踏み出すきっかけづくりとなるよう，インセンティブの提供を推進している。

経営者に対するインセンティブとして，経済産業省から「健康経営に関する情報発信の手引き」や「企業の『健康投資』ガイドブック〜連携・協働による健康づくりのススメ〜」がまとめられている。この背景には，「取り組みに必要な経費は単なるコストではなく，将来に向けた投資である」[1]とする「健康投資」の考え方があり，健康投資を効果的・効率的に実施するうえで，コラボヘルス（企業と保険者が連携し，一体となって予防・健康づくりに取り組むこと）が重視されている✚。

■医療保険制度改革関連法

2015（平成27）年に成立した持続可能な医療保険制度を構築するための国民健康保険法等の一部を改正する法律（医療保険制度改革関連法）により，2016（平成28）年度から紹介状なしの大病院受診時の定額負担が✚，2018（平成30）年度から市町村国民健康保険の都道府県による財政運営などが始まった。

2019（令和元）年の健康保険法等の一部改正により，高齢者の保健事業と介護予防の一体的な実施や，医療保険レセプト情報等データベース（NDB）と介護保険レセプト情報等のデータベース（介護DB）の連結解析などが図られている。

② 医療提供体制の管理と整備

医療は，治療だけではなく，疾病予防の措置やリハビリテーションを含み，病院・診療所・介護老人保健施設・調剤薬局・居宅などにおいて医療提供施設の機能に応じ効率的に，かつ，保健・福祉などの関連サービスとの有機的な連携を図りつつ提供される。

ⓐ 医療関連法規

医療提供体制の根幹をなす法律として医療法がある。医療法において医療は生命の尊重と個人の尊厳の保持を重んじ，医療の担い手と医療を受ける者との信頼関係に基づき，医療を受ける者の心身の状況に応じて行われ，国民みずからの健康の保持・増進のための努力を基礎として，医療を受ける者の意向を十分に尊重して提供されなければならないことと規定されている。医療法は病院・診療所・助産所の開設・管理・施設整備，行政や医療従事者の責任などについても規定している。

医療法のほかに，医薬品，医療機器等の品質，有効性及び安全性の確保等に関する法律，麻薬及び向精神薬取締法などの医薬品に関する法規や，労働基準法，労働安全衛生法などの労働に関する法規，健康保険法，

表 5-5　おもな医療従事者の資格法

医師法	言語聴覚士法
歯科医師法	視能訓練士法
薬剤師法	義肢装具士法
保健師助産師看護師法	精神保健福祉士法
栄養士法	歯科衛生士法
診療放射線技師法	歯科技工士法
臨床検査技師等に関する法律	あん摩マッサージ指圧師，はり師，きゆ
臨床工学技士法	う師等に関する法律
理学療法士及び作業療法士法	柔道整復師法
	公認心理師法

国民健康保険法などの医療保険に関する法規など，さまざまな医療関係法規がある。また，各医療職の資格法により，資格の欠格条項（欠格事由）✛，免許の登録（籍）・届出・取消し，試験の受験資格，業務✛などが規定されている。おもな医療職種の資格法を表 5-5 に示す。

■医療行為

　医業とは医療行為を「業」として行うことである。「業」とは「不特定者に対して，反復継続する意思をもって行う行為」をいう。たとえば，患者自身や家族が行うインスリン注射は「不特定者」にあたらず，医業にはならない。看護師は不特定者に対するため，医師の指示がなければ医療行為を行うことができない✛。ただし，医師の指示があっても，X 線撮影や調剤など有資格者しかできない医療行為は行えない。応急の手当は反復継続する意思によるものではないため，医師の指示を得なくとも緊急避難的に行う医療行為として可能である。なお，体温測定，自動血圧測定，パルスオキシメーター装着，軽微な傷のガーゼ交換，軟膏塗布，坐薬挿入，湿布貼付，点眼などは医療行為にはあたらない。

ⓑ おもな医療提供施設

❶病院，診療所，助産所

　医療法では，医師・歯科医師が，公衆または特定多数人のため医業・歯科医業を行う場所として，① 20 人以上の患者を入院させる施設をもつものを**病院**と定義し，②入院施設をもたないものまたは 19 人以下の患者を入院させる施設をもつものを**診療所**と定義している。診療所には一般（医科）診療所と歯科診療所がある。

　2021（令和 3）年における医療施設数は 18 万 396 施設であり，前年より 1672 施設増加している（表 5-6）。また，医療法で規定される病床は，**一般病床，療養病床，精神病床，結核病床，感染症病床**である。2021（令和 3）年における全病床数は 158 万 3783 床であり，前年より 9850 床減少している（表 5-7）。

表5-6 医療施設の種類別にみた施設数の推移 (各年10月1日現在)

項目	2005年	2010年	2015年	2019年	2020年	2021年
総数	173,200	176,878	178,212	179,416	178,724	180,396
病院	9,026	8,670	8,480	8,300	8,238	8,205
精神科病院[1]	1,073	1,082	1,064	1,054	1,059	1,053
一般病院	7,952	7,587	7,416	7,246	7,179	7,152
一般診療所	97,442	99,824	100,995	102,616	102,612	104,292
歯科診療所	66,732	68,384	68,737	68,500	67,874	67,899

1) 2006年に,「精神病院」は「精神科病院」に改められた。
(資料　厚生労働省「医療施設(動態)調査・病院報告の概況」)

表5-7 病床の種類別にみた病床数の推移 (各年10月1日現在)

項目	2005年	2010年	2015年	2019年	2020年	2021年
総数	1,798,637	1,730,339	1,673,669	1,620,097	1,593,633	1,583,783
病院	1,631,473	1,593,354	1,565,968	1,529,215	1,507,526	1,500,057
精神病床	354,296	346,715	336,282	326,666	324,481	323,502
感染症病床	1,799	1,788	1,814	1,888	1,904	1,893
結核病床	11,949	8,244	5,496	4,370	4,107	3,944
療養病床	359,230	332,986	328,406	308,444	289,114	284,662
一般病床	904,199	903,621	893,970	887,847	887,920	886,056
一般診療所	167,000	136,861	107,626	90,825	86,046	83,668
歯科診療所	164	124	75	57	61	58

(資料　厚生労働省「医療施設(動態)調査・病院報告の概況」)

プラス・ワン

公的医療機関
医療機関には大きく分けて民間の医療機関と公的医療機関がある。公的医療機関は医療法で規定され,都道府県・市町村・地方独立行政法人が運営している医療機関(公立病院),厚生労働大臣が定める者の開設する医療機関(赤十字病院,済生会病院,厚生連病院,労災病院など)があり,都道府県施策に対する協力義務がある。地域医療構想をふまえた病院改革が進められている。

医療法人
医療法人は病院,医師もしくは歯科医師が常時勤務する診療所または介護老人保健施設の開設を目的として設立される法人で,都道府県の許可が必要である。医療法人は営利性が否定され,剰余金の配当がみとめられていない。医療法人には医療関係者の養成・再教育や研究所のほか,さまざまな附帯業務がある。
医療法では,救急医療・へき地医療・周産期医療など,とくに地域で必要な医療の提供を担う医療法人を対象とする**社会医療法人**(経営目的であれば一部の収益事業が可能),医療機関相互間の機能の分担および業務の連携推進を図る**地域医療連携推進法人**についても規定している。

特定機能病院と地域医療支援病院
特定機能病院
①高度の医療の提供,②高度の医療技術の開発・評価,③高度の医療に関する研修,④高度な医療安全管理体制の役割をもつ。400床以上の病床保有,紹介患者中心の医療提供,英語論文数が年70件以上などの要件があり,厚生労働大臣が個別に承認している(2022〔令和4〕年12月1日時点で88病院,うち大学病院本院79病院)。
地域医療支援病院
①紹介患者に対する医療の提供,②医療機器の共同利用の実施,③救急医療の提供,④地域の医療従事者に対する研修の役割をもつ。原則200床以上の病床保有,紹介患者中心の医療提供などの要件があり,都道府県知事が個別に承認している(2022〔令和4〕年9月時点で685病院)。

　助産所は助産師が公衆または特定多数人のためその業務(病院または診療所において行うものを除く)を行う場所である。10人以上の入所施設を有してはならないこと,嘱託医師を定めること,助産・保健指導方針の説明などが医療法により規定されている。

② 開設などの基準

　日本では施設基準を満たせば,どこでも自由に医療機関を開業可能とする自由開業制が採用されているが,病院を開設する場合や医療法人などが診療所を開設する場合は都道府県の許可が必要である(病院の開設許可は政令指定都市に権限委譲されている。2017〔平成29〕年度から診療所の病床などの設置許可も同様である)。

　医療法により,医療機関の設備や人員の基準が定められており,基準を満たさない場合は是正や業務停止の命令などがある。特別な機能をもつ病院として**特定機能病院**,**地域医療支援病院**などが規定されている。

c 医療従事者の現況

　医療従事者の資格の多くが厚生労働大臣免許(大臣が交付)である。准看護師と栄養士は都道府県知事免許(知事が交付)であるが,法律に規定される資格として全国で通用する。

表5-8　おもな医療関係者届出・就業数と率　　　　（2020〔令和2〕年末現在）

職種	人員数（人）	増減率(%)[1]	率（人口10万対）
保健師	55,595	5.0	44.1
助産師	37,940	2.8	30.1
看護師	1,280,911	5.1	1,015.4
准看護師	284,589	△6.5	225.6
医師[3]	339,623	3.8	269.2
歯科医師[3]	107,443	2.4	85.2
薬剤師[3]	321,982	3.4	255.2
歯科衛生士	142,760	7.6	113.2
歯科技工士	34,826	1.0	27.6
あん摩マッサージ指圧師	118,103	△0.7	93.6
はり師	126,798	4.1	100.5
きゅう師	124,956	4.3	99.1
柔道整復師	75,786	3.8	60.1

1）増減率は対2018（平成30）年である。
2）医師・歯科医師，薬剤師は就業者以外も含む。

■届出と医療従事者の概況

医師・歯科医師・薬剤師は各資格法に基づく届出義務があり，隔年で届出票を集計した「医師・歯科医師・薬剤師統計」が行われている。看護職については保健師助産師看護師法により，隔年で業務従事者のみの届出が行われている。これらの医療従事者の概況については，**表5-8**に示した。2020（令和2）年末現在における就業している保健師数は5.6万人，助産師数は3.8万人，看護師数は128.1万人，准看護師数は28.5万人である。

看護職員確保対策として，**看護師等の人材確保の促進に関する法律**により，2015（平成27）年10月から看護師等免許保持者の届出制度が始まった。この制度により，仕事についていない看護師など免許保持者は都道府県ナースセンターへ届け出ることになった➕。

d　医療機関への立入検査

医療法第25条により，都道府県などは，必要時に，病院・診療所・助産所に対し報告を命じ，または立入り，人員・清潔保持の状況，構造設備，診療録，帳簿書類などを検査させることができる。立入検査（医療監視）は都道府県知事等が任命した保健所などの医療監視員が行い，病院に対しては原則年1回実施される。検査項目（**表5-9**）の不適合事項があるときは，医療機関開設者または管理者に対して当該事実を通知するとともに，改善計画書の提出を求めることも含め，改善のために必要な指導が行われる。なお，医療機関への立入検査には，広告➕に関するもの（同法第6条の8）や医療法人に関するもの（同法第63条）もある。

表 5-9　立入検査のおもな検査項目*

①医療従事者(従事者数, 免許証など)	⑤防火・防災体制(防火管理者・消防計画, 防火・消火用設備, 消火訓練・避難訓練など)
②管理(職員の健康管理, 医薬品の取扱い, 手順書に基づく業務, 指針の整備など)	
③帳票・記録(諸記録の整理保管など)	⑥放射線管理(管理区域, 標識, 従事者の被ばく防止, 線量測定など)
④業務委託(感染性廃棄物処理, 検体検査, 給食, 寝具類, 医療機器, 医療ガスなど)	

＊2019(令和元)年度の立入検査要綱の改正では, サイバーセキュリティ対策や医療機関における暴言・暴力などのハラスメント対策なども追加された。

③ 医療安全対策

＋ プラス・ワン

医療安全推進週間, 世界患者安全の日
11月25日を含む1週間を「医療安全推進週間」と位置づけ, 医療の安全に向けたさまざまな事業が実施され, 「患者の安全を守るための医療関係者の共同行動(PSA；patient safety action)」が推進されている。なお, 2019年のWHO総会で, 9月17日が「世界患者安全の日」(WPSD；world patient safety day)と制定された。

特定機能病院などの医療安全対策
特定機能病院の医療安全対策としては, 医療安全管理者および医療安全管理部門を設けること, 日本医療機能評価機構が運営する医療事故情報収集等事業への参加義務などが規定されている(医療法施行規則)。また, 医療安全対策の強化のため, ①病院長の医療安全業務経験の必須化, ②医療安全管理責任者の配置, ③医療安全管理部門に専従の医師・薬剤師・看護師の配置の義務化などの承認要件が設定されている。
がん診療連携拠点病院などにも「がん診療連携拠点病院等の整備に関する指針」により高度な医療安全管理が要請されている。

医療事故情報収集等事業
医療機関からのヒヤリ・ハット事例や医療事故情報を収集・分析・共有している。日本医療機能評価機構に委託されている。

ⓐ 医療安全対策

1 都道府県等による医療安全対策

　国ならびに都道府県・保健所設置市・特別区(以下, 都道府県等という)には医療法により, 医療安全に関する情報提供, 研修, 意識啓発, その他の措置の努力義務規定がある。医療計画でも医療の安全の確保に関する事項を記載することとされている。

　都道府県等では医療機関への立入検査を行い, 医療安全確保の状況をチェックするとともに, **医療安全支援センター**を設置している。医療安全支援センターでは, 医療についての苦情への対応, 相談・助言, 医療安全に関する研修および普及・啓発などが行われている✚。

2 医療機関における医療安全対策

　医療法では, すべての病院・診療所・助産所に組織として医療安全を確保するための措置(医療安全確保指針の策定, 職員に対する医療安全管理研修,医療安全管理委員会の開催,事故報告など)を義務づけている。医療安全対策✚には, 院内感染制御や医薬品・医療機器の安全管理なども含まれている。また, 医療事故情報収集等事業✚が行われている。

3 医療事故調査制度

　2015(平成27)年10月, 医療事故調査制度が開始された。この制度は, 医療事故が発生した場合, その医療機関が院内調査を行い, その調査報告を民間の第三者機関(医療事故調査・支援センター〔日本医療安全調査機構〕)が収集・分析するものである。この制度の対象となる医療事故は, 「医療機関に勤務する医療従事者が提供した医療に起因し, 又は起因すると疑われる死亡又は死産であって, 当該医療機関の管理者がその

産科医療補償制度
分娩に関連した医療事故(医療機関・医師の過失・過誤を伴うもの,伴わないものの両方を含む)により,発症した重度脳性麻痺児とその家族の経済的負担をすみやかに補償するとともに,発症の原因分析を行い,再発防止に資する情報を提供するものである。日本医療機能評価機構が運営組織となり,紛争の防止・早期解決および産科医療の質の向上を図っている。

院内感染対策委員会
医療機関における院内感染対策の最終的な意思決定機関。診療部門や看護部門など各部門の代表者で構成され,「院内感染対策マニュアル」の整備,職員への組織的な対応方針の指示・教育,部門間の感染症情報の共有体制の確立などの中心を担う。

感染制御チーム(ICT)
ICT は infection control team の略。ICT は病床規模の大きい医療機関の多くに設置されている。
医師・看護師・薬剤師・臨床検査技師などの職種からなる。

死亡又は死産を予期しなかったもの」(医療法第6条の10)である。2019(平成31)年には厚生労働省より,「医療事故調査制度における解剖等調査の適切な選択・実施」についての要請がなされている。

なお,分娩に関連した医療事故に関して2007(平成19)年1月,**産科医療補償制度**が開始されている✚。

b 院内感染対策

院内感染とは,医療機関において患者や医療従事者が新たに感染症に罹患することである。院内感染は患者・医療従事者・医療機器・環境を媒介して感染することが多く,その対策は,個々の医療従事者の判断にゆだねるのではなく,医療機関全体として取り組むことが求められる。また,地域の医療機関間でネットワークを構築し,院内感染発生時にも各医療機関が適切に対応できるように相互に支援する体制の構築も必要である。

1 院内感染対策推進の経緯

近年,院内感染対策がクローズアップされ,さらに,バンコマイシン耐性腸球菌などの薬剤耐性菌の問題から,院内感染対策の広範なアプローチとして薬剤耐性菌の恒常的なサーベイランスが求められた。こうして2000(平成12)年に**院内感染対策サーベイランス事業**が開始され,全国の医療機関での院内感染の発生状況,薬剤耐性菌の分離状況,その感染症の発生状況などの情報を提供することを目的に実施されている。

2004(平成16)年度にはさらに院内感染予防体制の整備として,①院内感染対策中央会議が設置され,②院内感染地域支援ネットワーク事業が開始された。**院内感染対策中央会議**は,院内感染対策の強化のため,院内感染の状況や,院内感染に関する各種の総論的提言から,院内感染対策の専門家による各論的な技術的検討まで行うものであり,年に1～2回開催されている。**院内感染地域支援ネットワーク事業**とは,院内感染対策が遅れている中小病院などに対し地域の支援体制の整備を図るため地域の専門家のネットワークを構築し,中小医療機関がすみやかに相談・助言できる体制を整備するものである。

2007(平成19)年度には医療法の改正により,「医療安全の確保」として医療機関に義務づけられた体制整備のうち,院内感染対策の推進に関するものは次の事項である。①院内感染対策のための指針の策定,②院内感染対策のための委員会✚の開催,③院内感染対策のための研修の実施,④当該病院における感染症発生状況の報告など院内感染対策の推進を目的とした改善方策の実施。

2011(平成23)年度には,院内感染対策中央会議の提言を受け,「医療機関等における院内感染対策に関する留意事項」がまとめられた。この

通知のおもな内容は，①感染制御の組織化としての感染制御チーム■の設置，②医療機関間の連携構築，③アウトブレイク時を疑う基準，保健所への報告の目安などである。さらに，2014（平成26）年には，「医療機関等における院内感染対策に関する留意事項」が改められ，院内感染のアウトブレイクの定義や介入基準などが示された。

2015（平成27）年には，「薬剤耐性対策に関する提言」が院内感染対策中央会議によりまとめられた。この提言は抗菌薬の適正使用についての提言を示したものである■。

4 医療対策と医療提供体制

医療は社会の重要かつ不可欠な資産であり，医療提供体制は国民の健康を確保するための重要な基盤となっている。2003（平成15）年の「医療提供体制の改革ビジョン」以後，医療制度を将来も持続可能なものとして，良質かつ適切な医療を効率的に実施するための医療提供体制の構築をめざす改革が行われている。

a 医療計画と地域医療構想

1 医療計画

医療計画は，都道府県が地域の実情に応じて体系的に医療提供体制を確保するための行政計画である。医療法では，都道府県に対し，国が定める基本方針および，地域の実情に応じた医療計画の策定を義務づけ，計画に記載する事項が規定されている（表5-10）。2014（平成26）年の医療法改正で，地域医療構想，地域医療支援センター事業に関する事項などが医療計画の記載事項に追加され，医療計画の策定・変更には保険者協議会■の意見を聴かなければならない規定などが設けられた。

2018（平成30）年度開始の第7次計画から，計画期間は6年（従来は5年）に変更された。医療計画は，中間年（3年）で必要な見直しを行うことで，介護保険事業（支援）計画（3年計画）や障害（児）福祉計画（3年計画）などと一体的に推進されることになった。第8次医療計画（2024年度〜）の策定において，都道府県がん対策推進計画や都道府県循環器病対策推進計画などの政策的に関連が深い計画（医療関係計画）で定める内容が，医療計画に定める内容と重複する場合には，医療計画と医療関係計画を一体のものとして策定することが可能とされた。

■5疾病，6事業，在宅医療

医療計画には5疾病（がん，脳卒中，心筋梗塞などの心血管疾患，糖尿病，精神疾患），6事業（救急医療，災害時における医療，新興感染症などの感染拡大時の医療■，へき地の医療，周産期，小児医療）および

表5-10　医療計画の記載事項（医療法第30条の4第2項，第3項）

①5疾病（がん，脳卒中，心血管疾患，糖尿病，精神疾患）・6事業（救急医療，災害医療，感染拡大時医療，へき地医療，周産期医療，小児医療）・在宅医療に関する事項
②5疾病・6事業・在宅医療の確保に係る医療連携体制に関する事項
③医療連携体制における医療提供施設の機能に関する情報の提供の推進に関する事項
④生活習慣病その他厚生労働省令で定める疾病の治療または予防に係る事業に関する事項
⑤6事業の確保に必要な事業に関する事項
⑥在宅医療の確保に関する事項
⑦構想区域における地域医療構想に関する事項
⑧地域医療構想の達成に向けた病床の機能の分化および連携の推進に関する事項
⑨病床の機能に関する情報の提供の推進に関する事項
⑩外来医療に係る医療提供体制の確保に関する事項
⑪医療従事者の確保に関する事項
⑫医療の安全の確保に関する事項
⑬二次医療圏・三次医療圏の設定に関する事項
⑭基準病床数に関する事項
⑮地域医療支援病院の整備など機能を考慮した医療提供施設の整備目標に関する事項
⑯その他医療提供体制の確保に関し必要な事項

在宅医療の各疾病・事業ごとに医療機能を担う医療機関などの名称を含めて記載して，医療連携体制を構築する。厚生労働省は，「疾病・事業及び在宅医療に係る医療体制構築に係る指針」（2023〔令和5〕年改正）を示し，評価指標（ストラクチャー，プロセス，アウトカム）を設けて，5疾病・6事業および在宅医療のPDCAサイクルを効果的に機能・推進させる医療計画を策定することを推進している。

2018（平成30）年の医療法改正により，都道府県は**医師確保計画**（153ページ参照）を策定し，地域の外来医療機能の偏在・不足などの対応（**外来医療計画**✚）について関係者と協議することとなった。

■医療圏

医療圏とは，病院および診療所の病床の整備を図るべき地域的単位のことである。医療法により，国が定める「医療提供体制の確保に関する基本方針」（2017〔平成29〕年改正）に即して，二次医療圏と三次医療圏を定めることが規定されている。**二次医療圏**は，自然条件（地理的条件など），社会的条件（交通事情など）および患者の受療動向を考慮し，一体の区域として一般の入院に係る医療」を提供する体制の確保を図る地域の単位のことである（2021〔令和3〕年10月時点で335医療圏）。**三次医療圏**は，臓器移植などの「特殊な医療」を提供する地域単位（都府県ごとに1圏域で，北海道は6圏。計52医療圏）である。

一次医療圏は医療法で規定されていないが，身近な医療を提供する圏域であり，市町村単位をさすことが多い。5疾病・6事業および在宅医療に係る医療連携体制を構築する際は，二次医療圏を基本に，患者の移動状況や地域の医療資源などの実情に応じ弾力的に設定される。

■基準病床数

医療計画における基準病床数は，病床過剰地域から非過剰地域へ誘導することにより，病床の地域的偏在を是正し，一定水準以上の医療を確保することを目的とするものであり，規制的性格と整備目標としての性格の両面をもつ。基準病床数は全国統一の算定式により算定される。すなわち，一般病床と療養病床✚は二次医療圏単位で計算し設定され，精

✚ **プラス・ワン**

外来医療計画
二次医療圏を対象区域とする，外来医師偏在指標と外来医師多数区域の設定などの内容を盛り込んだ計画を策定する（2023年度までは4年ごとに，2024年度以降は3年ごとに見直し）。

療養病床の再編
療養病床には，医療療養病床（医療保険から給付）と介護療養病床（介護療養）がある。療養病床は老人保健施設などへの転換先として，2018（平成30）年度に慢性期の医療・介護ニーズに対応する新たなサービス類型（**介護医療院**）が設けられた。

構想区域
病床の機能分化・連携を推進することが適当であると認められる地域的な単位となる一体の区域のこと。二次医療圏を原則に，将来の人口規模，患者の受療動向，基幹病院までのアクセスなどを考慮して設定する。高度急性期は他の構想区域での提供も検討するが，急性期（一部除く），回復期，慢性期は構想区域内で完結することをめざす。

地域医療を話し合う会議

・**都道府県単位の会議**
・都道府県医療審議会(医療法第72条)：都道府県知事の諮問に応じ，当該都道府県における医療を提供する体制の確保に関する重要事項を調査・審議する。
・地域医療対策協議会(医療法第30条の23)：医師の確保対策のために協議をする場である。
・**二次医療圏単位などの会議**
・圏域連携会議(医療計画作成指針)：圏域ごとに関係者が具体的な連携について協議する。
・地域医療構想調整会議(医療法第30条の14)：医療計画で定める将来の病床数の必要量を達成する方策など地域医療構想の達成に必要な事項を協議する。

病床機能再編支援事業
2021(令和3)年の医療介護総合確保促進法改正により，地域医療介護総合確保基金に病床機能再編支援事業を位置づけ，再編を行う医療機関に対する税制優遇措置を講じている。

基準病床数と必要病床数
医療計画における基準病床数は，地域で必要な病床種別の病床数である。既存病床数が基準病床数をこえる地域では病院の開設・増床を許可しない(特定病床などの特例あり)。地域医療構想の必要病床数は一般病床と療養病床についての，2025年における医療機能別の病床数の必要量である。都道府県知事は必要病床数をこえた医療機能に転換しようとする医療機関に中止を命令できる。

機能報告制度
病床機能報告制度のほかに次の機能報告制度がある。
・**外来機能報告制度**
医療機関に対し紹介受診重点医療機関(医療資源を重点的に活用する外来)の報告を求める制度である。医療法改正により2022(令和4)年度に始まった。
・**かかりつけ医機能報告制度**
2023(令和5)年の医療法改正により，かかりつけ医機能(身近な地域における日常的な診療，疾病の予防措置などの医療を行う機能)が規定され，この機能の報告制度が2025年度より開始される。

神病床・結核病床・感染症病床は都道府県単位で設定される。

② 地域医療構想と病床機能報告制度

■地域医療構想

　2014(平成26)年に公布された**地域における医療及び介護の総合的な確保を推進するための関係法律の整備等に関する法律**(医療介護総合確保推進法)により，医療法や介護保険法などの関係法律が一体的に整備された。この医療法改正により，新たに医療計画に追記することになったのが，**地域医療構想**である。

　地域医療構想とは，医療需要の動向，医療従事者・医療機関の配置状況などを考慮して**構想区域**を設定し，各構想区域の2025(令和7)年における一般病床と療養病床について4機能(高度急性期，急性期，回復期，慢性期)ごとの必要病床数や在宅医療などの必要量を推計し策定するものである。都道府県は2016(平成28)年度までに医療計画の一部として地域医療構想を策定し，地域医療構想の達成のため，二次医療圏などを単位として既存の圏域連携会議などを活用し，「地域医療構想調整会議」を設置し協議を行う。

　厚生労働省は診療実績データの分析から「診療実績が少ない」とされた公的医療機関などについて，地域医療構想調整会議で協議し，他の医療機関との再編統合などについての合意を得るよう求めており，地域医療構想の実現のために病床ダウンサイジング支援(病床削減や統廃合に伴う財政支援)も図られている。

　また，めざすべき医療提供体制を実現するために**地域医療介護総合確保基金**などを活用した施策について事業計画(都道府県計画および市町村計画)を策定し記載する。地域医療介護総合確保基金は，2014(平成26)年度に，医療介護総合確保推進法に基づいて都道府県に設けられた。

■病床機能報告制度

　病床機能報告制度は医療法第30条の13に基づき，地域における医療機能の分化・連携を目的に，2014(平成26)年度から開始された。一般病床または療養病床を有する医療機関を対象に，当該病床が担っている医療機能の現状(毎年7月1日時点)と今後(2025年の予定)について，病棟単位で4機能(高度急性期，急性期，回復期，慢性期)のうちから1つを選択し，構造設備・人員，配置や，入院患者に提供する医療の内容などとあわせて都道府県に報告する。この報告をもとに都道府県は医療計画における地域医療構想を策定し，策定後においては毎年度の病床機能報告の集計数と地域医療構想における将来の必要病床数を比較することで，この構想の達成に向けた取り組みが進められている。

　地域医療構想の実現に向けて示されたのが，①構想区域内の医療機関の自主的な取り組みと，②地域医療構想調整会議を活用した医療機関相互の協議により，医療機関は地域における病床機能の分化と連携におけ

る自院の位置づけを確認することであり，③地域医療介護総合確保基金を活用し病床機能分化のしくみづくりおよび，都道府県知事権限➕に基づく対応により進めることである。

ⓑ 医療計画における 5 事業

1 救急医療

　日本の救急医療は，対象の救急度・重症度に対応した階層状の体制がつくられている➕。初期救急医療機関は，外来診療による対応を行うもので，**在宅当番医制や休日夜間急患センター**などが担当している。二次救急医療機関は，重症の救急患者の医療を行うもので，**病院群輪番制病院や共同利用型病院**などが対応している。三次救急医療機関は，重篤な救急患者に対し，高度な医療を総合的に提供するもので，**救命救急センター**などが担当している。

　近年は，救急搬送と救急医療の連携の確保にあたってのメディカルコントロール体制➕の充実・強化や，精神科救急医療と一般救急医療との連携体制の確保が重要な課題になっている。また，軽症者の救急受診も課題であり，上手な医療のかかり方の普及・啓発のほか，子ども医療電話相談事業(電話番号 #8000)，救急安心センター事業(同 #7119)による電話相談窓口が設置されている。そのほかに自動体外式除細動器(automated external defibrillator：AED)の適正配置と普及・啓発が図られている。

2 災害時における医療

　大規模災害発生時に，行政・医療機関が相互に必要な情報の収集・提供を行うため運用されているシステムには，**広域災害救急医療情報システム**(Emergency Medical Information System：EMIS)がある。また災害時にライフラインを確保しつつ重症患者の治療を行い，現地へ医療チームを派遣する医療機関として，**災害拠点病院**(基幹災害拠点病院は都道府県ごとに，地域災害拠点病院は二次医療圏ごとに設置する)が整備されている。また，**災害派遣医療チーム**(Disaster Medical Assistance Team：DMAT)，**災害派遣精神医療チーム**(Disaster Psychiatric Assistance Team：DPAT)，**日本医師会災害医療チーム**(Japan Medical Association Team：JMAT)などの医療チームが整備されている。

　災害発生時に航空搬送対象患者を一時収容するための臨時の医療施設である**航空搬送拠点臨時医療施設**(Staging Care Unit：SCU)の整備も進められている。大規模災害時の保健医療活動に係る体制の整備として2017(平成 29)年から**災害医療コーディネーター**➕や災害時小児周産期リエゾン➕の任命が進められている。2019(令和元)年からは都道府県にお

災害時小児周産期リエゾン

災害発生時に，都道府県が小児・周産期医療についての総合調整を適切かつ円滑に行えるよう，都道府県の保健医療調整本部で都道府県災害医療コーディネーターをサポートする。都道府県が任命する。

無医地区

医療機関のない地域で，当該地区の中心的な場所を起点として，おおむね半径4kmの区域内に50人以上が居住している地区であって，かつ容易に医療機関を利用することができない地区のこと。

2022（令和4）年10月31日時点で，全国に無医地区は557地区，無歯科医地区は784地区ある。

院内助産・助産師外来

・**院内助産**：助産師が緊急対応可能な医療機関において助産ケアを行う体制のことである。助産師は，妊産褥婦（妊娠期～産褥1か月ごろ）とその家族の意向を尊重しつつ，正常・異常の判断を行う。

・**助産師外来**：助産師が産科医師と役割分担をし，健康診査や保健指導を行うことをいう。産科医師が健康診査を行い，助産師が保健指導・母乳外来のみを行うような場合は助産師外来とはならない。

オープンシステム・セミオープンシステム

・**オープンシステム**：妊婦健診を担当した地域の医師・助産師が，その妊婦の分娩時に，連携病院に出向き，出産に対応するシステム。

・**セミオープンシステム**：健診は地域の診療所で行い，分娩は連携病院で行い，連携病院の医師・助産師が対応するシステム。

いて災害時に精神科医療を提供する中心的な役割を担う**災害拠点精神科病院**の指定が図られている。

③ へき地の医療

山村や離島などのへき地における医療は，国が示す策定指針に基づき，各都道府県が地域の実情に応じた計画を策定し（医療計画に統合），確保されてきた。おもなへき地の医療対策を次に示す。

- ・**へき地医療支援機構**を都道府県単位に設置する（同機構と地域医療支援センターの統合も検討）。同機構は，へき地診療所などからの代診医の派遣要請など，広域的なへき地医療支援事業の企画・調整を行う。
- ・**へき地医療拠点病院**，は，へき地診療所への医師派遣，へき地診療所のない無医地区➕などを対象とした巡回診療などを，都道府県単位で指導・調整する。
- ・**へき地診療所**・**へき地保健指導所**の整備を行う。
- ・**へき地巡回診療車**による巡回診療を実施する。
- ・情報通信技術（ICT），ドクターヘリなどを活用する。

④ 周産期医療

妊娠・分娩に関する母体・胎児管理と出生後の新生児管理を行う周産期医療においては，地域の総合的な周産期医療体制の整備と，安心して子どもを産み育てられる環境整備が図られている。周産期医療体制としては，原則として三次医療圏に1か所，**総合周産期母子医療センター**が整備されている（2023〔令和5〕年4月時点で112施設）。同センターは，一定以上の規模の**母体・胎児集中治療室**（maternal-fetal intensive care unit：**MFICU**）および**新生児集中治療室**（neonatal intensive care unit：**NICU**）を備え，ハイリスク妊娠に対する医療や高度な新生児医療を提供する。地域の実情に応じて，比較的高度な周産期医療を実施する**地域周産期母子医療センター**が整備されている（2023〔令和5〕年4月時点で295施設）。医療の質向上と安全性確保のため，周産期医療の集約化・重点化が進んでいる。

安心して子供を産み育てる環境整備としては，産科合併症以外の合併症を有する母体に対応する救急医療や精神医療などとの連携体制の確保とともに，NICUを退出した児の療養・療育支援の構築などが図られている。助産師➕を含む地域の医療従事者の活用および，診療所や助産所などとリスクの高い分娩を扱う病院との機能分担および業務の連携➕も重要である。

⑤ 小児医療

小児医療対策について都道府県は地域の実情に応じて，次の①～④の

医療的ケア児
生活するなかで，痰吸引，経管栄養，酸素吸入などの医療的ケアを必要とする子どものこと。

地域包括ケアシステム
地域の実情に応じて，高齢者が，可能な限り，住み慣れた地域でその有する能力に応じ自立した日常生活を営むことができるよう，医療，介護，介護予防，住まい及び自立した日常生活の支援が包括的に確保される体制のことである。
地域における医療及び介護の総合的な確保の促進に関する法律（医療介護総合確保促進法）第2条第1項では上記のように対象が高齢者に限定されているが，「新たな時代に対応した福祉の提供ビジョン」（厚生労働省，2015）では「全世代・全対象型地域包括支援」体制が打ち出されている。

日常生活圏域
市町村が，住民が日常生活を営んでいる地域として，地理的条件，人口，交通事情その他社会的条件，介護サービスなどの条件を総合的に勘案して定める区域で，地域包括ケア圏域ともよばれる。おおむね30分以内に必要なサービスが提供される圏域で中学校区があてられることが多い。

在宅医療の提供体制に求められる医療機能
①退院支援：入院医療機関と在宅医療の機関との協働により退院支援を実施する。
②日常の療養生活の支援：多職種の協働を行い，患者・家族の生活を支えるという視点から医療を提供する。緩和ケアを提供する。家族への支援を行う。
③急変時の対応：在宅療養者の病状が急変したときに，往診し，訪問看護体制や入院病床を確保する。
④在宅での看取り：患者が望む場所（住み慣れた自宅や介護施設など）で看取りを実施する。
（在宅医療の体制構築に係る指針，2020）

在宅医療・介護連携推進事業
地域の医療・介護関係者の会議や研修を開催し，情報共有や連携を支援することで，在宅医療と介護サービスを一体的に提供する体制の構築を図る。

ような体制を構築することとされ，整備が図られている（厚生労働省：小児医療の体制構築に係る指針，2020）。①子どもの健康をまもるために，家族を支援する体制，②小児患者に対し，その症状に応じた対応が可能な体制，③地域の小児医療が確保される体制，④療養・療育支援が可能な体制。

　小児救急医療対策としては，①**在宅当番医制**や**小児初期救急センター**などによる初期救急医療，②**小児救急医療拠点病院**（2021〔令和3〕年4月時点で35か所）などの広域的な対応による二次救急医療の体制が整備されている。すべての重篤な小児患者を受け入れる体制として，大学病院や小児専門病院および**小児救命救急センター**（2021〔令和3〕年4月時点で18か所）の整備が進められている。近年の新生児医療などの発達によって医療的ケア児➕が増加傾向にあり，小児訪問診療や訪問看護の推進が図られている。

ⓒ 在宅医療の推進

　少子高齢化の急速な進行に伴い増えつづける在宅医療と介護の需要に対応するため，2014（平成26）年に医療介護総合確保推進法が制定された。同法により，**地域包括ケアシステム**➕の構築をめざし，医療介護サービスを一体的に提供する制度改革が推進されている。この流れのなか，都道府県と市区町村が協働し在宅医療・介護の連携を推進している。

1 在宅医療連携の推進

　都道府県は策定する医療計画に，在宅医療（居宅等における医療）についての，地域の課題や施策，医療連携体制に関する事項を記載する。都道府県には，在宅医療提供体制に求められる医療機能として，①退院支援，②日常の療養生活の支援，③急変時の対応，④在宅での看取りの4つが示され，これらを充実させ在宅医療体制の構築を図ることとされている（厚生労働省：在宅医療の体制構築に係る指針，2020）➕。

　在宅医療体制の構築においては「在宅医療において積極的役割を担う医療機関」としての在宅療養支援診療所・在宅療養支援病院による24時間対応体制の在宅医療，他医療機関の支援，多職種連携の支援とともに，「在宅医療に必要な連携を担う拠点としての医師会等関係団体，保健所，市町村などによる地域の関係者による協議の場の開催，包括的継続的な支援に向けた関係機関の調整，関係機関の連携体制の構築などが重要である。

　在宅医療と介護の連携の構築は，第6期介護保険事業計画（2015〔平成27〕～2017〔平成29〕年度）から地域支援事業に「**在宅医療・介護連携推進事業**」➕が位置づけられ，市区町村が主体となって，郡市区医師会や地域包括支援センターなどと連携しながら，地域の連携体制の構築をめざ

して取り組まれている。

入退院時における医療と介護の連携を円滑に進めるには，病院スタッフと介護支援専門員の退院調整が重要である。とくに，複数市町村にまたがる広域的な医療介護連携の推進，医療計画・地域医療構想との連動，精神・難病・薬事関連事業との連携などの観点から，都道府県（保健所）が医療介護連携の推進に積極的に関与することが期待されている。

なお，日本では，近年，医療機関以外の場所における死亡割合（2021〔令和3〕年における自宅での死亡割合17.2％，老人ホームでの死亡割合10.0％）が微増しているが，諸外国と比べ病院での死亡割合が高い。今後も年間の死亡数は増加傾向を示し，2040年には，2015（平成27）年と比べて約36万人増加すると推計されており，往診・訪問診療➕や訪問看護などによる医療機関以外での人生の最終段階における医療（終末期医療）や看取りの体制整備，アドバンス・ケア・プランニング（ACP）➕の推進などが課題になっている。

2 訪問看護

訪問看護は，乳幼児から高齢者までを対象に，医師と連携して疾病や障害の悪化防止，病院などからの在宅移行支援，在宅療養生活支援，在宅看取りなどを行うもので，地域包括ケアシステムの要（かなめ）ともいえる。訪問看護を行う場合には，主治医からの「訪問看護指示書」（疾患名や現在の病状，具体的な指示や注意事項が記載）が必要である。

訪問看護は昭和40年代に病院の継続看護として始まった。その後，①退院患者以外・高齢者以外（難病，障害者・児など）への対象拡大，②医療保険（診療報酬）だけでなく，介護保険の居宅サービスとしても位置づけられ，③精神科訪問看護の創設，④24時間対応や機能強化型の評価，⑤訪問看護と他サービスを組み合わせた「定期巡回・随時対応型訪問介護看護」「看護小規模多機能型居宅介護（複合型サービス）」の創設などの充実策が図られている。

訪問看護には介護保険によるものと医療保険によるものがあり，訪問看護事業所（訪問看護ステーション➕）のほか，医療機関が訪問看護を提供している。健康保険法による保険医療機関は介護保険法による医療系サービスの事業者として指定されたとみなされる「みなし指定」がある。

介護保険による訪問看護は，65歳以上の者または40〜64歳の特定疾病（155ページ参照）で，要支援または要介護とされた者が対象である。

医療保険（診療報酬）による訪問看護は，①介護保険の訪問看護が利用できない場合（40歳未満，40〜64歳で特定疾病以外，65歳以上で介護認定なし），②精神科訪問看護，③厚生労働大臣が定める疾病➕，④疾病の急性増悪などによる特別訪問看護指示書による場合などである。末期がんなどの場合は訪問看護の回数制限撤廃（特別訪問看護指示書，在宅患者訪問点滴注射指示書），看護補助者との複数名の訪問看護加算，緩

医療保険による訪問看護の対象疾病

医療保険によるに訪問看護の対象として厚生労働大臣が定める疾病等は次のものである。

末期の悪性腫瘍，多発性硬化症，重症筋無力症，スモン，筋萎縮性側索硬化症，脊髄小脳変性症，ハンチントン病，進行性筋ジストロフィー症，パーキンソン病関連疾患（進行性核上性麻痺，大脳皮質基底核変性症，パーキンソン病〔ホーエン・ヤールの重症度分類がステージ3以上であって生活機能障害度がⅡ度またはⅢ度のものに限る〕），多系統萎縮症（線条体黒質変性症，オリーブ橋小脳変性症，シャイ・ドレーガー症候群），プリオン病，亜急性硬化性全脳炎，ライソゾーム病，副腎白質ジストロフィー，脊髄性筋萎縮症，球脊髄性筋萎縮症，慢性炎症性脱髄性多発神経炎，後天性免疫不全症候群，頸髄損傷，人工呼吸器を使用している状態。

情報通信機器を用いたカンファレンス

2020（令和2）年度診療報酬改定で，入退院支援や退院時共同指導などで情報通信機器を用いたカンファレンスなどの推進が図られている。

医師の偏在解消のための医療法・医師法改正

2018（平成30）年における医療法・医師法の具体的な改正内容は次のとおり。

①医師少数区域で経験した医師を認定する制度
②都道府県における医師確保対策の強化（医療計画における医師確保，など）
③医師養成過程を通じた医師確保対策の充実（都道府県知事から大学医学部に対する地域枠・地元出身入学者枠の設定要請，など）
④外来医療機能の偏在・不足への対応
⑤医療機関の開設・増床に関する規制強化など。

和ケア・褥瘡ケアに関する専門看護師による同行訪問，外泊中や退院当日の訪問看護の評価などが適用される。特定医療費の支給認定を受け，指定難病医療受給者証が交付されている場合，指定医療機関での窓口負担は自己負担上限額（月額）までとなる。

高齢多死社会を迎えている日本において，在宅においても看取りや重症度の高い利用者へ対応できるよう，訪問看護ステーション間や関係機関との連携強化，訪問看護ステーションの大規模化などが図られている。

③ 地域連携クリティカルパス

クリティカルパス（クリニカルパス）は，疾患別に標準化された診療計画表として，良質な医療を切れ目なく効率的に，かつ安全・適正に提供するために開発されたものである。地域連携クリティカルパスとは，診療にあたる，すべての医療機関で共有して用いる診療計画であり，医療の連携体制による地域完結型医療の実現をめざすものである。地域連携パス，連携パス，地域連携診療計画ともよばれる。地域連携クリティカルパスは，限られた医療資源を有効活用し，切れ目なく質の高い医療を地域において提供するため，大腿骨頸部骨折，脳卒中，がん，糖尿病，心筋梗塞など，さまざまな疾患で運用されている。

医療法により，入院診療計画書を作成し説明する義務や，退院後に必要な保健医療福祉サービスについて記した退院療養計画書を作成し説明する努力義務を規定されており，多職種連携，医療連携・医療介護（福祉）連携が推進されている。

ⓓ 医療従事者の確保

医療従事者の確保については，将来の需給の見通しをもとに各職種を養成し，適正な従事者数を供給することと，とくに近年は医師についての地域間や診療科間における偏在に対応することが求められている。

2014（平成26）年の医療法改正により，都道府県においては，①医療従事者の勤務環境の改善を促進するための拠点としての**医療勤務環境改善支援センター**および，②地域における医師の偏在解消などを目的とする**地域医療支援センター**が整備されている。また，さまざまな医療従事者の確保策は地域医療介護総合確保基金の対象事業としても行われている。

2018（平成30）年には地域間の医師偏在の解消を図るため医療法・医師法が改正された。2019（令和元）年5月の政府の経済財政諮問会議において，2040年を展望した医療提供体制の改革として，①医療施設の最適配置の実現と連携（地域医療構想の実現に向けた取り組み），②医師・医療従事者の働き方改革，③実効性のある医師偏在対策を三位一体で推進することが打ち出された。

医師偏在指標

三次医療圏・二次医療圏ごとの，医師の偏在状況について，全国の医療圏と比較し客観的に示すための指標のこと。地域ごとの医療需要や人口構成，医師の性・年齢構成などをふまえた算定式が政府から提示されている。

医療関係職種の業務範囲の見直し

法改正により，2021（令和3）年10月から，診療放射線技師や臨床検査技師による検査のための静脈路の確保，薬品投与，抜針などが可能となった。臨床工学技士，救急救命士の業務範囲の見直しも行われた。

1 医師確保計画

　2018（平成30）年の医療法改正で，医療計画に記載する「医師の確保に関する事項」として，都道府県は2019（令和元）年度に医師確保計画計画を策定することになった。医師確保計画では，政府が提示する医師偏在指標＋をふまえて，都道府県は医師多数区域・医師少数区域を設定し，次の事項を策定する。すなわち，①医師の確保方針（三次医療圏，二次医療圏ごと）の策定，②目標医師数（三次医療圏，二次医療圏ごと）の算出，③目標医師数を達成するための施策を策定する。第二次〜第五次の計画は，3年ごとに（2023年度までの第一次計画は4年で），見直しを行い，五次の計画期間を通じて医師偏在対策を推進し，2036年の時点で医師偏在是正を達成することがめざされている。

　2021（令和3）年の医療法改正により，2024（令和6）年4月から医師の時間外労働の上限規制と健康確保措置が適用される。

2 看護職などの医療従事者の確保

　医療計画には，医師以外の職種についても，その資質向上に関する事項も含め，医療従事者の確保の現状および目標について具体的に記載される。医療の高度化・専門化に対応するため，より高度な知識と技術を有する医療従事者の養成強化とともに，継続的な資質向上に努めることが求められている。

　看護職員については，離職届出を活用した都道府県ナースセンターによる復職支援や，医療機関の勤務環境改善による離職防止のほか，特定行為研修の体制整備などが図られている。

　医療関係職種の業務範囲の見直し（タスク・シフト/シェア）が推進されている＋。

●引用文献
1）経済産業省ヘルスケア産業課：企業の「健康投資」ガイドブック——連携・協働による健康づくりのススメ，改訂第1版．2016.

C 介護保険制度

POINT

- 介護保険制度は，高齢者の自立支援をめざした，ケアマネジメント方式に基づくサービスであることを理解する。
- 介護保険制度は，保険者である市町村を中心として，都道府県・国・医療保険者などが重層的に支えるシステムであることを学ぶ。
- 介護保険制度における保健師の役割を理解する。

1 介護保険制度の概要

a 介護保険制度の目的と基本理念

　介護保険制度は，誰もが安心して老後生活を送ることができることをめざし，要介護⊞状態であってもその有する能力に応じて自立した日常生活が営めるようにサービスを給付することを目的にしている。自立支援の考え方が基盤にあり，①要介護状態になることの予防や，要介護状態の軽減・悪化の防止をめざすこと，②医療と十分に連携すること，③心身状況や環境などに応じて，利用者みずからの選択に基づき，適切な保健医療福祉サービスを多様な事業者・施設から総合的・効率的に提供すること，④可能な限り在宅での自立した日常生活をめざすこと，などについて配慮することとされている。

b 介護保険制度のしくみ

1 保険者と被保険者

　保険者（保険を給付する側）は「市町村および特別区」（以下，「市町村」）である。被保険者（保険給付を受ける側）には，**第 1 号被保険者**と**第 2 号被保険者**があり，保険料負担や保険給付の受け方に違いがある（表 5-11）。

2 財源

　介護保険の財源は**図 5-5** のとおりで，公費と社会保険とで 1/2 ずつ負担することに特徴がある。公費の負担割合は，市町村が 12.5％，都道

＋ プラス・ワン

要介護者と要支援者

介護保険給付を受けるためには，被保険者は市町村による要介護者または要支援者の認定を受ける必要がある。

要介護者とは，心身の障害のために継続して常時介護を必要とする状態（要介護状態）の人である。

要支援者とは，要介護状態の軽減や悪化の防止のためにとくに支援を要する状態，または，心身の障害のために継続して日常生活を営むのに支障があると見込まれる状態の人である。

要介護者は**介護給付**を，要支援者は**予防給付**を受けられる。

表5-11　第1号被保険者と第2号被保険者

項目	第1号被保険者	第2号被保険者
対象者	65歳以上の者	40歳以上65歳未満の医療保険加入者
保険料の徴収方法	被保険者個々の保険料額は，被保険者の負担能力に応じ，段階別に設定される。保険料は，老齢年金などの額に応じて，年金から天引きする「特別徴収」か，市町村に直接納付する「普通徴収」によって徴収される。	各医療保険者が医療保険料の一部として徴収し，それを社会保険診療報酬支払基金に介護保険納付金として納付する。支払基金は，それぞれの市町村に納付する。
保険給付が受けられる人	・要介護者 ・要支援者	・要介護者 ・要支援者 }であって，特定疾病✚に該当する者

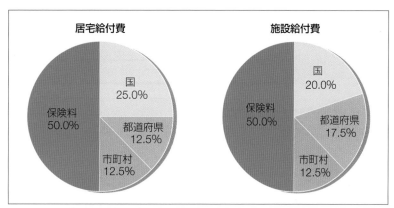

図5-5　介護保険制度の財源

府県が12.5〜17.5％，国20.0〜25.0％となっている。保険の負担割合は，全国の40〜64歳人口と65歳以上人口との割合により3年ごとに算定され，2021（令和3）〜2023年度は全国一律に第1号被保険者分23％，第2号被保険者分27％である。第1号被保険者の介護保険料✚（基準額）は，保険者である市町村が3年に1度設定し，条例で定める。

3 介護保険利用の流れ（図5-6）

利用を希望する者は，市町村窓口に相談し，基本チェックリストにより要介護認定の必要性やその他のサービス利用の可能性を検討される。

1）申請

市町村の窓口で，介護保険認定の申請を行う。申請は，被保険者本人・家族が直接行う以外に，地域包括支援センター（後述）や一定の基準を満たす指定居宅介護支援事業者✚，介護保険施設✚に申請手続きを代行させることもできる。初回申請のあとにも認定期間の満了に伴う更新申請を行う。また，認定期間内でも心身状態の悪化などによって要介護状態が大きく変化した場合には，区分変更の申請を行うこともできる。これら更新・区分変更申請も初回と同様に以下の手続きを経る。

2）認定調査

申請を受けた市町村では，職員が居宅などに出向き被保険者と直接面

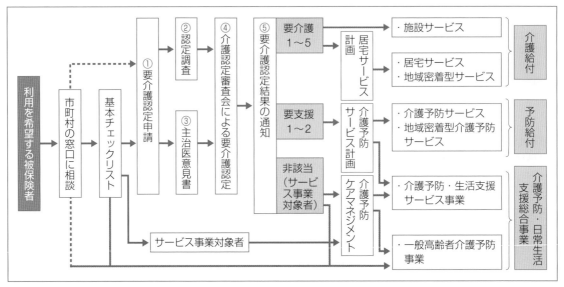

図5-6　介護保険サービス利用の流れ

接し,要介護状態の判断に必要な日常生活能力を調査する。調査内容は,①概況調査(利用中のサービス,生活環境など),②基本調査➕,③特記事項(基本調査を補足する具体的な内容)である。要介護認定の基準は全国共通で,調査方法も詳細に規定されている。認定調査員は事前に都道府県などが実施する研修を受け,調査の正確さの確保に努める。

　市町村は認定調査を直接行うことが原則であり,とくに新規申請者の認定調査は市町村が行わなければならない。更新申請については一定の基準を満たす指定居宅介護支援事業者や介護保険施設に委託することもできるが,その場合も市町村は委託先の選定基準を厳密に定め,数回に1回は市町村職員が直接調査するなどして,調査の公正・公平さを保証することが必要である。

3)主治医意見書

　市町村は主治医に対して,心身の障害の原因である疾病や負傷の状況について意見を求める。主治医がいない場合は,市町村が指定する医師,または市町村職員である医師の診察を受ける。

4)介護認定審査会による要介護認定

　要介護認定は,病気や障害がどの程度重いか(重症度)ではなく,「どの程度介護サービスの必要があるか(介護の必要度)」を判断する。市町村は,基本調査結果に基づくコンピュータの一次判定と,認定調査員の記載した特記事項および,主治医意見書を**介護認定審査会➕**に報告し,審査・判定を求める。介護認定審査会は,申請した被保険者が要介護者または要支援者であるか,非該当(自立)であるかを判定する。

5)要介護認定結果の通知

　市町村は,被保険者に対して原則として申請から30日以内に介護認

介護保険施設

要介護者を入院・入所させて施設サービスを提供するのが介護保険施設で，①介護老人福祉施設，②介護老人保健施設，③介護療養型医療施設，④介護医療院の4種類がある。

介護老人福祉施設は，老人福祉法に基づく特別養護老人ホームで，介護保険法上の指定基準を満たしたものが都道府県知事の指定を受ける。

介護老人保健施設は，介護保険法上の開設許可を都道府県知事から受ける。

介護療養型医療施設は，医療法に基づく療養病床などを有する病院・診療所のうち，介護保険法上の指定基準を満たしたものが都道府県知事の指定を受ける。

介護医療院は，長期療養が必要な要介護者に対して，「長期療養のための医療」と「日常生活上の世話（介護）」を一体的に提供する施設として，2018（平成30）年4月に創設された。都道府県知事の指定を受ける。

認定調査の基本項目

①**身体機能・起居動作**（麻痺，拘縮，寝返り，起き上がり，座位保持，立位，歩行，洗身，爪切り，視力，聴力など），②**生活機能**（移乗，移動，嚥下，食事摂取，排尿，排便，口腔清潔，洗顔，整髪，着衣，外出頻度など），③**認知機能**（意思伝達，日課の理解，短期記憶，自分の名前，いまの季節，場所の理解，徘徊など），④**精神・行動障害**（作話，感情不安定，昼夜逆転，介護に抵抗，ひどい物忘れ，ひとり言など），⑤**社会生活への適応**（薬の内服，金銭管理，日常の意思決定，集団への不適応，買い物，簡単な調理など），⑥**その他**（過去14日間に受けた特別な医療：点滴管理，中心静脈栄養，透析，ストーマの管理，酸素療法など）

介護認定審査会

介護認定審査会は，市町村長が任命した保健・医療・福祉に関する学識経験者の委員により構成される。委員の定数は条例によって定められている。1回の審査に対して5人以上の委員からなる合議体によって実施する。

介護認定審査会は複数の市町村が共同で設置することもでき，都道府県が支援することになっている。

定結果を通知することになっている。なお，非該当（自立）と判定された場合は，介護給付を受けることができないので，市町村が行う地域支援事業（後述）の対象となる。緊急にサービス利用が必要な場合は，認定結果通知を待たずにサービス利用を開始することもできる。その場合，認定結果が要支援・要介護状態となれば，結果通知前に利用したサービスについてもさかのぼって給付対象とすることができる。

6）サービス計画の作成とサービス利用

要支援者・要介護者と認定されると，介護保険のサービスが受けられる。要支援者と要介護者ではサービスの種類・内容・利用方法が異なる（図5-7）。介護予防サービスと介護サービスのいずれの場合でも，サービスを利用する対象者のニーズに即し自立支援をめざした計画が作成され，利用者はその計画に基づいてサービスを利用するのが原則である。

居宅サービスは，要介護状態の程度によって1か月間にサービス給付を受けられる上限額が決められている。上限額の範囲内であれば利用者はサービスを利用した金額の1割（一定以上の所得者は2～3割）を自己負担する。上限額をこえてサービス利用した場合，その上まわったぶんは全額自己負担になる。そこで，利用者の状況に合わせて1か月間に必要なサービスを総合的・計画的に組みたてるのが**居宅サービス計画**である。利用者は，居宅介護支援事業者と契約して介護支援専門員に居宅サービス計画の作成を依頼することができる。また，利用者本人が計画を作成することもできる。計画を作成せずに各サービスと契約して利用することもできるが，その場合，原則としてサービス利用時は全額自己負担しておき，あとで9割ぶんが返還される（償還払い）。

施設サービス（介護老人福祉施設・介護老人保健施設・介護療養型医療施設・介護医療院）を利用する場合は施設に直接申し込み，その施設で**施設サービス計画**が作成される。

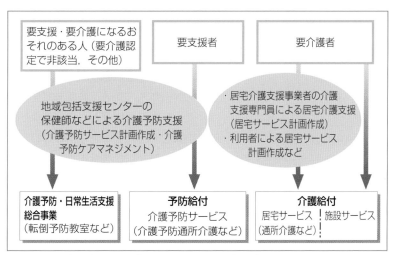

図 5-7　要支援者・要介護者などのサービス利用方法

介護保険審査会

介護保険審査会は，都道府県知事が任命し，①被保険者代表 3 名，②市町村代表 3 名，③公益代表 3 名以上（認定に関する処分に対する審査請求を取り扱う合議体を必要数設置できる人数として条例で定める）の三者によって構成される。

また，都道府県は要介護認定などに関する審査を迅速・正確に処理するために，保健・福祉・医療の有識者を専門調査員として設置することができ，必要に応じて専門調査員に対して審査請求事案にかかわった訪問調査員・主治医・介護認定審査会委員に対する調査を行わせることができる。

要支援者の場合は，地域包括支援センターの保健師などが作成する**介護予防サービス計画**に基づいて介護予防サービスを利用する。

4 不服申立てと苦情処理

被保険者の介護保険に関する不服や苦情に対応するしくみは制度的に位置づけられている。いずれの場合においても，保険者である市町村の窓口が最初の相談役割を果たす。

①市町村が行った要介護認定や保険料徴収に関すること：被保険者は処分が下った日から 60 日以内に都道府県が設置する**介護保険審査会**➕に不服申立て・審査請求ができる。

②提供された介護サービスなどに関すること：各サービス事業者（以下，「事業者」）に設置されている苦情受付窓口に直接苦情を申し入れる。または介護支援専門員を通じて，あるいは市町村窓口へ苦情を申し入れる。それでも問題が解決されない場合は，制度上の苦情処理機関となっている国民健康保険団体連合会に苦情を申し入れる。同連合会はそれに基づいて，事業者などの調査・指導・助言を行う。さらに，都道府県も事業者などに対して指導・監督権限をもっており，指定基準に違反している場合には指定取消処分も行われる。

2 介護保険サービスの内容

表 5-12 に介護保険サービスの内容を示した。表中の灰色の部分は地域密着型サービスである。これは認知症ケア，高齢独居や夫婦世帯の生活支援，重度要介護高齢者の在宅療養支援などのニーズに対して高齢者が身近な地域でサービスを受けられるように，市町村が地域内の実情に応じて独自に設定するサービスである。薄い朱色の部分は全国共通のサービスである。全国共通のサービスは他市町村の利用者も利用できるが，地域密着型サービスは当該市町村に居住する利用者のみが利用できる。

a 介護サービス・介護予防サービス

居宅サービス・介護予防サービス・施設サービスを提供する事業者には，サービスの種類ごとの指定基準が定められている。事業者は都道府県に申請し，指定と監督を受けなければならない。居宅介護支援事業者と地域密着型サービスを提供する事業者は，市町村の指定と監督を受けなければならない。

b 居宅介護支援・介護予防支援（ケアマネジメント）

たとえば，自宅で入浴ができなくなった要介護者に対する入浴支援は，

表5-12　おもな介護サービスの種類

介護給付（要介護者）		予防給付（要支援者）		内容
居宅サービス	訪問介護（ホームヘルプサービス）	介護予防サービス	介護予防訪問介護	ホームヘルパーが要介護者などの居宅を訪問して，食事・入浴・排泄などの日常生活上の世話を行う。
	訪問入浴介護		介護予防訪問入浴介護	入浴車で居宅を訪問し，浴槽を部屋に持ち込んで入浴の介護を行う。
	訪問看護		介護予防訪問看護	医師の指示により，看護師などが居宅を訪問し，診療の補助や療養上の世話などを行う。
	訪問リハビリテーション		介護予防訪問リハビリテーション	医師の指示により，理学療法士・作業療法士が居宅を訪問し，心身の機能維持・回復を図り日常生活自立のためのリハビリテーションを行う。
	居宅療養管理指導		介護予防居宅療養管理指導	医師・歯科医師・薬剤師などが居宅を訪問し，療養上の管理・指導を行う。
	通所介護（デイサービス）		介護予防通所介護	老人デイサービスセンターなどにおいて，日帰りで入浴・食事の提供と介護，生活などについての相談・助言，日常生活の世話，機能訓練などを行う。
	通所リハビリテーション（デイケア）		介護予防通所リハビリテーション	介護老人保健施設や医療機関などにおいて，医師の指示により，日帰りで理学療法・作業療法などを行う。
	短期入所生活介護（ショートステイ）		介護予防短期入所生活介護	介護老人福祉施設などに短期間入所して，日常生活の介護を行う。
	短期入所療養介護（ショートステイ）		介護予防短期入所療養介護	介護療養型医療施設や介護老人保健施設などに短期間入所し，医学的な管理のもとに日常生活の介護や看護，機能訓練を行う。
地域密着型サービス	定期巡回・随時対応型訪問介護看護	地域密着型介護予防サービス		日中・夜間を通じて，訪問介護と訪問看護が密接に連携しながら，短時間の定期巡回型訪問と随時対応を行う。
	夜間対応型訪問介護			ホームヘルパーが夜間に定期的な巡回訪問や通報を受けて居宅を訪問し，食事・入浴・排泄などの日常生活上の世話を行う。
	地域密着型通所介護			利用定員18人以下の小規模の老人デイサービスセンターなどにおいて，日帰りで入浴・食事の提供と介護，生活などについての相談・助言，日常生活の世話，機能訓練などを行う。
	認知症対応型通所介護		介護予防認知症対応型通所介護	老人デイサービスセンターなどにおいて，認知症高齢者専用に，日帰りで入浴・食事の提供と介護，生活などについての相談・助言，日常生活の世話，機能訓練などを行う。
	小規模多機能型居宅介護		介護予防小規模多機能型居宅介護	「通い」を中心として，対象者の状態や要望に応じて随時「訪問」や「泊まり」を組み合わせて日常生活上の世話を行う。
	認知症対応型共同生活介護（グループホーム）		介護予防認知症対応型共同生活介護	介護の必要な認知症高齢者が，5〜9人で共同生活をし，専任の世話人が食事の用意など日常生活上の介護を行う。
	地域密着型特定施設入居者生活介護			入居定員29人以下の地域密着型特定施設（要介護者用の有料老人ホームなど）で食事・入浴・排泄などの日常生活上の世話を行う。
	地域密着型介護老人福祉施設入所者生活介護			入居定員29人以下の地域密着型介護老人福祉施設（特別養護老人ホーム）で，日常生活の世話，機能訓練，健康管理，療養上の世話などを行う。
	看護小規模多機能型居宅介護			小規模多機能型居宅介護と訪問看護など複数の居宅サービスや地域密着型サービスを組み合わせて一体的に提供する。
その他の居宅サービス	福祉用具の貸与	その他の居宅サービス	介護予防福祉用具貸与	自立支援に必要な用具を貸与する。対象は，車椅子・特殊寝台・褥瘡予防用具・体位変換器・手すり・スロープ・歩行器・歩行補助杖・認知症老人徘徊感知器など。
	特定福祉用具販売		特定介護予防福祉用具販売	直接肌に触れるなど，給付に適した用具の購入にかかった費用の9割を支給する。対象は，腰掛便座・特殊尿器・入浴補助用具・簡易浴槽など。
	介護住宅改修		介護予防住宅改修	住宅改修にかかった費用の9割を支給する。対象は，手すり取付，段差解消，床・通路面の材料変更，扉や洋式便器への取りかえなど。
居宅介護支援		介護予防支援		居宅介護支援は介護支援専門員が行い，介護予防支援は地域包括支援センターの保健師などがサービス計画作成とサービスの調整を行う。

表 5-12　おもな介護サービスの種類（つづき）

介護給付（要介護者）		予防給付（要支援者）	内容
施設サービス	介護老人福祉施設		心身に著しい障害があり常時介護を要し在宅での介護が困難な者に対して，特別養護老人ホームで，日常生活の世話，機能訓練，健康管理，療養上の世話などを行う。
	介護老人保健施設		病状が安定している者に対して，老人保健施設で看護，医学的管理下での介護，機能訓練など必要な医療，日常生活上の世話を行う。
	介護療養型医療施設（2024 年 3 月まで）		病状安定期にある長期療養患者に対して，療養病床などをもつ医療機関で，療養上の管理，看護，医学的管理下での介護，機能訓練など必要な医療を行う。
	介護医療院		長期療養が必要な要介護者に対して，療養上の管理，看護，医学的管理下での介護，機能訓練など必要な医療と日常生活上の世話を行う。

✚　プラス・ワン

介護報酬

介護報酬とは，医療における診療報酬にあたり，介護サービス種別ごとに決められたサービス提供に要する費用である。診療報酬が全国一律の金額であるのに対して，介護サービスは地域の物価や人件費などの差を考慮して，地域区分ごとに 1 単位の単価を設定している。

介護支援専門員（ケアマネジャー）

介護支援専門員は，要介護者などからの相談に応じ，その心身状況や希望に応じて適切な居宅または施設サービスが利用できるように，サービス計画を作成し，居宅介護サービス事業者・介護保険施設・市町村などと連絡調整を行う。　（つづく）

訪問入浴介護，通所介護での入浴，訪問介護による入浴介助，訪問看護による入浴介助，住宅改修，入浴補助具の給付などさまざまな方法が考えられる。これらのサービスごとに定められた**介護報酬**の額が異なり，選択した方法によって自己負担額も異なる。そこで，利用者本人の心身状況や家庭・家族の状況，希望などを具体的に把握し，利用者のニーズを明確にし，ニーズに即した介護サービスメニューを組みたて，それが有効に機能するためのサービスの調整を図ることが重要となる。

介護保険制度では，その役割を**居宅介護支援**（ケアマネジメント）に位置づけ，介護サービス計画作成費として介護報酬を設定した。このなかには，アセスメント，課題分析，介護サービス原案の作成，サービス担当者会議によるサービス調整，サービスの実施とそのモニタリングという，ケアマネジメントのプロセスが含まれている。ケアマネジメントを担う資格には**介護支援専門員**（ケアマネジャー）が位置づけられている。サービス計画作成においては利用者の意向の尊重に加え，自立支援，要介護状態の悪化防止をめざした予防的な観点，さらには介護保険サービス外の地域ケア資源も含めた総合的なケアの統合が求められている。

ほかのサービスの利用者負担は 1 割（一定以上の所得者は 2 〜 3 割）であるが，居宅サービス計画費は全額保険給付（利用者負担なし）であり，利用者の積極的なケアマネジメント活用を図っている。要支援者へのケアマネジメントである**介護予防支援**も同様に利用者負担なしである。

❸ 地域包括支援センター

ⓐ 設置の目的

地域包括支援センターは，地域住民の心身の健康保持および生活の安定のために必要な援助を行うことにより，その保健医療の向上および福祉の増進を包括的に支援することを目的に，地域包括ケアの中核的機関として 2005（平成 17）年の**介護保険法**の改正で設置された。**地域包括ケア**とは，高齢者が住み慣れた地域でできる限り継続して生活できるよう，

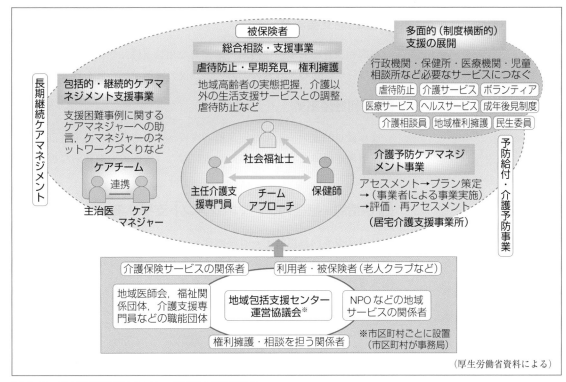

図5-8　地域包括支援センターの業務と職員構成

（厚生労働省資料による）

プラス・ワン

介護支援専門員（ケアマネジャー）（つづき）

介護支援専門員になるには，医師・歯科医師・薬剤師・保健師・助産師・看護師・理学療法士・作業療法士・社会福祉士・介護福祉士などの保健・医療・福祉専門職または相談業務従事者で，一定以上の実務経験を有している者が，都道府県知事が行う**介護支援専門員実務研修受講試験**に合格し，実務研修を修了して介護支援専門員名簿に登録されることが必要である。

全国の介護支援専門員実務研修受講試験における第1回（1998年）〜第22回（2019年）の合格者総数は70万8025人である。第1回〜第22回の合格者を職種別の比率でみると，①介護福祉士44.0%，②看護師・准看護師23.9%，③相談援助業務従事者11.1%である。

個々の高齢者の状況やその変化に応じて適切なサービス，多様な支援を継続的かつ包括的に提供するというものである。

b 組織・体制（図5-8）

市町村は責任主体として，日常生活圏域ごと（おおむね被保険者5千人に1か所）に地域包括支援センターを設置する。市町村は，設置基準を満たし適切と認める法人にその設置を委託することもできる。市町村は各地域包括支援センターの担当区域を設定し，原則として**保健師・社会福祉士・主任介護支援専門員**を職員として配置する。

c 業務内容

包括的支援事業として，次の4つの業務を行う。

1 介護予防ケアマネジメント事業

二次予防事業対象者（要介護状態などとなるおそれの高い状態にある65歳以上の者）に対して介護予防ケアマネジメントに基づいて**介護予防**などによる援助を行う。指定介護予防支援事業所として要支援者のケアマネジメントを実施する。

2 総合的支援事業

　初期相談対応および専門的・継続的な相談支援，その実施に必要なネットワークの構築，地域の高齢者の状況の実態把握などを行う。

3 権利擁護事業

　成年後見制度の活用促進，高齢者虐待への対応など，当事者自身では問題解決が困難な状況にある高齢者に対し，専門的・継続的な視点からの支援を行う。

4 包括的・継続的ケアマネジメント支援事業

　介護支援専門員に対する日常的な相談，支援困難事例などへの指導助言，主治医・多職種の連携・協働ネットワークづくりなどにより，介護支援専門員が個々の高齢者の状況や変化に応じた包括的・継続的なケアマネジメントを実施するための後方支援を行う。

4 地域包括ケアシステムにおける自治体の役割

　2011（平成23）年の介護保険法改正により，高齢者が住み慣れた地域で自立した生活を送れるように「地域包括ケアシステム」の実現をめざす取り組みが始まった。対象者に医療・介護・予防・住まい・生活支援サービスが切れ目なく提供される地域包括ケアシステムを構築するためには，保険者である市町村や都道府県がその地域の自主性や主体性を基盤に，地域特性に応じたケアの体制づくりを進めることが重要である。

a 地域ケア会議

1 市町村・地域包括支援センターの役割

　地域ケア会議は介護保険法第115条の48に規定されている，地域包括ケアシステムを推進するための会議である。地域ケア会議においては，地域ケア関係者が参加し，高齢者個人に対する支援の充実と，それを支える社会基盤の整備とを同時に進めていくことで地域包括ケアの実現をめざす。

　地域ケア会議の設置主体は地域包括支援センターまたは市町村（保険者）である。すなわち市町村行政には，その地域の実情に応じた地域包括ケアシステムの実現に向けて，地域包括支援センターとともに地域ケア会議を設置・構築していくことが求められる。具体的には，市町村（地域包括支援センター）は次に示すような対象・目的・規模の異なる地域ケア会議を設定し運営することにより，地域包括ケアシステムの実現に

向けて段階的に進めていく。

2 地域ケア個別会議と地域ケア推進会議

地域ケア会議は, 地域ケア個別会議と地域ケア推進会議に大別される。

■地域ケア個別会議

地域ケア個別会議は実務者レベルの地域ケア会議である。地域ケア個別会議は, とくに処遇困難な個別ケースの支援者が地域ケア個別会議に参加し, 多職種協働によりそのケースの課題解決をめざす。個別ケースの情報と支援方法について検討するなかで, 最適なケアマネジメントや支援の手法, 地域の課題についての情報を会議に参加した関係者で共有・蓄積することもこの会議でめざすものである。

■地域ケア推進会議

地域ケア推進会議は代表者レベルの地域ケア会議で, 市町村が開催する。市町村行政や地域の関係機関の代表者が地域ケア推進会議に参加し, 地域ケア個別会議で把握した地域の課題の解決をめざす。具体的には, 地域包括支援センターなどで把握されたり地域ケア個別会議で蓄積されたりした支援方法を普遍化しサービス資源の開発を行うことや, 保健医療福祉の専門機関や住民組織・民間企業など関係者のネットワークをつくることにより, 地域包括ケアの社会基盤整備を進めるものである。市町村が, このように形成された資源やネットワークを社会資源として介護保険事業計画に位置づけることにより, 地域包括ケアシステムが構築されるのである。

b 介護予防と地域支援事業(図5-9)

2005(平成17)年の介護保険法改正で**地域支援事業**が導入された。その後, 地域支援事業は, 2014(平成26)年の同法の改正により, ①**介護予防・日常生活支援総合事業**「(以下「総合事業」), ②**包括的支援事業**, ③**任意事業**で構成されることになった。この総合事業は, 市町村が中心になって地域の状況に対応し, 住民を含む多様な主体が多様なサービスを提供することによって地域の支え合いの体制づくりを推進し, 要支援者や介護予防対象者などへの効果的・効率的な支援を行うものである。

たとえば, 掃除や買い物は困難になっていても, 排泄や食事摂取などの身のまわりの生活行為は自立している要支援者も多い。そこで, 従来の全国共通の予防給付だけでなく, ゴミ出しや買い物など, 要支援者などの多様な生活支援ニーズに対して, 地縁組織やボランティアなども含む活動によりサービスを提供できるしくみを創出する。この結果, 要支援者などが地域とのつながりを維持しながら自身の能力をいかした在宅生活を実現することをめざす。

これまで一般高齢者への一次予防事業と, 要介護・要支援状態になる

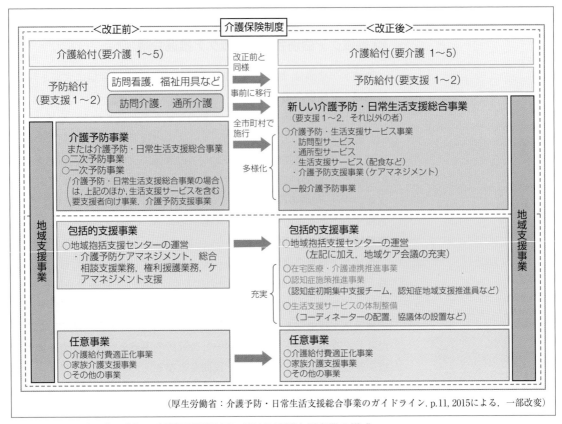

図 5-9　2014(平成 26)年の介護保険法改正における地域支援事業の構成

おそれがある高齢者への二次予防事業とに分けられていた介護予防事業は，介護予防・生活支援サービス事業として，一次・二次の区別をせずに地域の実情に応じた取り組みができるようになった。総合事業は，2017(平成 29)年 4 月までにすべての市町村で実施されている。

c 医療介護総合確保推進法の制定以降の制度改正

1 医療介護総合確保推進法による改正

2014(平成 26)年に，**地域における医療及び介護の総合的な確保を推進するための関係法律の整備等に関する法律**(医療介護総合確保推進法)が成立した。この法律は持続可能な社会保障制度の確立のため，①効率的かつ質の高い医療提供体制の構築，②地域包括ケアシステムの構築により，地域における医療・介護の総合的な確保を推進するため，医療法と介護保険法などの関連法律を改正するものである。

医療介護総合確保推進法における介護保険法関連のおもな改正内容は，地域包括ケアシステムの構築と費用負担の公平性である。

■地域包括ケアシステムの構築のための施策

● **地域支援事業の充実**：サービスの充実策には，①在宅医療・介護の連携の推進，②認知症施策の推進，先述した③地域ケア会議の推進，④生活支援サービスの充実・強化などがある。

● **サービスの重点化・効率化**：サービスの重点化・効率化を図るため全国一律の予防給付（訪問介護・通所介護）を市町村が実施する地域支援事業に移行する。特別養護老人ホームの新規入所者を要介護3以上に限定し，同施設の機能の重点化を図る。

■費用負担の公平性

● **低所得者の保険料軽減の拡充**：給付費の5割の公費とは別に公費を投入し，低所得者の保険料の軽減割合を拡大する。

● **費用負担の重点化・効率化**：一定以上の所得のある利用者の自己負担を引上げて2割とする。

② 2017（平成29）年の改正

2017（平成29）年に，地域包括ケアシステムの強化のための介護保険法等の一部を改正する法律が成立した。この法律は，①高齢者の自立支援と要介護状態の重度化防止，②地域共生社会の実現，③制度の持続可能性の確保とともに，必要な人に必要なサービスが提供されることをめざすものである。この法律における介護保険法の改正内容は，次のとおりである。

■地域包括ケアシステムの深化・推進

● **自立支援・重度化防止に向けた保険者機能の強化**：全市町村が保険者機能を発揮し，自立支援・重度化防止に取り組む。国から提供されたデータを分析し，介護予防・重度化防止などの取り組みの内容・目標を記載した介護保険事業（支援）計画を策定する。財政的インセンティブの付与を規定する。

● **医療・介護の連携の推進**：**介護医療院**を創設する。介護医療院は「日常的な医学管理」「看取り・ターミナル」機能と，「生活施設」としての機能とを兼ね備えた，介護保険施設である。

● **地域共生社会の実現に向けた取り組みの推進**：高齢者と障害者（児）が同一事業所からのサービスを受けやすくするため，介護保険と障害福祉の両方の制度に**共生型サービス**を位置づける。

■介護保険制度の持続可能性の確保

● **利用者負担の一部変更**：自己負担が2割の利用者のうち，とくに所得の高い者の負担割合を3割とする。

● **介護納付金への総報酬割の導入**：各医療保険者が納付する介護納付金（40～64歳の保険料）について，被用者保険間では報酬額に比例して負担するしくみ（総報酬割）を導入する。

5　介護保険事業の実施状況と保健師の役割

ⓐ　実施状況からみた課題

■要介護認定者と軽度要介護者の増加

　65歳以上の第1号被保険者数は，制度創設当初（2000〔平成12〕年4月）で2165万人であったのが，2021（令和3）年度末で3589万人になり，1423万人増加した[1]。要介護認定を受けた人は，2000年4月の218万人から2021年度末の690万人と，約472万人増加している（図5-10）。また，2021（令和3）年度末の都道府県別の第1号被保険者に占める認定者の割合をみると，全国平均18.9％に対して16～22％台までの都道府県格差が生じており，とくに軽度要介護者（要支援から要介護2まで）の出現率に大きな格差がみられる[1]。しかし，これら軽度要介護者が必ずしも要介護状態の改善・悪化防止につながっているとはいえないことから，今後，各地域において，介護サービス整備状況や介護予防事業などとの関連も含め，その要因を詳細に検討していくことが必要である。

■施設サービスへの偏重

　2023（令和5）年3月審査分の介護給付状況をみると，介護サービス受

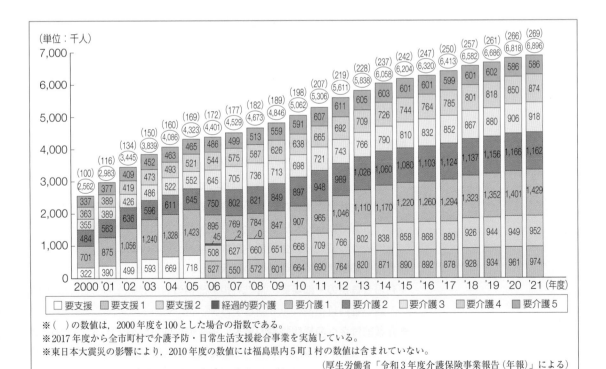

図 5-10　要介護認定者数の推移（各年度末現在）

給者約 459 万人のうち居宅サービス利用者は約 334 万人(72.9%),地域密着型サービス利用者は約 90 万人(19.7%),施設サービス利用者は約 96 万人(20.9%)であった[2]。要介護度が高いほど,施設サービスを利用する割合が高くなり,要介護 5 については,利用者の約半数が施設サービスを利用していた。このことから,重度になると在宅生活を継続できない状況にあると推測される。

b 介護保険事業における保健師の役割

■介護予防の推進

介護予防の推進においては,地域の高齢者のフレイル✚などの状況を評価・分析し,その予防戦略を考えることが重要である。今後,保健師には介護予防ケアマネジメントや介護予防事業など介護予防の目標設定とその効果検証を行い,地域の高齢者により効果的な介護予防の方法を示し,高齢者の健康・生きがいづくり,介護予防が必要な対象者の把握と支援など,ポピュレーションアプローチとハイリスクアプローチを連動させた取り組みが求められる。

■地域包括ケアシステムの構築

高齢者が住み慣れた地域で自分らしく暮らしつづけるためには,地域の特性に応じ,その自主性・主体性に基づく地域包括ケアシステムの構築が重要である。保健師には,ニーズ調査や日々の活動で把握する高齢者のニーズや地域のソーシャルキャピタルの状況を見きわめ,多職種の関係者との連携・協働により地域固有のシステムを構築する役割が求められる。さらにすべての高齢者の孤立・孤独を防止し,地域のきずなを高める観点からの支援や,当事者である住民が望むこと・やりたいことに住民主体で取り組む場やしくみづくりを行うことも重要である。

■多領域連携による切れ目ない健康づくりの推進

青年期・壮年期からの生活習慣病の発症・重症化予防,後期高齢者の保健事業と介護予防の一体的実施,障害者制度と介護保険制度の「共生型サービス」導入,精神障害者に対する地域包括ケアなど,介護・保健・福祉の領域や部署をこえた健康づくり対策が進められている。各部署に配属された保健師が連携し,世代や領域をこえた切れ目ない健康づくりを推進することが求められている。

✚ **プラス・ワン**

フレイル

フレイル(frail:虚弱)は,老化に伴って生じるさまざまな機能低下(予備能力の低下),により,機能障害に対する脆弱性がさまざまに増加している状態のことである。フレイルは身体面・精神面・社会面について多次元的に生じる。

●引用文献
1)厚生労働省:令和 3 年度介護保険事業状況報告(年報). 2022. (http://www.mhlw.go.jp/topics/kaigo/osirase/jigyo/21/dl/r03_gaiyou.pdf)(参照 2023-12-07)
2)厚生労働省:介護給付費実態調査月報(令和 4 年 3 月審査分). 2022. (http://www.mhlw.go.jp/toukei/saikin/hw/kaigo/kyufu/2023/dl/202303_gaiyou.pdf)(参照 2023-12-07)

D 社会保障・社会福祉の制度

POINT

- 本項では，社会保障制度のうち，本章A～C節で取り上げた社会保障の総論，医療保障，介護保険以外について記している。具体的な内容は，以下のとおりである。
- 所得保障制度の中心となっている公的年金制度および労働保険（雇用保険・労災保険）について学ぶ。
- 対象者ごとに縦割りになっている社会福祉制度について，生活保護・児童福祉・高齢者福祉・障害者福祉の概要などとともに理解する。
- 社会福祉制度と関係が深い成年後見制度と日常生活自立支援事業について学ぶ。

1 年金保険

プラス・ワン

年金
年金とは，1年を標準として定めた金額を定期的に給付する制度のもとで支払われる金銭または制度をさす。

1985（昭和60）年の改正
現在の制度の骨格がつくられた1985（昭和60）年の改正では，本文で記したことのほかに給付水準の見直し（単価や乗率を生年月日に応じて段階的に逓減），女性の年金権の確立（従来任意加入だった被用者の専業主婦も第3号被保険者として強制加入になり，高齢になって離婚しても自分名義の年金が保障されるようになったが，独自に保険料を負担しないことが，その後，後述の第3号被保険者問題になった），障害者の所得保障（20歳未満で障害者になった者に対する障害基礎年金の支給等）などが行われた。

報酬比例の年金
賃金の高い人ほどもらう年金額も多くなるが，定率で負担する保険料も高くなる。

　年金➕は，高齢・障害・（稼得者の）死亡という長期にわたる稼得能力の喪失・減少のリスクに対して所得を保障する制度である。日本の年金制度は，かつては職域ごとに分立していたが，産業・就業構造の変化を受け，1985（昭和60）年の改正➕で，全国民が加入し基礎的な給付を行う**国民年金**と，それに上のせして報酬比例の年金➕を支給する**厚生年金**と**共済年金**という2階建ての体系に再編成された。

　20歳以上60歳未満の居住者は，すべて国民年金に加入することになっている。国民年金は，職域に関係なく全国民共通の制度だが，被保険者が第1号（自営業者・農林漁業者・学生・フリーターなど），第2号（サラリーマン・公務員などの被用者），第3号（サラリーマンの夫をもつ専業主婦など第2号被保険者の被扶養配偶者）に分かれ，保険料の負担の仕方がそれぞれ異なる。

　被用者はそれに加えて厚生年金，共済組合に加入する。なお，2015（平成27）年10月から，被用者の年金制度が厚生年金に統一された（128ページ参照）。さらに，より豊かな老後の生活のため，厚生年金基金などの企業年金や国民年金基金➕に加入することもできる（図5-11）。

　ここでは国民年金（基礎年金）と厚生年金➕の制度について，原則を中心に基本的な事項を概説する。

プラス・ワン

国民年金基金

自営業者などの老後生活に対する多様なニーズにこたえるため，自営業者などに対する基礎年金に上のせした年金を支給する制度である。積立方式により運営される。

短時間労働者への厚生年金の適用拡大

現在の厚生年金（および健康保険）の制度では，所定労働時間が正社員のおおよそ 3/4 以上の人が適用されることになっている。2016（平成 28）年 10 月から，週の所定労働時間が 20 時間以上ある一部の短時間労働者に適用対象が拡大された。その後も適用対象となる事業所の企業規模要件を段階的に 50 人超まで引き下げるなど少しずつ適用が広がっている。

受給資格期間の短縮

年金を受けるために必要な期間を「受給資格期間」という。これまでは，受給資格期間が原則として 25 年以上必要とされていた。無年金者の発生を抑える趣旨で，消費税の引き上げにあわせ，2015（平成 27）年 10 月から受給資格期間を 10 年に短縮することが予定されていたが，消費税率引き上げの延期に伴い遅れ，2017（平成 29）年 8 月から実施された。

マクロ経済スライド

マクロ経済スライドは，現役世代の保険料負担能力（具体的には，「現役世代の減少」と「平均余命ののび」）に合わせて，賃金や物価にスライドして増加する年金額を調整するしくみである。2004（平成 16）年の改正で導入されたが，長引くデフレの影響で発動要件を満たさず一度も実施されなかった。
2015（平成 27）年度に下記のように特例水準が解消され，名目手取り賃金変動率がプラスになったことなどから，マクロ経済スライドがはじめて適用され，2015（平成 27）年度の年金額の改定率は，0.9％抑制された。
2018（平成 30）年度以降，景気回復期にキャリーオーバー分を調整するしくみが導入され，2019（令和元）年度，2020（令和 2）年度および 2023（令和 5）年度に，マクロ経済スライドが実施された。　　　（つづく）

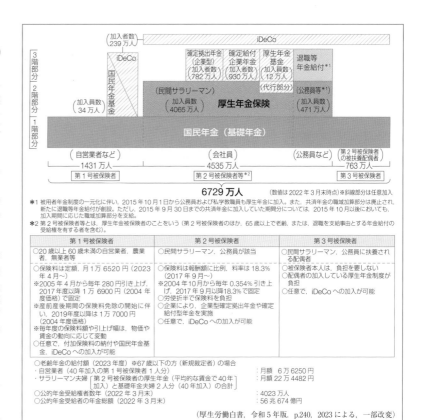

図 5-11　年金制度の体系

ⓐ 給付

1 老齢年金（高齢になったとき）

■老齢基礎年金

保険料納付済期間，保険料免除期間，および合算対象期間（「から期間」ともいい，たとえば任意加入が可能であったが加入しなかった期間などをいう）の合計が 10 年以上の者に対し，65 歳から支給される。年金額（2023〔令和 5〕年度）は，原則として次のとおりである。

$$795{,}000\text{円}\times\frac{\text{保険料}\atop\text{納付月数}+\left(\text{保険料}\atop\text{全額免}\atop\text{除月数}\times\frac{1}{2}\right)+\left(\text{保険料}\atop\frac{3}{4}\text{免除}\atop\text{月数}\times\frac{5}{8}\right)+\left(\text{保険料}\atop\text{半額免}\atop\text{除月数}\times\frac{3}{4}\right)+\left(\text{保険料}\atop\frac{1}{4}\text{免除}\atop\text{月数}\times\frac{7}{8}\right)}{480\text{月}}$$

つまり，40 年間満額の保険料をおさめた者が満額の基礎年金を受給する。保険料の減免を受けた場合には，そのぶん減額される。農家や自営業の夫婦世帯の場合，満額の年金額は夫婦で月額約 13 万円になる。なお，支給開始年齢は，本人の選択により 60（75）歳まで繰り上げ（下げ）受給が可能であるが，その場合には所定の減額（増額）措置がとられる。

マクロ経済スライド（つづき）
年金額は，賃金変動率により改定された新規裁定者（67歳に達する年度までの受給者）の場合であり，物価変動率により改訂された既裁定者（68歳に達する年度以降の受給者）は，79万2600円になる。

平均標準報酬月額と平均標準報酬額
平均標準報酬月額は，保険料納付期間中の毎月の標準報酬月額（65万円が上限）を現在の報酬水準に再評価した額（これを賃金スライドという）の平均値のことである。
平均標準報酬額は，総報酬制が導入された2003（平成15）年4月以降のぶんで，賞与を含んだものである。

加給年金額
加給年金額とは，厚生年金の被保険者期間が20年以上ある受給権者に生計を維持されている配偶者や18歳の年度末までの子どもがいれば加算されるものである。
配偶者については，年額22万8700円，子どもについては，2人まで1人につき，やはり年額22万8700円，第3子以降は1人につき7万6200円が支給される。

特別障害給付金
2005（平成17）年度開始。特別障害給付金は，たとえば学生の国民年金への加入が任意だった1990年以前に未加入で障害をもったため障害基礎年金が受けられない者などを対象に国の負担で給付金を支給する制度である。各地で障害基礎年金の支給を求める無年金障害者の訴訟がおきたのを契機に，保険料をおさめなかった者に年金は支給できないとの社会保険制度の原則をふまえ，特別な給付金を支給することになった。

年金額
年金額は，新規裁定者（67歳以下の者）の場合である。

■老齢厚生年金

老齢基礎年金を受ける場合，厚生年金の被保険者期間が1か月以上あれば，65歳から老齢厚生年金があわせて支給される。年金額は，2003（平成15）年度からの総報酬制実施により，実施前の期間分と実施後の期間分に分けて計算し合算する。具体的な計算式は，次のとおりである。

| 2003（平成15）年3月までの
被保険者期間分 | 2003（平成15）年4月以降の
被保険者期間分 |

$$\left(\text{平均標準報酬月額} \times \frac{7.125}{1000} \times \text{厚生年金の被保険者月数}\right) + \left(\text{平均標準報酬額} \times \frac{5.481}{1000} \times \text{厚生年金の被保険者月数}\right) + \text{加給年金額}$$

＊ただし，給付乗率7.125（5.481）は1946（昭和21）年4月2日以後生まれの場合。

1985（昭和60）年の改正までは，厚生年金の老齢年金の支給開始年齢は60歳であった。この改正で，老齢厚生年金は原則65歳から老齢基礎年金と合わせての支給となったが，すでに厚生年金の被保険者期間が1年以上ある者には，（実質的には従来どおり）60歳から65歳になるまで「特別支給の老齢厚生年金」が支給されることとなった。

1995（平成7）年の改正でこのうち定額部分の支給開始年齢が段階的に65歳に引き上げられ，2000（平成12）年の改正では，報酬比例部分についても段階的に65歳に引き上げられた。その結果，老齢年金は，将来的には原則として65歳から基礎年金・厚生年金が同時に支給されることとなっている。

② 障害年金（障害者になったとき）

■障害基礎年金

初診日（障害の原因となった病気やけがについて，はじめて医師などの診療を受けた日）に国民年金の被保険者であった者，またはかつて被保険者であった60歳以上65歳未満の者が障害認定日（初診日から1年6か月たった日または，それまでに症状が固定した場合にはその日）において一定の障害の程度（一級は日常生活の用足しが不能である程度，二級は日常生活に著しい制限を受ける程度）にある場合に支給される。しかし，被保険者期間中に保険料滞納が1/3以上ある場合は支給されない。

20歳前の傷病による障害についても20歳から支給される（それまでは，在宅で養育されていれば，特別児童扶養手当および障害児福祉手当の対象）が，これは無拠出の例外的なケースである。本人の所得制限が設けられ，年金額の全部または半分が支給停止になる場合がある。

2023（令和5）年度の年金額は定額で一級99万3750円，二級79万5000円である（二級は満額の老齢基礎年金と同額。一級は二級の1.25倍）。18歳の年度末までの子どもがいる場合には加算があり，加算額は，第1子・第2子がそれぞれ年額22万8700円，第3子以降は1人につき7万6200円で，子に対する加給年金額と同額である。

■障害厚生年金

　支給要件は障害基礎年金と同様であるが，厚生年金独自に三級（労働に著しい制限を受ける程度の障害）の障害厚生年金があり，年金額は三級の場合，次のとおり報酬比例の年金額である。

$$\left(\begin{array}{c}\text{平均標準}\\\text{報酬月額}\end{array} \times \frac{7.125}{1000} \times \begin{array}{c}\text{厚生年金の}\\\text{被保険者月数}^*\end{array}\right) + \left(\begin{array}{c}\text{平均標準}\\\text{報酬額}\end{array} \times \frac{5.481}{1000} \times \begin{array}{c}\text{厚生年金の}\\\text{被保険者月数}^*\end{array}\right)$$

2003（平成15）年3月までの被保険者期間分 ／ 2003（平成15）年4月以降の被保険者期間分

＊300月に満たない場合は300月として計算。
　最低保障額59万6300円。

　二級はそれに配偶者加給年金額（年額22万8700円）を加えたもので，一級は三級の年金額×1.25に配偶者加給年金額を加えたもの（配偶者加給年金額を加えるのは，一級・二級とも要件を満たした場合）である。なお，被保険者期間の月数は，300月（25年）に満たないときは300月として計算する。三級より軽い障害の場合は，一時金として三級の年金額の2倍に相当する障害手当金（一時金）が受けられる。

③ 遺族年金（稼得者が死亡したとき）

■遺族基礎年金✚

　国民年金の被保険者または，かつて被保険者であった60歳以上65歳未満の者などが亡くなったときに，その者に生計を維持されていた✚18歳の年度末までの子のある配偶者または子に対して支給される。障害基礎年金と同様，被保険者期間中に保険料滞納が1/3以上ある場合は支給されない。年金額が，子の加算を含め，二級の障害基礎年金の場合と同様である。

■遺族厚生年金

　厚生年金被保険者や年金受給者が死亡したときなどにその者に生計を維持されていた夫を含む配偶者，子，父母，孫または祖父母に対して支給される✚。遺族厚生年金が支給される遺族の順位は，①配偶者と子，②父母，③孫，④祖父母であり，先順位の者が受給権を取得すれば，次順位の者には支給されない。保険料納付要件は遺族基礎年金と同様で，年金額は次の計算式のとおり報酬比例の年金額の3/4が基本で，妻が受給権者の場合には，これに中高齢寡婦加算または経過的寡婦加算を加えた額である。基本となる年金額は次のとおりである。

$$\left[\left(\begin{array}{c}\text{平均標準}\\\text{報酬月額}\end{array} \times \frac{7.125}{1000} \times \begin{array}{c}\text{厚生年金の}\\\text{被保険者月数}^*\end{array}\right) + \left(\begin{array}{c}\text{平均標準}\\\text{報酬額}\end{array} \times \frac{5.481}{1000} \times \begin{array}{c}\text{厚生年金の}\\\text{被保険者月数}^*\end{array}\right)\right] \times \frac{3}{4}$$

2003（平成15）年3月までの被保険者期間分 ／ 2003（平成15）年4月以降の被保険者期間分

＊300月に満たない場合は300月として計算。

年金の財源：社会保険方式と税方式

公的年金制度の財源は，日本や多くの先進国のように保険料が中心になる場合（社会保険方式）とオセアニア諸国などのように税金による場合（税方式）があるが，前者がほとんどである。

積立方式と賦課方式

積立方式は，急激なインフレなど経済変動に影響を受ける半面，高齢化など人口構造の変動には中立である。賦課方式はその逆になる。

給付建てと拠出建て

給付と負担の関係からみると，まず給付水準（年金額）を決め，それに応じて負担（保険率）を定める方式を**給付建て**（確定給付型）という。その逆の方式を**拠出建て**（確定拠出型）という。

納付猶予制度の対象

本人・配偶者の所得が一定額以下の場合，承認されると保険料納付が猶予され，その間保険事故が発生しても障害基礎年金や遺族基礎年金を受け取ることができる。

納付猶予制度の対象は2016（平成28）年から50歳未満に拡大されている。

第3号被保険者の問題

給与所得者（第2号被保険者）に扶養されている配偶者（多くの場合は専業主婦）は，国民年金制度上，第3号被保険者とされる。

第3号被保険者をめぐっては，みずから保険料を負担することなく基礎年金を受給できるため，保険料を納付する働く女性に比べて不公平だとか，女性就労を抑制する誘因になるといった批判がある。その一方，専業主婦が少なくない実態をふまえて，女性の年金権や事業主負担を確保するためにはやむをえない（妥当だ）とする意見もあり，その取り扱いをめぐって議論がなされている。

ⓑ　年金の財政 ＋

1　年金の財政方式

年金の財政方式は，積立方式と賦課方式 ＋ に大別できる。積立方式は，将来必要になる給付費に見合うよう最初から必要な保険料を徴収し，事前に積立金を保有する方式で，賦課方式は，そのときどきの年金給付に必要な費用を，そのときの被保険者から保険料として徴収する方式である ＋ 。日本では，その中間的な方式を採用しているとされるが，実際は制度の成熟化とともに賦課方式に近づいており，基礎年金はすでに賦課方式になったといえる。

2　費用の負担

年金財政は，保険料，国庫負担，積立金からの収入でまかなわれる。

■保険料

2023（令和5）年度の国民年金の保険料（第1号被保険者：農林漁業従事者，自営業者，厚生年金が適用されない被用者，学生など）は，定額で1万6520円。2000（平成12）年の改正では，経済の長期低迷を考慮し，すえおかれたが，2004（平成16）年の改正で2005（平成17）年度から毎年280円（2004〔平成16〕年度価格）ずつ引き上げ，2017（平成29）年度以降固定することとされており，引上げは終了した。

低所得者には保険料の全額または一部免除制度があり，2000（平成12）年改正で学生の納付特例制度が，2004（平成16）年改正で30歳未満の若年者に納付猶予制度が導入された ＋ 。また，被用者（第2号被保険者）に扶養される配偶者である第3号被保険者は，配偶者の属する厚生年金制度が基礎年金に要する費用をまとめて拠出し，個別に保険料を負担しない。これが，いわゆる「第3号被保険者の問題」＋ である。第2号被保険者の保険料は，厚生年金の保険料として納付する。厚生年金制度は，基礎年金に要する費用にあてるため，第2号被保険者および第3号被保険者の数に応じた拠出金を拠出することになっており，厚生年金の保険料は，そのぶんも含めて設定されている。

従来，厚生年金の保険料は，標準報酬月額に保険料率を乗じた一般保険料と賞与などに対する特別保険料があった。2000（平成12）年の改正で2003（平成15）年度から，公平な保険料負担を確保するため，報酬月額と合わせて賞与などを賦課対象とし，給付にも反映させる総報酬制が導入され，それに合わせて保険料率は173.5/1000から135.8/1000に，給付乗率は7.125/1000から5.481/1000にそれぞれ引き下げられた。さらに，2004（平成16）年の改正で，保険料は2004（平成16）年10月から毎年0.354％ずつ引き上げられ，2017（平成29）年以降18.3％で固定することとされた。2017（平成29）年9月で引上げが終了し，以後保険料率

は18.300％で固定されている。厚生年金の保険料は，被保険者と事業主が折半して負担する。

■国庫負担

従来，国民年金の給付の財源は，保険料が2/3，国庫負担が1/3でまかなわれてきた。2004（平成16）年の改正で国庫負担の割合が1/3から1/2に引き上げられることになり，2009（平成21）年度に実施された。

2012（平成24）年には，社会保障と税の一体改革関連法が成立し，特例的に行われていた基礎年金国庫負担割合1/2が恒久化された🔳。

■積立金とその運用

公的年金の積立金は，あとの世代の保険料負担の急激な上昇を緩和する役割を果たすことが期待されている。2021（令和3）年度末で，国民年金約11兆円，厚生年金約194兆円で合わせて約205兆円に達している。

従来，積立金は国の資金運用部に委託され，財政投融資の原資として運用されていたが，2000（平成12）年の法律改正により，財政投融資制度の改革と合わせて厚生労働大臣が自主運用を行うこととされた。2004（平成16）年改正では，今後100年程度をかけて積立金を取りくずして保険料の上昇を抑制し，最終的に給付費の1年分程度の積立金を保有することになった。2006（平成8）年には資金管理運用の専門機関として年金積立金管理運用独立行政法人（GPIF）が設立された。積立金の運用について安倍政権の成長戦略のなかで株式による運用を増やすなどの見直しが行われている🔳。

2 雇用保険と労働者災害補償保険

a 雇用保険制度

雇用保険制度は，労働者が失業した場合などに必要な給付を行うことで，労働者の生活および雇用の安定を図ることなどを目的に，国が保険者となって行われている🔳。

1 失業等給付

雇用保険の中心的な事業は**失業等給付**である。失業等給付は，①求職者給付，②就職促進給付，③教育訓練給付，④雇用継続給付の4つに大別される。

求職者給付の中心は基本手当である。この手当は，原則として離職の日以前の2年間に被保険者期間が12か月以上あることを要件に，**公共職業安定所（ハローワーク）**🔳で，失業の認定を受けて受給する。基本手当日額は，原則として前職の賃金日額の45〜80％の範囲で定められる。従前の賃金が高いほど給付率は低くなり，上・下限額がある。給付日数は，離職理由🔳，離職時の年齢，被保険者期間および障害者など就職困

高年齢雇用継続給付

60歳時点に比べて賃金が75％未満に低下した状態で雇用を継続する被保険者に，最高で賃金の15％相当額（賃金が61％以下に低下した場合）を65歳まで支給する。

介護休業給付

家族を介護するために介護休業を取得した被保険者に，最長3か月間（3回まで分割可）支給される給付。給付額は，休業前賃金の40％相当額から67％相当額（上限あり）に引き上げられた。

育児休業給付

従来，雇用継続給付の1つとされていたが，2020（令和2）年度から失業等給付から独立して位置づけられ，保険料率が別に設定された。

雇用保険の保険料率

2023（令和5）年4月以降，賃金総額の15.5/1,000（建設業などに例外あり）。そのうち，12/1,000は失業等給付と育児休業給付にあてるぶんで，本人と事業主が折半する。残りの3.5/1,000は，雇用保険2事業にあてるぶんで全額事業主負担である。

業務災害の認定

業務災害として労働基準監督署に認定されるには，使用者が労働者に従事させていた業務と傷病に一定の因果関係が認められる必要がある。これを業務起因性とよび，過労死などのケースで争点になる場合が多い。

通勤

通勤とは，労働者が就業に関し，住居と就業場所との間を合理的な経路および方法により往復することをいい，業務の性質を有するものを除くと定義されている。たとえば，子どもを保育所に迎えに行く途中に事故にあった場合，通勤途上と認定される。

労災保険の保険料率

過去3年間の災害率などを考慮して，「88/1,000から2.5/1,000」の範囲で業種ごとに定められている。また，災害防止努力を奨励するため，一定規模以上の事業に対し災害率に応じて保険料率を増減させるいわゆる「メリット制」が導入されている。

難な者であるか否かを考慮して90～360日の間に定められるが，再就職が困難とされる45～60歳の給付日数が最も長く設定されている。

教育訓練給付金は，被保険者がみずから費用を負担して職務に必要な知識・技能を習得することを支援するものである。一定の要件を満たす被保険者が厚生労働大臣の指定する一般教育訓練を受け，修了した場合には，費用の2割（上限額10万円）が支給される。

雇用継続給付は，高齢・介護といった雇用継続が困難となる事由が生じた場合，職業生活の円滑な継続を援助・促進することを目的とするものである。雇用継続給付には，高年齢雇用継続給付➕，介護休業給付➕の2種類がある。

２ 育児休業給付

育児休業給付➕は，原則として1歳未満の子を養育するため育児休業を取得した被保険者に支給される。2007（平成19）年度から暫定的に10％増額され，休業前賃金の50％（休業開始後6か月については67％）相当額（上限あり）となった。

３ 費用・保険料

失業等給付などに要する費用は，被保険者および事業主が負担する保険料➕と国庫負担でまかなわれる。雇用保険の保険料は，原則として後述の労災保険の保険料とあわせ，労働保険料として一元的に徴収される。

ｂ 労働者災害補償保険（労災保険）

労働者災害補償保険（以下，労災保険）は，業務上の事由または通勤による労働者の負傷・疾病・障害または死亡を保険事故とし，それによる医療（費），休業中の賃金，障害のために失われた労働能力および扶養されていた遺族の生活などを保障するため，医療費や年金の支給などを行う制度である。労災保険は，労働基準法で規定された使用者の無過失の災害補償責任を社会保険化により担保するためにつくられた制度であり，原則としてすべての事業に適用される。なお公務員には別個の労働災害補償制度がある。

業務災害➕に関するものと**通勤災害**➕に関するものがあるが，後者は名称に「補償」がついていないだけで内容はほぼ同じである。労災保険の給付水準は概して高いが，内容については，**図5-12**を参照されたい。

労災保険は，使用者の災害補償責任を肩がわりする制度であるため，被保険者は保険料を負担せず，費用は若干の国庫負担を除き全額事業主負担で運営される。療養補償給付に患者の自己負担はない。保険料率もほかの社会保険と異なり，事業の危険度に応じて定められている➕。

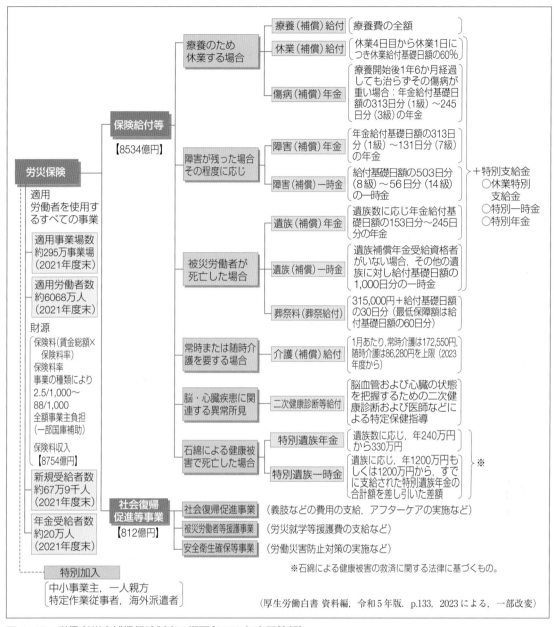

図5-12　労働者災害補償保険制度の概要（2023年度予算額）

③ 公的扶助（生活保護）

　現に生活に困っている者を対象に，租税を財源として最低限度の生活を保障する制度を**公的扶助**という。社会保険が事前の保険料拠出に基づく防貧的な制度であるのに対し，公的扶助は事後的な救貧の制度であり，本当に生活に困っているかどうか，またどの程度困っているかを把握したうえで行われるため，**ミーンズテスト**（資力調査・資産調査ともいう）

を伴うことになる。日本では生活保護制度が公的扶助にあたる。

　国民生活の全般的向上，年金などほかの社会保障制度の発展などに伴い，生活保護制度の社会保障制度における比重は相対的に低下していたが，国民生活を支える最後の砦として，生活保護制度は依然として重要な役割を果たしており，2008（平成20）年秋以降の経済雇用情勢悪化のなかで生活保護を受ける者が大幅に増加している。

a　生活保護の基本原理と実施の原則

　生活保護法には，制度の基本原理として，①国家の責任による保障の原理，②最低生活保障の原理，③無差別平等の原理，④補足性の原理が定められている。生活保護法第1条は，「この法律は，日本国憲法第25条に規定する理念に基づき，国が生活に困窮するすべての国民に対し，その困窮の程度に応じ，必要な保護を行い，その最低限度の生活を保障するとともに，その自立を助長することを目的とする」と規定し，第3条の「保障される最低限度の生活は，健康で文化的な生活水準を維持することができるものでなければならない」とあわせて，国家の責任による健康で文化的な最低生活保障の原理を定めている。

　素行不良者などを対象外としていた戦前の救護法などの時代と異なり，生活困窮の原因を問わず，また，思想・信条・社会的身分などにかかわらず，もっぱら生活に困窮しているかどうかだけに着目して，無差別・平等に保護が受けられるのが**無差別平等の原理**である✚。

　一方，生活保護費が国民の租税によることなどから，保護は，対象者がその利用しうる資産・能力その他あらゆるものを活用することを要件として行われる。これが，**補足性の原理**とよばれるもので，具体的には，自動車などの資産などがあれば原則として売却し，まず生活費にあてなければならないし，民法上の扶養義務者からの援助が受けられる場合にもそれらを優先し，足りないぶんだけが保護費として支給されることになる。また，年金などほかの社会保障制度による給付を受けられる場合にもそちらが優先される✚。

　保護の実施における原則✚としては，**申請保護の原則**，**基準および程度の原則**，**必要即応の原則**，**世帯単位の原則**などがある。

b　生活保護制度の概要

　生活保護は，①生活扶助，②教育扶助，③住宅扶助，④医療扶助，⑤介護扶助，⑥出産扶助，⑦生業扶助，⑧葬祭扶助の8種類の扶助に分かれている。**生活扶助**は，飲食物費・被服費・光熱水費など，日常生活の基本的な需要を満たすもので，原則として金銭給付のかたちで1か月ぶんごとに世帯主に交付される。**教育扶助**は，義務教育就学中の児童につ

いて必要な学用品などの費用を，**住宅扶助**は，借家を利用する者の家賃などを原則として金銭給付のかたちで支給するものである。

医療扶助と**介護扶助**は，厚生労働大臣や都道府県知事が指定した医療機関や介護機関から現物給付のかたちで提供され，費用は保護の実施機関から医療機関などに支払われる。通常，被保護者は地域の医療保険からはずれるため，医療サービスは全額医療扶助として給付される。

これら8種類の扶助について，全国の市町村を6つに分けた地域，年齢，世帯人員などにより保護基準が定められている。実際に支給される保護費は，被保護者ごとに居住地や年齢などをふまえ，それぞれの扶助基準に従い各種扶助の額を合算した最低生活費を求め，それから資産調査により把握された収入充当額を控除した額として求められる。

また，保護は居宅で受ける場合と施設に入所して受ける場合があり，被保護者が利用する施設として，5種類の**保護施設**✚が用意されている。生活保護に必要な費用は，国が3/4を，福祉事務所を設置している都道府県または市町村が残りの1/4を，租税から負担する。

なお，芸能人の母親の生活保護受給を契機に制度のあり方に対する批判が高まり，①生活扶助基準の引下げ，②不正受給対策の強化，就労による自立の促進などを図る生活保護法の改正，③生活困窮者自立支援法✚の制定などの改革が行われてたが，浅薄な印象は否めない。

ⓒ 生活保護の動向

被保護人員数の推移など保護の動向✚は，経済・社会の状況などに敏感に反応する傾向が強い。被保護人員は，経済の高度成長や社会保障制度の整備などを背景に戦後ほぼ一貫して減少してきたが，オイルショックによる不況期以降，昭和50年代までは微増の傾向が続いた。その後，好況や1985（昭和60）年の年金制度改革で障害者の所得保障が改善されたことなどを背景に，被保護人員は再び減少に転じたが，1996（平成8）年以降再び増加に転じて現在にいたっている。

2021（令和3）年度の1か月平均の被保護人員は約204万人（過去最高だった2014〔平成26〕年度から約12万人減少）で，保護率（人口に対する被保護人員の割合）は1.62％である。国民の100人に1人以上が保護を受けていることになるが，それでもミーンズテストのある生活保護はスティグマ（恥辱感）を伴い，保護を受けられるのに受けていない漏給が相当数あると指摘されている。

生活保護費の総額は，2022（令和4）年度で約4兆円に達し，全体の約半分を医療扶助✚が占めている。生活保護費の半分近くは医療費であり，その約1/4が精神障害者の（長期の）入院医療費にあてられている問題（その多くが社会的入院とされる）が指摘されている。

✚ **プラス・ワン**

生活保護施設
生活保護施設には，救護施設，更生施設，医療保護施設，授産施設，宿所提供施設がある。実態的には，精神障害者・知的障害者の入所・利用が多い。

生活困窮者自立支援制度
生活保護にいたる前の段階で，生活困窮者（就労の状況，心身の状況，地域社会との関係性その他の事情により，現に経済的に困窮し最低限度の生活を維持できなくなるおそれのある者）の自立を支援する制度である。福祉事務所設置自治体は，自立相談支援事業や住宅確保給付金の支給などを行う。

世帯類型別の被保護世帯数の動向
世帯類型別に被保護世帯数をみると，就労機会の改善などを背景に，高齢化を反映して高齢者世帯が全体の半数以上を占めているが，高齢者の生活水準の全体的な向上を反映して，高齢者世帯全体に対する被保護高齢者世帯の割合は低下していることにも注意する必要がある。傷病者・障害者世帯・母子世帯はそれぞれ横ばいないし，微減の傾向にあり，その他の世帯（失業者など）の動向も注目される。

医療扶助の適正化
生活保護法の改正で2018（平成30）年10月より，医療扶助において後発医薬品の使用ができると認められる場合には，原則として後発医薬品が給付されることになった。

4 児童家庭福祉

a 児童福祉の流れと制度

　児童福祉は，第二次世界大戦後，街にあふれていた戦災孤児・浮浪児対策として，救貧対策と並び最も早い時期に始まった。1947（昭和 22）年に，すべての児童の健全な育成をうたう**児童福祉法**がいち早く制定されたが，実質的には要保護児童・障害児といった選別された児童の入所型施設への収容と低所得世帯に対する保育が中心だった。高度成長期には，国民生活の水準の向上を背景に，保育所入所の経済的な要件も徐々に緩和され，選択的就労につく保護者の利用も可能となり，昭和 40 年代後半以降は，公立保育所を中心に施設整備が進んだ。

1 児童手当など

　一方，一般児童の支援策の中心の 1 つとなるべき**児童手当**は，制度発足が大幅に遅れた。長い間，対象が第 3 子以降に限定されたことに示されるように，その趣旨は選別的な多子世帯の支援で，一般児童を対象とした普遍的なものではなかった。手当額も長く 5 千円にすえおかれ，実質価値は大幅に下落した。その後，ようやく第 1 子まで対象になったが，公費の負担増を避け，対象を 3 歳未満児に下げたため，実質的に低年齢児手当化した。財源的にもばらばらでつぎはぎだらけになっており，マクロ的にも南欧諸国と並んで先進国最低のレベルにとどまっていた。

　2009（平成 21）年の政権交代を受け，子どもの健やかな育ちを支援する趣旨で，2010（平成 22）年度から創設された**子ども手当**は，中学校修了までの児童を対象に，所得制限なしで 1 人月額 1 万 3 千円の支給を行った。その後，子ども手当を廃し，児童手当を復活・拡充するという民主・自民・公明の 3 党合意が成立し，3 歳未満児および小学生までの第 3 子以降を 1 万 5 千円に増額し，それ以外の部分を 1 万円に減額した子ども手当額が定められた。2012（平成 24）年度からは新しい児童手当が始まり，手当額は踏襲されたが，新たに所得制限（夫婦・子ども 2 人世帯で年収 960 万円を基準）が導入された🃏。

2 要保護児童対策など

　児童福祉法において，「児童」とは 18 歳未満の者をさす。この法律では，児童の最善の利益が考慮され，児童が心身ともに健やかに育成されることを国民の努力義務とし，これをすべての児童に関する法令の施行にあたって尊重されるべき原理としている。児童福祉の専門機関として都道府県・指定都市などに**児童相談所**🃏が設置され，専門の職員として児童福祉司が配置されている。児童相談所は，児童に関するさまざまな相談

に応じ，調査を行い，必要な場合に一時保護などを行う。児童相談所には，とくに近年大きな問題となっている児童虐待に対応する中心的な機関として，適切かつ積極的な対応が求められている。なお，悲惨な虐待による死亡事例があとを絶たない状況をふまえ，2019（令和元）年にも親権者などによるしつけに際しての体罰の禁止，児童相談所の設置促進や体制強化などを内容とする児童福祉法等の改正が行われた。

児童福祉は，一般児童の健全育成と要保護児童の支援に大別でき，実際には後者に重点がおかれている。具体的には，保護者のない児童，保護者に監護させることが適当でない児童の里親への委託，児童養護施設などへの入所措置（都道府県により行われるが，権限が児童相談所長に委任されている場合も多い）などである。一般児童の健全育成策としては，児童館の整備などが行われている。

③ 保育対策

量的に圧倒的に大きな部分を占める保育所（入所の事務は市町村が行う）については，女性就労の一般化に伴い，救貧的な性格が薄れている。少子化も進むなか，都市部における低年齢児を中心とする待機児童の解消など，幼児教育も含めて地域における子ども・子育て支援を総合的に推進するため，「社会保障と税の一体改革」の一環として消費税率の引き上げと合わせ，2015（平成27）年度から本格施行されたのが**子ども・子育て支援新制度**（以下，新制度）である。

これまで幼稚園の幼児教育と保育所の保育は，目的や役割を異にするとされ，利用のしくみや財政支援も別建ての制度で行われていた。新制度では基礎自治体である市町村が実施主体となり，「教育・保育の必要性の認定」を行ったうえで，認定こども園・幼稚園・保育所を通じた共通の給付（**施設型給付**）や，「家庭的保育（保育ママ）」などの小規模保育などの給付（**地域型保育給付**）からなる**子どものための教育・保育給付**を行うとともに，地域子育て支援拠点事業，放課後児童健全育成事業などの**地域子ども・子育て支援事業**を実施することになった。

利用者の負担は，応能負担により各市町村がそれぞれ定め，原則として保護者から施設や事業者に支払われる（私立保育所については，従来どおり市町村が保護者から応能で徴収する）ことになったが，その後，消費税率の10％の引き上げに合わせ，幼児教育・保育の無償化が行われた。しかし，私立保育所については，従来どおり児童福祉法に基づく利用のしくみになったため「施設型給付費」が給付されないこと（私立保育所には，市町村から費用の全額が委託費として支払われる），幼稚園も新制度に参加しないことが選択できることなど，新制度は不徹底で理解しにくいものとなっていると言わざるをえない。

+ **プラス・ワン**

児童虐待

児童虐待の防止等に関する法律（児童虐待防止法）では，保護者が監護する児童に対して，身体的虐待，性的虐待，ネグレクト（監護を著しく怠ること），心理的虐待を行うことを児童虐待としている。児童虐待として児童相談所が対応した件数は，2022年度に約21万9千件で過去最多となった。

児童虐待の発見・通告・調査

学校・児童福祉施設・病院などの団体や教職員，医師・保健師などの職種は，児童虐待の早期発見に努めなければならず，虐待を受けたと思われる児童を発見した者は，すみやかに福祉事務所または児童相談所に通告しなければならない。通告があったときは，48時間以内に児童の安全確認を行い，必要があれば警察の援助を得て児童の所在への立ち入り調査を行うことができる。

児童福祉法の改正

2022（令和4）年の改正法で，一時保護に際しての児童の意見聴取や司法審査の導入などが原則として2024年度から施行される予定である。

地域子育て支援拠点事業

乳幼児およびその保護者が相互の交流を行う場所を開設し，子育てについての相談，情報の提供，助言その他の援助を行う事業である。

放課後児童健全育成事業

保護者が労働などにより，昼間家庭にいない小学生に対し，児童館などを利用して適切な遊びおよび生活の場を与えて，その健全な育成を図る事業である。「学童保育」ともよばれる。

幼児教育・保育の無償化

消費税率の10％への引上げによる増収の使途を変更し，それを財源に，2019（令和元）年10月から幼児教育・保育の無償化（対象：①幼稚園，保育所などの3～5歳児クラス，②0～2歳児クラスの住民税非課税世帯）などが実施された。しかし，なぜ3歳以上の子のみ無料なのか，障害者など有料のほかの福祉制度との整合性など，疑問点は少なくない。

b 母子および父子ならびに寡婦福祉の制度

　母子・父子・寡婦福祉の対象は，母子・父子家庭と，かつて配偶者がおらずに児童を扶養していた寡婦である。母子家庭数は大幅に増加し，約120万世帯に達しており，生別がほぼ9割を占める。就労率は全体で86％と高いが，収入は低く➕，経済的な問題をかかえている家庭が多い。

　2014(平成26)年に，法律の名称に「父子」が明記され，**母子及び父子並びに寡婦福祉法**となり，父子福祉資金の創設など父子家庭支援が充実された。都道府県知事・市長および福祉事務所を設置する町村長は，母子・父子自立支援員(旧母子相談員)を委嘱し，相談，求職活動の支援などを行う。また，都道府県などは，「母子家庭及び寡婦自立促進計画」を策定する。福祉の措置としては，無利子または低利の母子・父子・寡婦福祉資金の貸付け➕，保育所の優先入所，公営住宅の供給に関する配慮，母子・父子家庭自立支援給付金の支給などの就労支援などがある。そのほか，経済的な支援策には，児童手当に加え，児童扶養手当➕がある。

5 高齢者福祉

a 高齢者福祉の流れ

　老人ホームやホームヘルプサービスなどの高齢者福祉サービスは，公的扶助制度のなかで身寄りのない被保護者に対する救貧的なものとして始まった。従来，高齢者介護などの福祉サービスは，多くの場合，家族が担っていた。高度成長期には，国民生活の水準の向上を背景に，それまで生活保護法に位置づけられていた養老施設が，1963(昭和38)年の老人福祉法の制定に伴い，(特別)養護老人ホームとして移管されるなど，対象者が低所得者からしだいに拡大されていった。

　しかし，その後もサービスの利用に所得要件が定められていた時代が長く続いた。利用者は低所得の高齢者が中心で，救貧的なサービスになる傾向があった。また，いわゆる措置(委託)制度による提供で，サービスが利用者本位のものにならず，その供給を十分に拡充することもできなかった。さらに老人福祉に限らず，日本の福祉サービスは従来，入所型施設の整備にかたよっており，デイサービスなどの在宅福祉や地域福祉は大幅に遅れた。

1 ゴールドプラン

　少子・高齢化が本格的に進行するなか，消費税の導入と抱き合わせで1989(平成元)年に策定された「**ゴールドプラン(高齢者保健福祉推進10か年戦略)**」は，汚職などの副作用もあったが，高齢者の福祉サービスを飛躍的に増加させ，一般の人も利用できる身近なものにしたと考えてよ

いように思われる。それを受けた1990(平成2)年のいわゆる福祉関係8法改正✛は，福祉の分権化・計画化などを進めたものであった。

② 社会的入院の問題と介護保険の創設

医療保険の制度に関しては，入院して治療する必要がないにもかかわらず，家族による介護を受けることができない高齢者が**社会的入院**✛として(介護のかわりに)入院サービスを利用するケースが1973(昭和48)年の「老人医療費の無料化」を契機に急増した。社会的入院は，病院という通常の生活環境からはほど遠い治療のための施設で生活することや，過度の安静からかえって寝たきりになるなどの問題が指摘されてきた。社会的入院の増加などのため老人医療費が急増したが，高齢者介護の大きな部分に医療保険財源で対応してきたのである。

このように高齢者の介護は，老人福祉と(介護サービスを肩がわりしてきた)医療保険，老人保健という別建ての制度で行われてきた。両者の介護的な部分を再編成するかたちで，2000(平成12)年度に創設されたのが介護保険制度だった。その結果，従来行政主導の措置(委託)制度により提供されてきた高齢者の介護サービスは，介護保険制度を通じ，利用者とサービス提供者の相対の契約により提供されることとなった。

ⓑ 高齢者福祉の制度

本節では，介護保険以外の高齢者福祉制度について代表的なものを説明する✛。

① 在宅福祉事業

■高齢者総合相談センター(シルバー110番)

高齢者や家族がかかえる，法律などの専門的なことがらを含めた各種の問題の相談に応じるとともに，在宅介護支援センターなど市町村域の相談体制を支援するために設置された都道府県単位の相談機関である。

■介護実習・普及センター

老人介護の実習などを通じて，介護知識・技術の普及・啓発を図るとともに，介護機器を展示し，その普及を図るため，都道府県・指定都市単位に設置されている機関である。

② 施設福祉

■養護老人ホーム

養護老人ホームは，65歳以上の者であって，環境上の理由および経済的理由により居宅での生活が困難な者を入所させ，必要な指導・訓練などを行う施設であり，市町村の措置に基づき入所する。2005(平成17)年の介護保険法などの改正で，利用者が外部の事業者による介護保

軽費老人ホームの種類

A型は食事の提供や日常生活上の必要な便宜を供与するサービスを行うのに対し，B型は自炊が原則である。ケアハウスは，高齢者が車椅子生活になっても自立した生活が送れるよう配慮した施設で，食事も提供される。

障害者基本法とその改正

1970（昭和45）年に制定された心身障害者対策基本法の名称を改めたもので，総合的な障害者対策推進，障害者基本計画および都道府県・市町村の障害者計画の策定などを定めている。

2011（平成23）年に法律が改正され，障害者の定義を見直し，地域社会における共生，差別の禁止，社会的障壁の除去の実施についての「必要かつ合理的な配慮」の義務づけなどが基本理念として明記された。また従来の中央障害者施策推進協議会にかわる障害者政策委員会の設置，基本的施策として障害者の防災・防犯，消費者としての障害者の保護，選挙や司法手続などにおける配慮などが追加された。

差別の禁止を具体化するため，2013（平成25）年に障害を理由とする差別の解消の推進に関する法律（障害者差別解消法）も制定された。

険の居宅サービスを利用できるようになり，また「特定施設入居者生活介護」の事業者指定を受けられることになった。

■軽費老人ホーム

軽費老人ホームは，家庭環境・住宅事情などにより，居宅での生活が困難な者を低料金で入所させ，日常生活上必要な便宜を供与する施設である。A型，B型，ケアハウスがある**＋**。介護保険の「特定施設入居者生活介護」の事業者指定を受けられる。

■有料老人ホーム

高齢者を入居させ，入浴・排泄・食事の介護，食事の提供，洗濯などの家事，健康管理サービスを提供することを目的とする施設である。原則として利用者負担で運営されるが，介護保険の「特定施設入居者生活介護」の事業者指定を受ければ，介護サービスが介護保険給付として提供される。都道府県知事に対し，事前届出が義務づけられている。

2011（平成23）年の介護保険法などの改正で，権利金などの受領の禁止など利用者保護が規定され，その後も強化されている。

③ 高齢者の健康増進，社会参加促進対策

■老人クラブの育成

老人クラブは，老後を健康で豊かなものにするためレクリエーション，教養の向上，社会奉仕活動などを行っている自主的な組織である。その育成と活性化を図るため，助成制度が設けられている。

■高齢者の生きがいと健康づくり推進事業

事業の推進母体として，中央に**長寿社会開発センター**（老人福祉法による老人健康維持増進事業を実施する指定法人），都道府県に**明るい長寿社会づくり推進機構**を設置し，**全国健康福祉祭**（**ねんりんピック**）などの高齢者のスポーツ活動，健康づくり活動，高齢者大学の開催など，高齢者の生きがいと健康づくりの活動を推進する事業を行っている。

⑥ 障害者福祉

ⓐ 障害の概念

2006（平成18）年に国連で採択された**障害者権利条約**（日本は2014〔平成26〕年に批准）をふまえ，**障害者基本法＋**が2011（平成23）年に改正された。この法改正により「障害者」の定義は身体障害・知的障害・精神障害（発達障害を含む）その他の心身の機能の障害がある者であって，障害および社会的障壁（障害がある者にとって障壁となるような社会における事物・制度・慣行・観念その他一切のものをいう）により継続的に日常生活または社会生活に相当な制限を受ける状態にあるものとされた。

なお，世界保健機関（WHO）は，障害を機能・形態の障害（impairment），

＋ プラス・ワン

障害児・者の手当
在宅の障害児を看護する父母などに
失給される特別児童扶養手当や在宅
の重度障害者に支給される特別障害
者手当などがある。

精神保健福祉士
業務独占ではなく，名称独占の資格
である。医療機関や社会復帰施設を
利用している精神障害者の社会復帰
に関する相談に応じ，助言，指導，
日常生活への適応のために必要な訓
練その他の援助を行う。

発達障害者
発達障害者(自閉症，高機能広汎性
発達障害(アスペルガー障害等)，注
意欠陥・多動性障害(ADHD)，学
習障害(LD)など)の問題に対応する
ため発達障害者支援法が制定され，
2005(平成17)年度から施行された。
同法により，発達障害の定義と理解
の促進，地域における一貫した支援
の確立などが定められ，中核的な機
関として発達障害者支援センターの
整備も行われている。2016(平成28)
年には法律の改正も行われた。

**難病等の追加による障害者の
範囲の変更**
障害者総合支援法では，新たに難病
等(治療方法が確立していない疾病
など特殊な疾病であって障害の程度
が厚労大臣が定める程度である者)
を障害者の範囲に追加し，症状の変
動などで身体障害者手帳が取得でき
ない者に対して，同法によるサービ
スの提供が可能になった。

**障害者総合支援法施行3年後
の見直し**
2016(平成28)年に障害者総合支援
法などが改正され，障害者が望む地
域生活への移行(自立生活援助)や就
労定着を支援するサービス，医療的
ケア児等障害児の支援などが2018
(平成30)年度から施行された。

能力の障害(disability)，社会的不利(handicap)の3つの段階に分けて
とらえ，障害があってもできる場合があり，またできなくても社会的に
不利にならない場合があるとしている。

ⓑ 障害者福祉の流れ

　終戦後，多数の傷痍軍人の存在をふまえ，1949(昭和24)年に身体障
害者福祉法が制定されたが，実質的に対象となったのは，低所得の人々
であり，障害者福祉は救貧対策として始まった。身体障害児・知的障害
児については，**児童福祉法**に基づき，施設入所などの措置がとられてい
たが，知的障害児の児童年齢超過が問題となり，1960(昭和35)年に**知
的障害者福祉法**が制定された。しかし，福祉サービスの内容をみると，
障害年金や各種手当➕といった所得保障制度を除くと，ほとんどが入所
施設におけるサービスの提供であった。とくに知的障害者福祉の分野で
は，先進諸国が施設福祉偏重への反省から脱施設化へと向かう一方で，
日本では全国的にコロニーとよばれる大規模な施設の整備が進められる
など，入所施設中心の性格をますます強めていくことになった。昭和
50年代の後半以降，障害の有無にかかわらず，一般社会に対等に参加
する機会が保障されるとするノーマライゼーションの理念などの流入を
背景に，ようやくグループホームなどの在宅福祉サービスも徐々に整備
されるようになったが，その量はきわめて限定的なものであった。

　一方，精神障害者については，1995(平成7)年に精神保健法が改正さ
れて**精神保健及び精神障害者福祉に関する法律**となり，ようやく「福祉」
が法定された。1998(平成10)年には**精神保健福祉士**➕の資格も創設さ
れたが，精神衛生法以来，多数の長期入院など医療面が中心になってい
る精神障害者への対応に大きな変化は生じていない。そうしたなかで
2000(平成12)年には，身体および知的障害者に対する福祉サービスに
ついて措置(委託)制度を廃止し，相対の契約により利用者が選択して利
用できる支援費支給方式への変更などを内容とする社会福祉基礎構造改
革の関連法が成立し，2003(平成15)年度から完全実施され，あわせて
知的障害者福祉の援護の実施主体も都道府県から市町村に委譲された。

　さらに，2006(平成18)年度から**障害者自立支援法**に基づき，これま
で別建てだった身体・知的・精神(含む発達障害者➕)の3障害に対する
福祉サービスおよび公費負担医療制度が，原則1割の応益負担で一元的
に提供されることになった。しかし，負担のあり方などに批判が高まり，
2012(平成24)年度から応能による利用者負担の原則に戻ることとされ，
2012(平成24)年の法改正により，名称の変更(新名称：**障害者の日常生
活及び社会生活を総合的に支援するための法律〔障害者総合支援法〕**)，
障害者の範囲の変更(難病などの追加➕など)，施行後3年をめどとした
検討➕などが原則として2013(平成25)年度から施行された。

c 障害者福祉の制度

　ここでは3障害に共通する障害者総合支援法に基づくサービスについて述べたのち，身体・知的・精神の各障害の福祉制度について説明する。

1 障害者総合支援法によるサービス

　従来，障害者福祉は，3障害ごとに別建ての制度で行われ，障害種別や地域✛ごとの格差も生じていた。障害者自立支援法以降，障害の種別にかかわりなく，共通のサービスを共通の制度で提供することになった。
　障害者総合支援法によるサービスは，**自立支援給付**と**地域生活支援事業**に大別される。自立支援給付は，介護給付費，訓練等給付費，特定障害者特別給付✛，地域または計画相談支援給付費，自立支援医療費，補装具費などに分かれる。

■介護給付費，訓練等給付費(あわせて介護給付費等という)

　障害者または障害児の保護者は，申請して市町村による介護給付費等の支給要否決定を受ける必要がある(サービス支給の手順✛)。給付決定を受けた障害者などが，都道府県知事の指定を受けた障害福祉サービス事業者や障害者支援施設から福祉サービスを受けたときは，介護給付費等が支給され，事業者・施設の代理受領により現物給付化されている。支給されるのは，サービスの種類ごとに厚生労働大臣が定める基準により算定した費用の合計額から利用者が負担する障害者などの「家計の負担能力その他の事情をしん酌して政令で定める額」(負担上限月額とよばれる。なお，負担上限月額よりもサービス費用の1割相当額のほうが低い場合には，その額)を控除した額である。

　介護給付費，訓練等給付費で提供される障害福祉サービスは従来，居宅サービスと施設サービスに大別されていたが，機能に着目して事業体系が見直され，介護給付・訓練等給付および地域生活支援事業に再編された。**介護給付**は訪問系の居宅介護や施設，在宅を問わず，常時介護を必要とする人に介護などを行う生活介護などである。**訓練等給付**には，自立訓練や一般企業などへの就労を希望する人に一定期間必要な訓練を行う就労移行支援などがある(表5-13)。この再編により，たとえば長期間同一施設に入所していた障害者が，日中は地域の通所施設，夜間は入所施設というようにサービスを組み合わせて使い，日中の活動と生活の場を分けることも可能となっている。

■地域相談支援給付費または計画相談支援給付費

　地域相談支援は，**地域移行支援**(施設・病院に入所・入院している障害者が地域生活に移行するための相談)と**地域定着支援**(居宅で単身などの障害者と常時の連絡体制を確保し，緊急の事態などの場合の相談)をいう。**計画相談支援**は，**サービス利用支援**(障害者の意向などをふまえ，障害福祉サービスなどの利用計画を作成し，事業者との連絡・調整など

表 5-13　障害福祉サービスに係る自立支援給付の体系　　　　　　（2023 年 3 月現在）

サービス		事業所数	利用者数	サービスの内容
介護給付	居宅介護（ホームヘルプ）	21,873 か所	201,192 人	自宅で，入浴・排泄・食事の介護などを行う。
	重度訪問介護	7,545 か所	12,395 人	重度の肢体不自由者または重度の知的障害者もしくは精神障害により行動上著しい困難を有する者でつねに介護を必要とする人に，自宅で，入浴・排泄・食事の介護，外出時における移動支援などを総合的に行う。
	同行援護	5,732 か所	26,355 人	視覚障害により移動に著しい困難を有する人に，移動に必要な情報の提供（代筆・代読を含む），移動の援護などの外出支援を行う。
	行動援護	2,062 か所	13,889 人	自己判断能力が制限されている人が行動するときに，危険を回避するために必要な支援，外出支援を行う。
	重度障害者等包括支援	10 か所	45 人	介護の必要性がとても高い人に，居宅介護など複数のサービスを包括的に行う。
	短期入所（ショートステイ）	5,627 か所	52,645 人	自宅で介護する人が病気の場合などに，短期間，夜間も含め施設で，入浴・排泄・食事の介護などを行う。
	療養介護	259 か所	21,033 人	医療と常時介護を必要とする人に，医療機関で機能訓練，療養上の管理，看護および日常生活の世話を行う。
	生活介護	12,399 か所	299,489 人	つねに介護を必要とする人に，昼間，入浴・排泄・食事の介護などを行うとともに，創作的活動または生産活動の機会を提供する。
	障害者支援施設での夜間ケア等（施設入所支援）	2,557 か所	124,357 人	施設に入所する人に，夜間や休日，入浴・排泄・食事の介護などを行う。
訓練等給付	自立訓練（機能訓練・生活訓練）	1,502 か所	16,588 人	自立した日常生活または社会生活ができるように，一定期間，身体機能または生活能力の向上のために必要な訓練を行う。
	就労移行支援	2,972 か所	35,681 人	一般企業などへの就労を希望する人に，一定期間，就労に必要な知識および能力の向上のために必要な訓練を行う。
	就労継続支援（A 型・B 型）	20,601 か所	413,179 人	一般企業などでの就労が困難な人に，働く場を提供するとともに，知識および能力の向上のために必要な訓練を行う。
	就労定着支援	1,559 か所	15,735 人	一般就労に移行した人に，就労に伴う生活面の課題に対応するための支援を行う。
	自立生活援助	302 か所	1,292 人	施設などから 1 人暮らしに移行した人に，定期的な居宅訪問や随時の相談対応などにより必要な情報提供および助言などを行う。
	共同生活援助（グループホーム）	12,572 か所	171,651 人	主として夜間において，共同生活を行う住居で，相談，入浴・排泄・食事の介護，その他の必要な日常生活上の援助を行う。

※事業所数，利用者数については，2022 年 3 月の国民健康保険団体連合会による支払いの実績データから，抽出・集計したものである。
（厚生労働白書，令和 5 年版．p.221，2023 による，一部改変）

を行う）と**継続サービス利用支援**（利用計画を検証し，必要に応じ見直す）をいう。給付決定となった障害者などが，都道府県知事の指定を受けた相談支援事業者から地域相談支援または計画相談支援を受けたときは，地域相談支援給付費または計画相談支援給付費が支給され，事業者の代理受領により現物給付化されている。介護保険の居宅介護支援（ケアマネジメント）同様，相談支援に利用者負担はない。

■自立支援医療費

障害児・障害者に対する公費負担医療（身体障害児の**育成医療**，身体障害者の**更生医療**，精神障害者の**精神通院医療**）については，自立支援医療を受けた障害者などに対し，自立支援医療費が支給される。精神通院医療については都道府県等から，育成医療・更生医療については市町

市町村地域生活支援事業
市町村地域生活支援事業では，成年後見制度利用支援事業，意思疎通支援事業(手話通訳者の派遣など)，日常生活用具の給付または貸与，移動支援事業，地域生活支援センターなどが必須事業として実施されるほか，市町村の判断によりその他の事業が実施される。

都道府県地域生活支援事業
都道府県地域生活支援事業では，高次脳機能障害者や発達障害者に対する支援など，とくに専門性の高い相談支援事業，専門性が高い意思疎通支援を行う者の養成研修事業その他広域的な対応が必要な事業が実施される。

身体障害
身体障害は，①視覚障害，②聴覚または平衡機能の障害，③音声・言語・咀嚼機能の障害，④肢体不自由，⑤心臓・腎臓・呼吸器などの機能障害(内部障害)のことをいう。

身体障害者手帳
18歳未満の者を含め，申請により，都道府県知事から交付されるもので，障害名および1級から7級までの障害等級などが記載される。

精神障害者
精神障害者とは，統合失調症，精神作用物質による急性中毒またはその依存症，知的障害，精神病質その他の精神疾患を有する者をいう。

措置入院
都道府県知事は，入院させなければ，自傷他害のおそれが明らかな者について，2人以上の精神保健指定医の診察を経て，入院させることができる。

村から現物給付化して支給される。2012(平成24)年度から応能負担による利用者負担が原則となった。

■補装具費

障害者等に対する義肢などの補装具の購入・修理については，補装具費が市町村から支給される。原則として応能の利用者負担がある。

■地域生活支援事業

地域特性や利用者の実情に応じ，障害者の地域生活を柔軟に支援するため，自立支援給付のほか，地域生活支援事業が法定化されている。地域生活支援事業には，市町村が実施主体の**市町村地域生活支援事業**➕と都道府県が実施主体の**都道府県地域生活支援事業**➕がある。

■障害福祉計画とサービス基盤の整備

市町村および都道府県は，退院可能な障害者や施設入所障害者の地域移行などに必要な障害福祉サービスの基盤整備を計画的に進めるため，厚生労働大臣の定める基本指針に即して，障害福祉サービスや地域生活支援事業などの提供体制の確保に関する計画(**障害福祉計画**)を定めることが義務づけられている。

■費用

費用については，1/2は国が，都道府県および市町村はそれぞれ1/4ずつ(都道府県が行う自立支援医療費の支給については，国と都道府県が1/2ずつ)を負担することが義務づけられ，国の責任が強化されている。

② 身体障害者の福祉制度

身体障害者福祉法で，身体障害者とは，**身体障害**➕がある18歳以上の者で，**身体障害者手帳**➕を受けた者と定義されている。身体障害者の相談・判定機関として，都道府県に**身体障害者更生相談所**がおかれ，**身体障害者福祉司**が配置されている。

③ 知的障害者の福祉制度

法律に基づくものではないが，知的障害児・者には，**療育手帳**が都道府県知事から交付される。判定は，児童の場合は**児童相談所**が，18歳以上の場合は都道府県におかれる**知的障害者更生相談所**が行う。知的障害者更生相談所には，**知的障害者福祉司**がおかれている。

④ 精神障害者の福祉制度

精神保健及び精神障害者福祉に関する法律(**精神保健福祉法**)に基づき，**精神障害者**➕(知的障害者を除く)は，都道府県知事から**精神障害者保健福祉手帳**の交付を受けることができる。同法は，福祉よりも入院を中心とする医療による対応を数多く規定している。

精神障害者の入院医療には，本人の同意に基づく任意入院のほか，本人の同意がなくても一定の要件のもとで入院させることができる**措置入**

院🏥，緊急措置入院，医療保護入院🏥，応急入院🏥があり，患者の人権をまもるため，入退院の要否などについて，精神医療審査会が審査するしくみになっている。しかし，日本ほど多くの精神障害者が長期間入院している例は，ほかの先進国にはなく，身体拘束の問題を含め，退院と地域での受け皿づくりによる社会復帰が求められている。

7 成年後見制度と日常生活自立支援事業

a 成年後見制度

1 制度の概要

民法などの改正により，介護保険制度の導入とも合わせて2000（平成12）年度から制度化されたもので，認知症の高齢者，知的障害者など判断能力の不十分な成人について，財産管理や身上監護（介護施設への入所契約など）を支援する制度である。自己決定の尊重と本人保護の調和が基本理念である。成年後見制度の導入に伴い，「禁治産」などの戸籍への記載も廃止され，後見登記制度により公示する制度となった。

本人，4親等内の親族，検察官，市町村長などの申立てを受け，家庭裁判所が職権で成年後見人などを選任する**法定後見制度**と，本人が公正証書でする契約によりあらかじめ任意後見人を選任し，家庭裁判所による任意後見監督人の選任により効力を生ずる**任意後見制度**がある。なお，法定後見・任意後見の両制度が競合する場合，本人の意思を尊重する立場から，とくに必要な場合を除き，任意後見制度が優先する。

2011（平成23）年の介護保険法などの改正で，弁護士などの専門職後見人以外の後見人（市民後見人）の育成と活用を行うことが老人福祉法などに規定された。また，2016（平成28）年には，**成年後見制度の利用の促進に関する法律**も施行された🏥。

2 法定後見制度の3類型

法定後見には，本人の判断能力の低下の程度に応じて，後見・保佐・補助の3類型がある。

■後見

後見は，差別的であることを理由に改められた，かつての「禁治産」に対応するものである。この制度は精神上の障害により，つねに判断能力を欠く状況にあるときに，広範な取消権と代理権を有する成年後見人をつける。ただし，日用品の購入その他日常生活に関する行為については，成年被後見人が単独で有効に行うことができる。

■保佐

保佐は，かつての「準禁治産」に対応する。この制度は精神上の障害に

社会福祉協議会

社会福祉協議会(社協)は，住民や福祉関係者により組織された民間組織であり，市町村・都道府県および全国レベルで結成されている。市町村社協は，地域社会において，社会福祉活動の企画・調整・普及宣伝などの業務を行うほか，在宅福祉サービスなどをみずから実施する場合もある。

都道府県社協には市町村社協の支援のほか，人材の育成，確保など広域的な立場からの業務が求められており，運営適正化委員会(128ページ参照)もおかれている。

全国レベルの全社協は，福祉関係者の意見集約や福祉サービスの第三者評価事業の中心的な担い手などの役割も果たしている。

社会福祉協議会には，行政の下請け機関になっているとの批判もあり，地域の民間福祉の先導役としての自主的な活動が期待されている。

より判断能力が著しく不十分な者に，不動産の得喪など重要な財産上の行為(**民法** 13条に列挙されている)などについての同意権や取消権などを有する保佐人をつけるものである。

■補助

　補助は，判断能力の低下が軽度な者に対し，より柔軟な対応を行うため新設された。この制度は精神上の障害により，判断能力が不十分な者に対し，本人の同意を前提に，家庭裁判所が決める特定の法律行為についての同意権や取消権などを有する補助人をつけるものである。

　有能な専門家が成年後見人などになれるよう，成年後見人などは複数でもよく，法人(たとえば，社会福祉協議会➕など)もなれることとされた。

　実態をみると，3類型のうち後見を申し立てるケースが多い。なお，資力が不十分な者のため，成年後見制度利用支援事業による後見報酬などの助成が，介護保険制度の地域支援事業や障害者総合支援法の地域生活支援事業(186ページ参照)として行われている。

ⓑ 日常生活自立支援事業(福祉サービス利用援助事業)

　日常生活自立支援事業は，**社会福祉法**第2条に「第2種社会福祉事業」の1つとして位置づけられている**福祉サービス利用援助事業**に該当する。認知症の高齢者，知的障害者など判断能力が不十分な者の福祉サービスの利用(契約の締結や利用者負担の支払いなど)や日常的金銭管理(預貯金の出し入れなど)を支援する目的で制度化されたもので，成年後見を補完する役割をもつ。

　実施主体は**社会福祉協議会**などで，利用者は実施主体と契約し，通常援助活動1回あたり1,000円程度(被保護者は無料)の利用料を払って，生活支援員からサービスを受ける。

●参考文献
・厚生労働省：厚生労働白書，令和5年版. 2023.

6^章

保健医療福祉の計画と評価

A 地方公共団体の 保健医療福祉計画

POINT

- 各種保健医療福祉計画が策定された時期の背景を理解し，国・都道府県・市町村の役割を理解することが重要である。
- 地方公共団体において，保健医療福祉計画は上位計画である基本構想（総合計画）の分野別計画の1つであり，相互に整合が図られていることを理解する。
- 複数の部局とまたがる分野の計画を策定・推進するためには，行政内における関連部局との調整や，行政外の関係機関との協議を行うことが重要である。

1 保健医療福祉計画の種類と目的

a 行政計画と基本構想

　保健医療福祉行政における計画とは，ある問題を解決するために，それが解決した際のゴール（公の目標）を設定し，そのゴールに近づくための対策を総合的に提示したものである。すなわち行政における計画は行政が実施する施策の方向性を示すものであり，たとえば健康課題などの問題を解決する手段や担当する部署などを記載し，施策の成果を確認するための指標などもまとめたものである。

　基本構想（総合計画）とは，市町村が総合的かつ計画的な行政運営を図るための方向性を示すものである。すなわち自分の住んでいるまち（自治体）を，将来どのようにしたいかという姿を描きそれを実現するために長期的なスパンの取り組みをまとめたものである。基本構想のうち行政が取り組むべき内容をとりまとめたものが行政計画である。まちづくりを進めるためには，行政だけではなく地域レベルや個人・家族のレベルでも同じ方向に取り組んでいくことが必要であり，そのように取り組む地方公共団体も増加している。

　そもそも基本構想は1969（昭和44）年の地方自治法改正により市町村に策定が義務づけられ，2011（平成23）年に改正されるまで策定する義務があった。この時期の日本は高度経済成長期で，基本構想には地域のインフラ整備に関することがおもに記載されていた🞥。

　現在では基本構想の策定義務はなくなったが，住民ニーズが多様化している現在においては，住民の意見も取り入れるなど地域の資源を有効

プラス・ワン

基本構想の内容の変遷

基本構想の策定が義務づけられた1969（昭和44）年ごろは高度経済成長下にあり，市町村における地域開発が進められ，人口も増加傾向にあった。そのため，基本構想のおもな記載内容は行政主導の土地利用計画，水利用計画，防災計画などの地域インフラの整備などであった。

その後，日本の経済成長が落ち着き，少子高齢化が進行し，人口も減少傾向に転じるようになると，地域独自の課題を重点プロジェクトに基本構想に掲げたり，民間部門や市民の活動を基本構想に取り入れたりする地方公共団体も増えた。

近年の動向として，2015（平成27）年に国連で採択されたSDGs（持続可能な開発目標）の理念を地方公共団体レベルで提唱していることを国が推奨しているため，基本構想に取り入れる地方公共団体も今後増えることが予想される。

に活用してゴールを描くような基本構想が必要である。行政の限られた活動だけでまちのめざす姿を達成するのではなく，住民や地域の関係者を巻き込み，ともに協力して目標達成に向けて協働するという意識が求められているのである。ともすれば行政は業務をこなすことに追われ，事業量を達成することが目標のすべてとなりがちである。しかし事業計画の上位計画の基本構想で，「どういうまちになったらいいか」を示した概念を忘れずに，事業によってめざす姿は達成できたかをはかるアウトカム指標を確認し，事業の効果がきちんとあらわれているかもチェックする視点も必要である。

b 基本構想と保健医療福祉計画

基本構想の下位の行政計画には，行政全体の計画からさらに分野別の計画まである。保健医療福祉に関する個別の計画はその分野別計画に位置づけられる。たとえば，A県にあるB市の総合計画には次の6つの目標があげられている。

①市民と行政が協働するまち
②健康で安心して住み続けられるまち
③文化を育み，心豊かな人を育てるまち
④地域資源を活かした活力あるまち
⑤安全・快適で持続的発展が可能なまち
⑥平和をつなぎ，未来へ発展するまち

目標②は保健医療福祉分野に該当するため，B市の健康増進計画である「健康B市21計画」には同市の総合計画やそのほかの計画と整合性がとれていることが明記されている。すなわち，B市としてこの健康増進計画を推進していくということがオーソライズ（公認）されていることと，上位計画である国の「健康日本21」やA県の「健康A県21」と整合をとって策定されたことが示されている。

c 都道府県計画と市町村計画

施策を推進するなかで，国は基本計画や大綱などにより方向性などの大枠を示し，地方公共団体にも枠組みにそった計画の策定を促す。個別法においても都道府県や市町村が計画を策定することを義務や努力義務として明記する場合が多い⊞。

都道府県は国の示した大枠にそって計画を策定する。その際には当該都道府県のデータを用いて課題の分析を行い，対策の優先順位なども地域の実情に応じて独自で設定し計画を策定する。市町村に策定を義務づけられている計画は多くないが，介護保険や特定健康診査など保険者として市町村が実施主体となっているものについては，事業を計画的・総

＋ プラス・ワン

地方自治法による計画策定の督促

地方公共団体の計画策定について法律に書かれていない場合であっても，「地方自治法（昭和22年法律第67号）第245条の4第1項の規定に基づく技術的助言であることを申し添えます」という通知により，策定を促される計画もある。

プラス・ワン
福祉事務所と市町村
保健分野の計画であれば，保健所が広域的に管内の市町村の調整や支援をすることができるが，福祉事務所はそのような役割は担っていない。

合的に推進するためにも計画を策定することが求められている。

■都道府県計画と市町村計画の関係性⊞

　都道府県と市町村が同じ施策の計画をそれぞれ策定する場合，介護保険に関する計画を例にみると，各市町村の介護保険事業計画で策定された介護サービス(訪問介護，通所介護など)の量を積み上げて，最終的に県全体の値を見込むようにして都道府県介護保険事業支援計画が策定されることが多い。

　一方，健康増進計画のように，平均の野菜摂取量や肥満者の割合などの指標を用いて，都道府県と各市町村がそれぞれのデータを集計して策定するものもある。この場合，地域保健の現場において両者のデータを比較して地域アセスメント(地域診断)などに活用されている。

❷ 地域の保健医療福祉施策の各種計画

　日本における保健医療福祉施策の各種計画は，**表6-1**に示すように国・都道府県・市町村が策定や改定を行ってきた。この表から国がその時々の課題を解決するために法律に基づいて計画を策定し，それを受けて都道府県・市町村が関連する計画を策定している流れがうかがえる。以下におもな保健医療福祉関連の計画の概要を示す。

ⓐ 医療計画

　医療計画は**医療法**第30条の4の規定により，都道府県が策定する。日本の医療計画制度は，1985(昭和60)年の**第1次医療法改正**により導入された。この改正により二次医療圏⊞ごとの必要病床数の設定，病院の整備目標，医療従事者の確保などを記載した都道府県の医療計画策定が義務づけられた。

　当時，日本において病床数の量的確保はほぼ達成されていたが，地域的な偏在がみられ，医療施設の機能分担も不明確であった。医療計画により必要病床数を上まわる病床過剰地域では，都道府県医療審議会の意見を聴いたうえで病院の開設や増床に関して勧告を行うことができるようになり，自由開業制に一定の制約が課されることとなった。

　その後，2006(平成18)年の**第5次医療法改正**においては疾病・事業ごとの医療連携体制の構築がめざされた。この改正により，医療計画は現在では，**5疾病**(がん，脳卒中，急性心筋梗塞，糖尿病，精神疾患)と**5事業**(救急医療，災害医療，へき地医療，周産期医療，小児医療)および在宅医療のそれぞれにかかる医療連携体制，地域の患者の動向や必要となる医療機能，目標達成とその施策などについて記載することとなった。また**医療機能情報提供制度**により，病院・診療所・助産所は，医療機能に関する情報を都道府県知事へ報告することを義務づけられ，報告

プラス・ワン
二次医療圏
二次医療圏とは，「一体の区域として病院等における入院に係る医療を提供することが相当である単位」と定義され，一般的な保健医療を提供する場合の基本的な区域である。通常は複数の市町村で構成され，保健所の管轄区域と一致している場合も多い。

表6-1　日本における保健医療福祉計画の変遷

年	国の動き	都道府県	市町村
1985年	医療法の改正		
1987年		地域医療計画の策定	
1988年	第2次国民健康づくり対策（アクティブ80ヘルスプラン）	保健計画の策定	保健計画の策定（一部の自治体）
1989年	ゴールドプラン（高齢者保健福祉推進10か年戦略）		
1990年	老人保健法・老人福祉法の改正	老人保健福祉計画の策定	
1992年		地域保健医療計画の策定	老人保健福祉計画の策定
1994年	新ゴールドプラン（新・高齢者保健福祉推進10か年戦略）　エンゼルプラン（今後の子育て支援のための施策の基本的方向）　母子保健法の改正	児童育成計画の策定	市町村計画の積み上げ
1995年	障害者プラン（ノーマライゼーション7か年計画）	障害者プランの策定	児童育成計画の策定（一部の自治体）
1996年			母子保健計画の策定
1997年	介護保険法の制定	地域保健医療計画の改定	障害者プランの策定（一部の自治体）
1999年	ゴールドプラン21（今後5か年の高齢者保健福祉施策の方向）	介護保険事業支援計画　老人保健福祉計画の改定	介護保険事業計画（3年ごと）　老人保健福祉計画の改定
2000年	健康日本21の策定		
2001年	健やか親子21の策定	健康増進計画の策定　母子保健計画の策定	健康増進計画の策定　母子保健計画の改定（包括）
2003年	次世代育成支援対策推進法		
2004年		次世代育成支援行動計画の策定	次世代育成支援行動計画の策定
2005年	介護保険法の改正（介護予防重視）	介護保険事業支援計画の改定（3年ごとの改定）	介護保険事業計画の改定（3年ごとの改定）
2006年	高齢者医療確保法（医療制度改革）　がん対策基本法の制定		
2007年	がん対策推進基本計画	医療費適正化計画の策定　医療計画の改定　健康増進計画の改定　がん対策推進計画の策定	特定健診等実施計画の策定
2012年	健康日本21（第二次）の策定　子ども・子育て支援法の制定		
2013年	日本再興戦略	健康増進計画の改定	健康増進計画の改定
2014年		子ども・子育て支援事業支援計画	子ども・子育て支援事業計画
2015年	健やか親子21（第2次）		データヘルス計画（国保）
2017年	自殺総合対策大綱	母子保健計画	母子保健計画
2018年	健康日本21（第二次）中間評価　医療法・医師法の改正	自殺対策計画　医療計画と介護保険事業支援計画の同時改定	自殺対策計画
2019年		医師確保計画・外来医療計画の策定	
2023年	健康日本21（第三次）		

　を受けた知事は各都道府県のホームページなどで，その情報を住民や患者に提供している。

　2014（平成26）年の**第6次医療法改正**により，医療計画に「**地域医療構**

医師確保対策の実施

全国335の二次医療圏を医師偏在指標により，上位1/3を医師多数区域，下位1/3を医師少数区域に分け，これらの区域分類に応じて具体的な医師確保対策を実施することとなった。同様に，外来医師偏在指標を用いて全国の二次医療圏を上位1/3を外来医師多数区域，下位1/3を外来医師少数区域に分け，外来医師多数区域において今後新規開業を希望している医師に対して，初期救急や在宅医療など地域で不足する外来医療を担うことを求めることを明記している。

想」が記載されることになった。地域医療構想は，地域の医療需要の予測や病床機能報告などの情報を活用し，団塊の世代がすべて75歳以上となる2025年の医療需要を推計し，それに対応する高度急性期，急性期，回復期，慢性期の4機能ごとに必要病床数を算定するものである。各都道府県は同構想に基づき，地域ごとに医療機能の分化と連携を進めることとされ，その実現に向け**地域医療構想調整会議**などで協議が進められている。こうした取り組みにより，多くの都道府県でこれまでの急性期中心の医療体制から，入退院を繰り返す高齢者が在宅に移行するための回復期病床への病床転換が促されている。

さらに2018(平成30)年7月には，地域間の医師偏在などを解消し，地域における医療提供体制を確保するため，「医療法及び医師法の一部を改正する法律」が公布された。この医療法改正により，都道府県には医療計画の一部として医師偏在指標を用いた「**医師確保計画**」の策定が求められた＋。

b 医療費適正化計画

日本においては国民皆保険制度により誰もが安心して医療を受けることができる医療制度を実現し，世界最高水準の平均寿命や保健医療を達成してきた。しかし急速な少子高齢化などにより国民医療費が増加を続けるなどの問題に対し，2006(平成18)年の医療制度改革により医療制度を持続可能なものとするため，医療費の適正化を推進する計画に関する制度が創設された。

■**第1期計画**(2008〔平成20〕年～2012〔平成24〕年)

医療費適正化に向けた目標として，特定健康診査の実施率(70%)，特定保健指導率(45%)およびメタボリックシンドロームの該当者・予備群の減少率(2008〔平成20〕年度と比べ10%以上の減少)が設定された。

■**第2期計画**(2013〔平成25〕年～2017〔平成29〕年)

第1期計画の目標についてはメタボリックシンドロームの該当者・予備群の減少率を2008(平成20)年度と比べ25%減少に変更した。また新たに，後発医薬品(いわゆるジェネリック)の使用促進(使用割合80%)と，都道府県が取り組むべき施策，タバコ対策に関連する目標および取り組むべき施策が盛り込まれた。

■**第3期計画**(2018〔平成30〕年～2023年)

第2期計画からおもな目標値を引き継いだ。入院医療費は都道府県の地域医療構想に基づく病床機能の分化・連携の推進の成果を反映させ，外来医療費については，特定健康診査・特定保健指導の実施率向上，後発医薬品の普及，糖尿病重症化予防，重複多剤投薬の是正などの効果を織り込んで外来医療費の抑制を試算している。

C 健康日本 21（健康増進計画）

1 健康日本 21

平均寿命が延伸した一方で，疾病全体に占める生活習慣病の割合の増加とともに高齢者における要介護者の増加が社会問題となったため，2000（平成 12）年に策定されたのが「21 世紀における国民健康づくり運動（健康日本 21）」である。対象分野としては，栄養・食生活，身体活動・運動，休養，心の健康づくり，タバコ，アルコール，歯の健康，糖尿病，循環器病，がんの 9 分野で目標値が設定され，中間評価と最終評価が行われた。

「健康日本 21」の中間評価・最終評価をもとにして「健康日本 21（第二次）」が策定され，2013（平成 25）年より実施された。「健康日本 21（第二次）」では基本的な方向として，健康寿命の延伸と健康格差の縮小，生活習慣病の発症予防と重症化予防の徹底などが示された。また，地域のつながりが健康に影響することから地域のつながりの強化（ソーシャルキャピタルの水準を上げること）の重要性が示され，健康を支えまもるための社会環境の整備についても項目が設けられた⊞。

2 健康増進計画（都道府県および市町村）

2002（平成 14）年に公布された健康増進法第 8 条により，地方公共団体には健康づくり各分野の目標値を設定した健康増進計画の策定⊞が求められている（都道府県には計画の策定が義務づけられ，市町村は策定が努力義務とされた）。都道府県の役割としては，地域のデータをもとに健康課題を分析し改善を担う関係団体や県民などに対して「健康日本 21」への参加をよびかける。また，都道府県型保健所は圏域の健康情報の収集・分析を行い市町村に情報提供を行う。市町村には，主体的に計画を策定し，住民や関係団体と連携して，健康づくり運動を展開していく役割が期待される。

3 食育推進基本計画

食育⊞に関する施策を総合的・計画的に推進するためには，栄養を通じた健康増進だけでなく，教育，保育，食の安全，地産地消，食文化の継承，食品ロスなど，多くの分野と調整したうえで，推進計画を策定していく必要がある。食育基本法により，都道府県と市町村は食育の推進に関する計画を作成するよう努めなければならないと規定されている。

食育推進会議（農林水産省内設置）⊞が定める食育推進基本計画では 2020（令和 2）年までに食育推進計画を策定する市町村の割合を 100％とすることをめざしているが，2020（令和 2）年度末の時点で全国の約 10.3％の市町村が未策定の状況である。策定にいたらない理由としては，主

管課のマンパワー不足のほか，食育の関係部局間の温度差があるなど，協力体制の構築が課題となっている。計画が未策定の市町村が策定できるように，研修会の実施や市町村への情報提供や助言など，市町村の策定の負担を緩和する支援が都道府県により行われている。

ⓓ 特定健康診査等実施計画

2008（平成20）年4月から，特定健康診査・特定保健指導が開始された。

特定健康診査等実施計画は，高齢者の医療の確保に関する法律第19条に基づき，国の示す**特定健康診査等基本指針**に即して医療保険者が6年1期の計画として策定するものである。計画の策定において保険者には特定健康診査・特定保健指導の対象者の規模や年齢構成，保健事業の体制や人的資源などを考慮し，実施率などの目標や実施方法などを定めることが求められている。実施目標としては，制度開始当初より特定健診実施率70％以上，特定保健指導実施率45％以上と設定されているが，実績値とは乖離している✛。

2018（平成30）年度からはじまる第3期計画では，保険者機能の責任を明確化するため，各保険者別に特定健康診査・特定保健指導の実施率を公表することとなった。今後は各保険者とも，成果目標であるメタボリックシンドロームの該当者および予備軍の減少率25％を目標として，保健事業を行っていくことが求められる。

■データヘルス計画

データヘルス計画とは，保険者などが保有する健診結果と医療費データ（レセプト）などを分析し，それに基づいて保険事業を効果的・効率的に実施する事業計画である。「日本再興戦略」（2013（平成25）年6月閣議決定）では，すべての健康保険組合に対し，加入者の健康の保持・増進のための事業計画「データヘルス計画」の策定・公表，事業実施，評価などを求めた。

「データヘルス作成の手引き（改訂版）」では，2018（平成30）年からの第二期計画において実効性を高めるポイントとして，①課題に応じた目標設定と評価結果の見える化，②情報共有型から課題解決型のコラボヘルスへの転換，③データヘルス計画の横展開の3点が示されている[1]。健康保険組合が保健事業を総合的に企画し，効果的・効率的に事業が実施できるよう，保健事業の中核をなす特定健康診査等実施計画とデータヘルス計画は相互連携して策定することが望ましいとされている。

✛ **プラス・ワン**

特定健診受診率と特定保健指導実施率

特定健診受診率は2008（平成20）年度38.9％→2018（平成30）年度54.7％と，特定保健指導実施率は2008（平成20）年度7.7％→2018（平成30）年度23.2％と推移している。

2013（平成25）年度より，後期高齢者支援金における加算・減算制度として，メタボリックシンドローム該当者・予備群の減少率，特定健康診査実施率，特定保健指導実施率などの評価指標により各保険者の達成状況などを評価し，その保険者の後期高齢者支援金の額を最大10％加算または減算している。なお，後期高齢者支援金とは，75歳以上の後期高齢者の医療制度にかかる費用について，50％は公費，10％は後期高齢者が納める保険料，残りの約40％を現役世代（国保や被用者保険）からの支援金でまかなわれている。

e 介護保険事業計画と高齢者保健福祉計画

1 介護保険事業計画

　介護保険事業の保険給付の円滑な実施のため，3年間を1期とする介護保険事業計画が策定されている。国は介護保険法第116条に基づき策定する基本指針において，市町村などが介護サービス量を見込むにあたり参酌する標準を示す。

■市町村介護保険事業計画

　市町村は，市町村介護保険事業計画として日常生活圏域における各年度における介護サービス量の見込み，その見込み量の確保のための方策，地域支援事業の量の見込みなどを定め，保険料の設定などを行う。

■都道府県介護保険事業支援計画

　都道府県は介護保険事業支援計画として策定し，区域内における各年度における介護保険施設の種類ごとの必要入所定員総数，サービス量の見込み，サービス従事者の確保と資質向上に関する事項，などを定める。サービス量は，市町村計画の量を積み上げて見込むこととされている。

　団塊の世代が75歳となる2025年に向けて，切れ目のない医療・介護の提供体制を構築するため，2016（平成28）年に「地域における医療及び介護を総合的に確保するための基本的な方針（総合確保方針）」が改正され，医療計画と介護保険事業計画・介護保険事業支援計画の整合を図るため，関係者の協議の場を設けることが明記された。この方針では，とくに地域医療構想よる病床の機能分化・連携に伴い増大する，在宅医療・介護保険施設などのサービスの必要量などの推計に関する整合性を確保し，医療・介護の提供体制を整備することが求められている。

2 高齢者保健福祉計画

　1990（平成2）年に改正された老人福祉法および老人保健法により，市町村および都道府県は**老人保健福祉計画**の策定が義務づけられ，各市町村は高齢者保健福祉の確保すべき事業量の目標を定めることとなった。これは急速に進行する高齢化に対応し，高齢者保健福祉の基盤を整備する目的でその前年（1989〔平成元〕年に策定された「**高齢者保健福祉推進十か年戦略（ゴールドプラン）**」を円滑に進めるものであった。これらにより市町村が高齢者の在宅サービスと施設サービスを一元的・計画的に提供する体制が整備された。全国の地方公共団体による老人保健福祉計画をふまえ，1994（平成6）年にはゴールドプランを見直した「**新・高齢者保健福祉推進十か年戦略（新ゴールドプラン）**」が策定された。

　介護保険の開始後は，高齢者保健福祉計画は多くの地方公共団体で介護保険事業（支援）計画と一体的に作成されている。

f 子どもに関する計画

　国は少子化への対応のため，1994（平成 6）年「**今後の子育て支援のための施策の基本的方向について（エンゼルプラン）**」を策定し，保育サービスの充実や子育て支援のための環境整備に取り組んだ。都道府県においてもエンゼルプランが策定された。

　2000（平成 12）年に母子保健の国民運動計画として「**健やか親子 21**」が策定され，2001（平成 13）年〜 2014（平成 26）年に取り組まれた。「健やか親子 21」を受けて都道府県および市町村は**母子保健計画**を策定する。都道府県・市町村は母子保健計画の策定にあたり，「健やか親子 21」の趣旨や目標などをふまえ，母子保健の現状やサービスの現状・課題・目標などを具体的に記載し，当該計画にそって事業を実施した。その後，「健やか親子 21」の中間評価および最終評価をもとにして「**健やか親子 21（第2 次）**」が 2015（平成 27）年に開始されるにあたり，厚生労働省は「母子保健計画策定指針」（厚生労働省雇用均等・児童家庭局長通知．平成 26 年6 月 17 日，雇児発 0617 第 1 号）により，都道府県・市町村に対して母子保健計画の策定・見直しを促した。とくに都道府県に対しては，県内の市町村間の健康格差の状況や，全国の状況との比較などの広域的・専門的な視点から県内の課題を把握し計画を策定することを求めている。

　2003（平成 15）年に**次世代育成支援対策推進法**が制定された。この法律に基づく「行動計画策定指針」が示され，市町村・都道府県および一般事業主・特定事業主はそれぞれ行動計画を策定することとされた✚。2005（平成 17）年度より，母子保健計画を次世代育成支援対策推進法に基づく市町村行動計画の一部として組み込むこととされている。

　2012（平成 24）年には，**子ども・子育て支援法**などの関連 3 法が成立した✚。これらの法律に基づき，市町村は，国が定める基本指針に即して，**市町村子ども・子育て支援事業計画**を定めることとされた。同計画は，計画期間における幼児期の学校教育・保育・地域の子育て支援についての需給計画として全市町村が策定する。当該市町村における教育・保育について，現在の利用状況と利用希望などの「量の見込み」や，教育・保育の提供体制の確保内容と実施時期などの「確保方策」を記載する。

　また，都道府県は国の基本指針に即して，広域性と専門性をもつ都道府県の立場から子ども・子育て支援事業の実施主体である市町村を支援するために**都道府県子ども・子育て支援事業支援計画**を策定する。この計画は都道府県が定める区域ごとの，幼児期の学校教育・保育についての需給計画として策定するものである。市町村子ども・子育て支援事業計画と都道府県子ども・子育て支援事業支援計画はともに計画期間は 5年間である。

✚ **プラス・ワン**

次世代育成支援対策における都道府県・市町村の行動計画
計画策定の基本的な視点
①子どもの視点
②次代の親づくりという視点
③サービス利用者の視点
④社会全体による支援の視点
⑤すべての子どもと家庭への支援の視点
⑥地域における社会資源の効果的な活用の視点
⑦サービスの質の視点
⑧地域特性の視点
策定期間
5 年を 1 期とした計画で，5 年後に見直しを実施する。

子ども・子育て支援事業計画と行動計画
子ども・子育て支援法が制定され，これらのサービス・事業に関する定量的な整備目標は，市町村子ども・子育て支援事業計画に記載されることとなった。あわせて，市町村行動計画・都道府県行動計画については策定義務ではなく任意化されるなどの改正が行われている。

g 障害者に関する計画

1 障害者基本計画と障害者計画

　障害基本計画は，障害者の自立と社会参加の支援などのための施策を総合的・計画的に推進する目的で策定されるものである。政府は**障害者基本計画**を策定しなければならないことが障害者基本法第 11 条に規定されている。

　障害者基本法では，障害基本計画を基本として都道府県と市町村はそれぞれ「**都道府県障害者計画**」「**市町村障害者計画**」を策定しなければならないと規定している。

2 障害福祉計画

　2013（平成 25）年に**障害者の日常生活及び社会生活を総合的に支援するための法律**（障害者総合支援法）が施行された。同法により国は，障害福祉サービスなどの提供体制および自立支援給付などの円滑な実施の確保のために障害福祉計画に関する基本指針を作成することとされた。市町村は国が定めた基本指針に即して，障害福祉サービスの提供体制の確保や業務の円滑な実施に関する市町村障害福祉計画を作成する（義務）。その際には障害者の心身の状況などを把握したうえで計画策定をすることは努力義務とされた。また都道府県が国が定めた基本指針に即して都道府県障害福祉計画を策定し（義務），障害福祉サービスの区域ごと，種類ごとの必要量の見込みなどを定めることとされた。基本指針・市町村障害福祉計画・都道府県障害福祉計画は 3 年ごとに見直しが行われる。

3 障害を理由とする差別の禁止

　障害を理由とする差別の解消の推進に関する法律（障害者差別解消法）が 2013（平成 25）年に制定，2016（平成 28）年から施行された。この法律は国民が障害の有無によって分け隔てられることなく，互いに人格と個性を尊重し合い共生する社会の実現をめざし，障害を理由とする差別の解消を推進することを目的とするものである✛。

　政府は障害者の差別解消の施策推進のための基本方針を定めなければならない。国・地方公共団体などの行政機関は，その職員が適切に対応するために，基本方針に即した対応要領を定める。なお地方公共団体の行政機関は対応要領の作成は努力義務である。

h 地域福祉計画

　地域福祉計画✛とは社会福祉法の「第 2 節　地域福祉計画」において，市町村地域福祉計画第 107 条と都道府県地域福祉支援計画第 108 条とし

✛ プラス・ワン

合理的配慮の提供

障害者差別解消法では国・地方公共団体などの行政機関の職員や事業者に対し，合理的配慮の提供を求めている。合理的配慮とは，社会に存在するバリアを取り除くためになんらかの対応が必要だという意思が障害のある人から行政や事業者に伝えられたとき，負担が重すぎない範囲で対応すること（事業者の場合は対応に努めること）である。

地域福祉計画の策定

厚生労働省によると，2018（平成 30）年 4 月 1 日現在，市町村地域福祉計画を策定済みの市町村は全市町村の 75.6％（市区では 90.9％，町村では 62.1％），都道府県地域福祉支援計画を策定済みの都道府県は全体の 91.5％（43 自治体）となっている。

地域共生社会

地域共生社会とは，高齢化や人口減少といういまの日本社会の状況をふまえ，制度や分野ごとの「縦割り」や，福祉などサービスの「支え手」「受け手」という関係をこえて，住民や地域のさまざまな主体が「自分事」として参画し，「人と人，人と資源が世代や分野を超えてつながることで，一人ひとりの暮らしと生きがい，地域をともに創っていく社会」のことである。

自殺に関する2つの統計

日本においては自殺に関して，厚労省の「人口動態統計」と警察庁の「自殺統計」の2つの統計が存在する。調査対象については厚労省「人口動態統計」では日本人を対象としているのに対し，警察庁「自殺統計」は総人口（日本における外国人を含む）としている。また場所については，厚労省「人口動態統計」では住所地，警察庁「自殺統計」では発見地で計上しているなどの相違点がある。

モデル市町村計画策定事業

モデル市町村計画策定事業は，地方公共団体に地域自殺対策計画の策定が義務づけられたことから，2017（平成29）年度に厚生労働省自殺対策推進室が市町村の計画策定に役だてるために14のモデル市町村を選び実施した事業である。この事業の成果をふまえ，2018（平成30）年に厚生労働省は地域自殺対策推進センターに向け，「市町村自殺対策計画策定に係る支援の手引」を作成した。

て位置づけられている。**市町村地域福祉計画**は地域福祉の推進に関する事項を定める計画で，高齢者・障害者・児童などの各種福祉計画の上位の計画とされる。**都道府県地域福祉支援計画**は，広域的な見地から市町村地域福祉計画の達成のために，市町村の地域福祉支援に関する事項について策定するものである。市町村地域福祉計画と都道府県地域福祉支援計画は，2018（平成30）年の社会福祉法改正により，両者ともにそれまで策定は任意であったものが努力義務に変更された。

　地域福祉計画については，住民・ボランティア，行政，保健福祉関係機関の三者が連携して，地域福祉推進の目標（たとえば，地域の人がつながるきっかけづくり，適切な支援につなぐしくみづくり，地域の福祉を担う人材育成など）を達成するための取り組みについて検討を行い策定し，計画を推進していくことが重要である。このようなプロセスにより地域福祉を推進することが，国が推進する**地域共生社会**の実現につながることが期待されている。

ⓘ **自殺対策計画**

　1998（平成10）年以降，自殺者数が毎年3万人をこえる状況を受け，2006（平成18）年に**自殺対策基本法**が制定された。自殺対策基本法施行から10年の節目にあたる2016（平成28）年に法改正が行われ，都道府県および市町村は，自殺総合対策大綱と地域の実情などを勘案して，**地域自殺対策計画**を策定するものとされた。

　さらに2017（平成29）年に自殺総合対策大綱が新たに閣議決定された。この新たな大綱では，国と地方公共団体が協力しながら地域自殺対策計画など全国規模のPDCAサイクルを行い，自殺対策を推進していくこととされている。具体的には国は地方公共団体による地域自殺対策計画の策定を支援するため，①自殺総合対策推進センター（2020〔令和2〕年度から自殺対策推進センター）において，都道府県・市町村を自殺の地域特性ごとに類型化し，地域特性を考慮した地域自殺対策の政策パッケージを作成し，都道府県・市町村の地域自殺計画の策定支援をすること，②地域自殺対策計画の策定のための地域自殺対策計画策定ガイドラインを策定すること，③自殺対策の専任職員の配置などを地方公共団体に促すことなどが示された。

●引用・参考文献
1）厚生労働省保険局・健康保険組合連合：データヘルス計画作成の手引き，改訂版．2017.

B 保健計画の策定プロセス

POINT

- 保健計画策定プロセスの各段階のポイントを学ぶ。
- 保健計画策定への住民の参画の意味・形態について理解する。
- 保健計画策定プロセスにおけるエンパワメントについて理解する。

　6章Aで紹介したように保健医療福祉行政に関する計画は多数存在し，それぞれが法律や国からの通知に基づいて，地方公共団体（自治体）で策定されている。たとえば「介護保険事業計画」「次世代育成支援地域行動計画」「医療計画」などのように必須の記載事項が定められ，そのために国の策定指針にそった所定の作業が求められる計画も少なくないが，自治体の裁量で，住民と行政との協働作業で策定されることが原則である。

　この6章Bでは，保健医療福祉行政に関する計画（以下，「保健計画」と表記）の策定における基本的なプロセスを紹介するとともに，各プロセスのポイント，住民の参画，エンパワメントについて解説する。

1 所属内でのコンセンサスづくり

　計画策定に限らず，保健医療福祉行政においては，所属組織におけるコンセンサスづくりが最初の段階で重要である。保健計画を保健師だけの計画にするのではなく，行政計画として策定し推進するために，コンセンサスづくりは不可欠な作業である。

a なんのために保健計画を策定するのか？

　保健計画は，新たな法律の制定や改正，国からの通知などにより義務づけられて，策定に着手することがほとんどである。そのため，なんのために計画を策定するのかを議論することなく，どう策定するのかという方法論の議論が始まることが少なくない。この場合，計画書を国に提出することが目的になり，策定後は見向きもされない計画になりかねない。こうした意味で，計画策定の意義を確認することは重要である[1]。

1 既存の事業の見直し

　保健計画の策定では，新たな取り組みを考えることが求められるが，

新規事業を考えることが目的ではない。厳しい財政状況下では新規事業を容易に開始できず，むしろ，既存の事業の見直しのほうが計画策定の意義としては大きい。既存の保健事業の目的を再確認することにより，その目的を達成するための事業のあり方を検討することができ，「手段の目的化」🕂を回避できる。また，関係機関や住民組織・団体と協働して取り組むことにより，既存の事業の効果を高めることにもつながる。

2 関係機関との連携の推進

　保健計画の策定作業を通じて，地域の健康課題についての認識を共有し，それぞれの事業の目的を確認することにより，他課や関係機関と相互に協力し合う関係が形成される。それぞれがもつ情報やノウハウのほか，所属する専門職を相互に活用したり，共同事業を企画・実施したりすることにより，事業の効率や効果を高めることができる。

3 住民の主体性の向上

　保健計画の策定作業を通じて，住民が政策決定に参加する醍醐味を味わったり，住民の役割が明確になったりすることは，住民の主体性の向上につながる。健康づくりも地域の福祉の向上も行政の取り組みだけで実現できるものではなく，住民の主体的な参画が不可欠である。

4 保健事業の評価

　保健計画策定の効果として，長期的な展望にたった事業の展開ができること，すなわち計画的に事業ができることがあげられる。しかし，計画書がなくても，事業は毎年それなりに計画的に実施されているために，計画書の必要性が実感されないことも少なくない。

　長期的展望にたって事業を展開するためには，年次計画の記載とともに，事業の成果をなにによって評価するかを明確にしておくことが望まれる。こうした意味では，計画策定は評価のためということもできる。計画書のなかで評価指標が明確になっていれば，事業の効果をきちんと評価ができるからである。事業の評価はむずかしいとよくいわれるが，計画策定と評価が別物になっていることがその理由の1つであろう。計画策定の段階🕂から評価の視点を明確にしておくことが重要である。

5 住民・関係者そして担当者のエンパワメント

　計画策定により保健事業への住民の主体的な参画が増え，関係者との連携も促進され，かつ効果的な事業が実施できれば，住民も関係者もエンパワーされる。そして誰よりも担当者がエンパワーされるのである。

　国に提出するための「立派な計画書」の作成をめざすだけでは，エンパワーされるどころか，「保健計画ができたら終わり」でなにも変わらずに，無力感を味わうことも少なくない。保健計画策定において，住民・関係

者そして担当者自身のエンパワメントを意識することが大切である。

ⓑ ほかの行政計画との整合性の確認

　保健医療福祉行政に関する計画だけでも片手に余るが，これらの計画間の関連を明確にしておくことが必要である。「母子保健計画」や「エンゼルプラン」のように，策定の目的が似通っているにもかかわらず，調整もなく別々に策定されることが少なくなかった。「データヘルス計画✚」と「健康増進計画」もオーバーラップする部分があるにもかかわらず，まったく別物の計画として扱われている自治体も多い。策定しようとする保健計画と既存の計画との関連を整理し，場合によっては統合したり，それぞれの計画の守備範囲を明確にする調整が必要である。

　これらの行政計画の基本となるのが，自治体の**基本構想（市町村総合計画）**である。地方自治法に基づき，ほとんどの市町村で 10 年を計画期間とする「**基本構想**」，5 年を計画期間とする「**基本計画**」，3 年を計画期間とする「**実施計画**」が策定されている✚。

　策定しようとしている保健計画がこうした計画のどの部分に位置づけられるのかを明確にすることにより，自治体の企画・財政サイドに当該の計画策定の意義をアピールできる。

ⓒ どのような策定体制を構築するのか？

　保健計画策定の目的についてのコンセンサスづくりにより，計画策定を通じて連携を促したい関係課や関係機関，主体的な取り組みを促したい住民組織・団体がおのずとリストアップされることになる。こうした関係者のリストアップは，担当課のみならず関係部局にも情報提供を求めることにより，より広く関係者をリストアップできる。こうした関係者のうち，策定委員会✚に入ってもらうのは誰か，作業部会に入ってもらうのは誰か，それぞれの役割✚についても検討する。

　通常，策定委員会のメンバーには関係機関・組織・団体の代表が入り，作業部会のメンバーには担当者レベルの人が入ることが多い。**表6-2** に健康増進計画の策定委員会・作業部会のメンバーの例を示す。関係機関・組織・団体から策定に加わってもらうだけでなく，策定委員や作業部会のメンバーを公募することも必要である。公募による策定メンバーだけでは，推進の際に関係機関・組織・団体の協力が得られにくいという弱みがあるので，注意が必要である。

　策定組織と行政職員のかかわり方は 2 つある。1 つは**表6-2** の例のように，行政職員と関係機関・組織・団体のメンバーが同じ策定組織を構成するものである。もう 1 つは行政職員によって構成される庁内組織を，住民によって構成される策定組織とは別におくものである。

✚ **プラス・ワン**

データヘルス計画
「日本再興戦略」（2013〔平成 25〕年）を受け，すべての医療保険者（市町村や健康保険組合）に策定が義務づけられた。健診結果やレセプトデータを活用して PDCA サイクルにそった効果的かつ効率的な保健事業の実施を図ることを目的に策定される保健事業の実施計画である。196 ページ参照。

地方自治法改正と市町村の基本構想
2011（平成 23）年の地方自治法改正に伴い，それまで同法の規定により，市町村に義務づけられていたその地域の総合的かつ計画的な行政の運営を図るための「基本構想」の策定義務がなくなった。しかし，その後も多くの市町村では引きつづき，基本構想が策定されている。

策定委員会・作業部会
策定委員会
保健計画の方向性を検討し，最終的に計画案の承認を行う。
作業部会
保健計画の素案づくりを行う。

計画策定における役割
多くの関係者や住民を巻き込んで，計画策定が行われることが望ましいが，その際，それぞれの参加者に「出番」があることが必要である。
自分が作業部会に出席している意味がわからない策定作業は，その参加者をパワーレスにしかねない。
それぞれの取り組みについての紹介やそれぞれの立場での意見を言ってもらう機会をつくるとともに，小グループに分かれての議論など，意見を出しやすい雰囲気をつくることが重要である。

表6-2　健康増進計画の策定組織のメンバー構成（例）

策定委員会メンバー
首長もしくは助役，教育長，各部課長，議会厚生委員会長，自治会長，民生委員総務，社会福祉協議会代表，老人クラブ連合会長，連合PTA会長，商工会長，婦人会長，青年団代表，食生活改善推進協議会長，母子保健推進員代表，保健所長，医師会長，歯科医師会長，薬剤師会長

作業部会メンバー（ライフステージ別の部会を，3～4部会に編成）
健康増進担当課・企画担当課・建設課・財政課・総務課・商工担当課・農林担当課の職員，教育委員会（体育保健課・生涯学習課），保育所・幼稚園職員，養護教諭，保健所職員，民生児童委員，社会福祉協議会，食生活改善推進員，母子保健推進員，子育てサークルなどの代表，ボランティア協議会，保育所・幼稚園の父母会，PTA役員，JA（青壮年部・婦人部），商工会青年部，老人クラブ連合会，医師会，歯科医師会，薬剤師会

　前者では，住民と行政職員の直接の対話が実現する。その一方で，住民が行政に対して要望や苦情を言ったり，行政職員も住民の前で安易な発言ができず，議会答弁のような言いわけに終始したりすると，対話が成立しないというリスクもある。後者は住民によって構成される策定組織から出された提案を庁内組織で検討して，また策定組織に戻すという手順をふむ。こうしたキャッチボールでは行政と住民との対話は成立しにくい。策定組織に参加した住民も自分たちの主張が受け入れられないことが続くと，しらけてしまうというリスクもある。

　このようにいずれの場合も一長一短がある。後述するような保健計画策定についての学習を行政職員・住民の両方がすることにより，前者でもスムーズに対話ができることが期待される。作業部会のメンバーが多い場合や保健計画で取り扱うライフステージや領域が広い場合には，作業部会を複数のグループに分けて検討を行うことも必要である。こうしたことも確認しておくことが望ましい。

ⓓ 保健計画策定の手法・手順

　保健計画策定の手法は，いろいろなものがある。策定において用いる手法や具体的な策定の手順についても関係者のコンセンサスを得ることが重要である。管理職のなかには，期日までに計画書を完成させることを優先するあまり，策定プロセスの意義を理解せず，早急に進めようとする職員もいる。計画策定の最初の段階でプロセスの重要性について所属内で説明し，策定の手法・手順についても了解を得ておくことが重要である。

2　保健計画の策定についての学習

　保健計画策定についての学習は策定事務局となる担当課職員，策定にかかわる行政職員，策定委員会や作業部会のメンバーとなる関係者・住

民代表を対象に行う。可能ならば，議員や策定に直接かかわらない行政職員，住民にも学習の機会を提供することが望ましい。

　学習すべき内容として，当該の保健計画の策定意義，既存のデータなどで把握されている現状の課題，策定手順とその意味などがあげられる。日程的に可能ならば，行政職員と関係者や住民の代表が同じ機会に学習することが望ましい。保健計画策定を住民と行政が協働で進めていくためには同じ土俵にたって議論ができることが大切であり，そのスタートとなる学習会も一緒に受講することが望ましいからである。

　保健計画の策定意義については，計画を策定することにいたった背景をわかりやすく説明することが必要である。単に，法律で策定が義務づけられたという説明だけでは，「のり気」にはなれないであろう。また，計画が取り扱おうとしている健康課題(たとえば「健康増進計画」の場合は，生活習慣病予防)の解決には，住民・関係者・行政が当該の課題に協働して取り組むこと，1人でも多くの住民が主体的に取り組む必要があることなどを強調する。こうした説明は自治体の担当職員でもいいが，保健所の職員(所長や担当課長)などの外部の専門家に依頼すれば，行政職員と住民とが一緒に学ぶという雰囲気をつくりやすい。

　保健計画を策定しようとしている領域の現状については，既存のデータ(人口動態統計，医療費，健康診査の結果)の分析などから明らかになっている課題を可能な限りわかりやすく説明する。この際，把握できていない現状については，計画策定プロセスで把握する旨を明言しておくことが大切である。とくに，策定にかかわる1人ひとりがこうした現状把握のための貴重な情報をもっており，その情報を出し合うことの大切さを伝えることで，積極的な計画策定への参画が期待できよう。

　保健計画策定の手順やその意味については，最初に大枠の流れを説明して，策定プロセスの全体像をイメージしてもらうことが大切である。策定委員や作業部会のメンバーには，所属する組織でも議論をして，その結果を策定委員会や作業部会での発言に反映するよう頼んでおく。保健計画策定の手順とその意味については，計画の策定途中に何度か繰り返し説明することが必要である。最初に説明しても，途中でなんのためにこの作業をしているのかがわからなくなることが少なくないからである。

3　現状の課題やニーズの把握

ⓐ　課題やニーズの把握方法

　保健計画策定において，現状の課題やニーズの把握は不可欠なプロセスである。そのために，既存の保健統計の分析や，住民を対象とした自記式調査(いわゆるアンケート調査)が行われることが多い。各種の保健統計の値を全国平均や都道府県の平均と比較して，地域の健康課題を明

確にしようとすることも多い。このときにとりたてて問題となるような分析結果が出ないということも少なくない。こうした場合、現状の課題がはっきりしないということになる。

住民を対象としたアンケート調査で、保健福祉サービスの利用意向をたずねてニーズを把握することも多い。とくに「介護保険事業計画」「次世代育成支援地域行動計画」などの法定の保健福祉計画の策定においては、国がニーズ把握のための調査票を示し、全国一律のニーズの把握が行われてきた。介護保険や保育などのサービスの提供量を推計するために、利用意向をたずねることは必要な作業であろう。しかし、保健福祉サービスの利用希望＝住民のニーズであろうか。そこで保健計画の策定における課題やニーズとはなにかをあらためて整理する必要がある。

1 ニーズとは、めざす姿と現実のギャップ（図6-1）

近年は、課題やニーズを「めざす姿」と現状とのギャップとしてとらえる考え方が普及してきた。この考え方は、めざす健康状態や地域における住民の暮らしと現状との隔たりが大きいほど、「課題が大きい」あるいは「ニーズが多い」とする。生活習慣病対策でいえば、「めざす姿」は生活習慣病で亡くなったり、要介護状態になったりすることをゼロにするといった「めざす姿」を設定する。それだけでなく、「糖尿病の患者も食事を楽しめる」といった「めざす姿」を描くことも大切である。

2 目的設定型アプローチ

「めざす姿」は専門職だけで描くものではなく、住民とともに描くことが重要である。こうした手法は「**目的設定型アプローチ**」とよばれる。目的設定型アプローチの代表的なものには、**地域づくり型保健活動**✛、プ

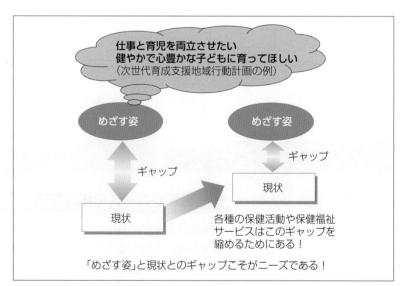

図6-1　ニーズのとらえ方

✛　プラス・ワン

地域づくり型保健活動
岩永俊博が提唱した保健活動の展開方法[2]。当事者や一般住民を含む関係者が、地域で実現すべき理想の健康な暮らしや生活の姿の具体的なイメージとして到達目標を共有し、健康な地域の実現に向けて、そのための条件やその条件を満たすためのそれぞれの役割を検討する。

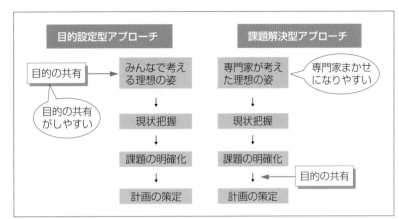

図6-2　目的設定型アプローチと課題解決型アプローチ

リシード-プロシードモデル＋，**PCM 手法**＋，などがあり，これらは地域保健の現場で広く活用されている。目的設定型アプローチでは，住民と一緒に「めざす姿」を描き，それを実現するための条件を検討したうえで，実際にその「めざす姿」やその条件が地域でどうなっているかを調査する。その結果，「めざす姿」や条件が達成されていなければ，「そこにニーズがある」あるいは，「それが課題である」ということになるのである。

「めざす姿」は事業のゴールであり，目的にほかならない。目的設定型アプローチではこの目的をみんなで考えるところから始めるために，目的の共有化が図られやすいという利点を有している。

一方，**課題解決型アプローチ**＋では，専門家主導で抽出された課題に対して，それがどう解決されたらいいかという議論のなかで目的の共有化が図られる。しかし，課題解決型アプローチの場合，解決手段の検討が先行するために，目的についての議論がおざなりになりがちである（図6-2）。

ⓑ 既存の情報収集とデータの分析

いずれの計画策定手法を用いる場合においても，現状の課題やニーズを明確にする際に既存のデータを分析する作業が必要である。

1 人口動態統計と標準化死亡比

人口動態統計＋により，性別・年齢階級別・疾病分類別の死亡数を把握することができる。把握した死亡数と自治体の性別・年齢階級別の人口から疾病ごとの**標準化死亡比**（SMR：standardized mortality ratio）を算出することにより，当該の自治体ではどのような疾病で死亡する人が全国平均と比較して多いのかを判断できる。

■標準化死亡比を用いた評価の注意点

標準化死亡比のメリットは年齢構成の違いによる影響を補正して比較できることである。しかし85歳以上で亡くなっても，50歳代で亡くなっても1人として評価されるため，健康課題として重要度を評価するには，「40〜64歳」など，ある年代で区切って算出することが望まれる。このように年代を区切ったり，子宮頸がんのように比較的死亡数が少なかったりする場合の評価には，注意が必要である。標準化死亡比は実死亡数を期待死亡数で割って計算するために，標準化死亡比150という値も，15/10では偶然による変動が大きく，有意な数値とはいえないからである。こうしたことから標準化死亡比は，都道府県の保健所（以下，県型保健所）や都道府県庁で市町村別に計算し，その解釈を含めて各市町村に提供することが望まれる。

計画策定においては，標準化死亡比ではなく，「50歳代」などの年齢区分で疾病ごとの死亡者数の年次推移を示すのも一法である。実際に働き盛りが何人亡くなっているという数値のほうが健康課題としての実感がわくものである。数値をグラフ化するなど，わかりやすく示すことも重要であり，県型保健所の支援が期待されるところである。

② 医療費分析

国民健康保険（以下，「国保」）加入者の受療状況（疾病ごとの受療率など）は，**国保データベース（KDB）システム**➕により集計されている。この集計によりどのような疾病の受診者が多いかを把握できる。

この受療率も年齢構成による調整が必要である。高齢化の進む地域では，生活習慣病の受療率が高くなるからである。そのために「標準化受療比」とでもよぶべき数値を算出することが望ましい。県の年齢階級別受療率と当該自治体の年齢階級別の国保加入者数から「期待受療者数」を計算し，実際の受療者数と比較するのである。この数値により，どの疾病で受診している人が多いかを評価できる。

この受療状況の評価において注意しなければいけないのは，生活習慣病の受療率は必ずしも有病率を反映しないことである。たとえば糖尿病や脂質異常症，高血圧であっても実際に受診していなかったり中断したりしている場合には，受療率として上がってこないからである。このため，医療費だけでなく，健康診査のデータと合わせて，総合的に判断することが肝要である。

③ 健康診査結果

乳幼児健康診査における齲歯（うし）の保有率や平均の齲歯数などは，対象児の年齢が同じなので，調整することもなく，他自治体や県平均・全国平均と比較することが可能である。一方，特定健康診査の有所見率は自治体によって受診者の年齢構成が異なるために，受診者の年齢構成により

➕ **プラス・ワン**

国保データベース（KDB）システム

国保データベース（KDB）システムは，国保連合会が「特定健康診査・特定保健指導」「医療（後期高齢者医療含む）」「介護保険」などに係る情報を利活用し，統計情報などを保険者向けに情報提供することで，保険者の効率的かつ効果的な保健事業の実施をサポートをすることを目的として構築された。

本システムの活用により，これまで保健師などが手作業で行ってきた健康づくりに関するデータ作成が効率化され，地域の現状把握や健康課題を明確にすることが容易となる。

調整が必要である。調整の方法は上記した「標準化受療比」と同様な計算をすることになる。「標準化有所見比」とでもよぶべきこの数値は，全国や県の年齢階級別の有所見率が必要となり，一自治体，あるいは一保健所で算出することは容易ではない。都道府県庁の健康増進担当課や地方衛生研究所などで算出されることが望まれる。

健康診査の際の問診データ✚も国保データベース(KDB)システムにより，既存のデータとして利用できる。基本的な生活習慣についての情報が得られれば，健康増進計画の策定において，どの生活習慣について重点的に検討すればよいかしぼり込むことができるので有用である。

c 当事者・関係者からのグループインタビュー

既存のデータだけで実態を把握することは困難である。多くの場合，住民を対象とした実態調査(多くは自記式調査)を実施することになる。

ここで大切なことは，実態調査の前に**グループインタビュー（フォーカスグループディスカッション）**などを行い，住民の生の声を聞いて実態調査に盛り込むべき項目を検討することである。このようなプロセスを経ずに，いきなり実態調査を行っている自治体も少なくないが，このような実態調査の結果からは，期待したような地域の課題を明確にできず，あとになって「この項目についても調査しておけばよかった」と後悔することが多い。グループインタビューなどで得た住民の生の声をもとにして「めざす姿」やそれを実現するための条件を描き，実態調査項目を検討することが望ましい。このプロセスは，目的設定型アプローチにほかならない。とくに，プリシード-プロシードモデルの特徴として，このグループインタビューにより，「めざす姿」であるQOLや主観的健康度✚の中身を把握したり，健康的な生活習慣を実践するために必要な条件を抽出したりすることがあげられる。

保健計画策定においてグループインタビューを活用し，①「健康について困っていること・気になっていること」(「健康増進計画」の場合)や「子育てで困っていること・気になっていること」(「次世代育成支援地域行動計画」の場合)について聞くことで地域の課題を抽出する。②そのうえで，これらの困りごとがどうなったらよいのかをたずねることで「めざす姿」を確認する。③さらに，「どんな条件が整ったら，それができますか」とたずねることで「めざす姿」を実現するための条件を抽出することができる。グループインタビューの具体的な進め方や留意点については，文献5)および本講座「公衆衛生看護技術」3章Cを参照されたい。

d 当事者・関係者に対する実態調査

グループインタビューや作業部会での意見でまとめられた「めざす姿」

とそのための条件について，実態調査を行う。

1 調査項目の選定

　実態調査の調査票として，「めざす姿」とその条件についての設問項目を作成する。同じ趣旨の設問が全国調査や大規模な調査研究で用いられていれば，その設問と選択肢を採用する。たとえば，「仕事と子育てが両立できる」という「めざす姿」が達成できているかは「健やか親子21」の指標としても使われている，2010（平成22）年度に行われた幼児健康度調査の設問「お母さんはゆっくりとした気分でお子さんと過ごせる時間がありますか」とその選択肢「1. はい　2. いいえ　3. 何ともいえない」を採用する。こうした既存の設問と選択肢を活用することは，おおむね信頼性や妥当性の高い設問を採用できるうえ，全国調査の結果と比較できることも強みである。

　もちろん，該当する調査項目が既存の調査になければ，オリジナルの設問を作成することになる。とくに，QOLに関する項目や生活習慣や保健行動の実践のために必要な条件などについては，既存の調査で扱われていることが少ないため，グループインタビューや作業部会での意見をもとに新たに作成することが多い。

2 調査票を作成する際のポイント

　実態調査のための設問を作成する際のポイントを**表6-3**に示す。調査票の作成は調査研究・地域診断などを実施する際に必須であり，保健師活動においては基本的な能力の1つである。大学や県型保健所などの支援を得ながら進めることが望まれる。

3 実態調査を行う際のポイント

　より精度の高い実態調査を行うためのポイントを**表6-4**に示す。郵

表6-3　調査票を作成する際のポイント

①設問の用語が具体的でわかりやすい。
②設問の意義が明確である。
・「はい」と答える人が多いほうがよいか，わるいか，が明確である。
③信頼性の高い回答が得られる設問である。
・こちらの意図をくんで，「よい子」の回答をしないか，あるいは，回答するときの気分で，回答が変わらないかなどを確認する。
④1つの設問に2つの内容を含まない。
⑤複数回答の設問は避ける。
・複数回答の場合，回答の精度が下がり，評価が困難になるためである。
⑥回答しやすくするための工夫をする。
・色つきの紙を用いる。
・大きめの文字を用い，設問と選択肢のフォントを変える。
・設問の間に記入を継続させるような言葉を入れる。「もう少しです」「裏もあります」など。

✚ **プラス・ワン**

住民による関係者からのヒアリング

計画策定プロセスのなかで, 関係機関や団体の取り組みについて, ヒアリングを行うことは重要な作業であるが, この作業を保健師などの行政職員のみで行うのではなく, 住民と一緒に行うことも有効である。

策定にかかわる住民が実際に各領域の健康づくりの取り組みや, 関係者の生の声を聞くことは, 住民の問題意識を高めることにつながる。ヒアリングを受ける関係機関や団体にとっても, 住民代表によるヒアリングは大きな刺激になる。

表6-4 実態調査を行う際のポイント

①各世代・性別に100人程度の回答が得られるサンプル数を目標にする。
・世代別・性別に集計した際に, 信頼性のある値を出すために必要となる。
②無作為抽出によるサンプリングを行う。
・地区別などの2段階抽出も検討する。
③郵送調査によらない場合に注意すること。
・保健推進員などに回収を依頼する場合は, プライバシーへの配慮をする。
④郵送調査において, 回収率を上げる工夫をする。
・大きい封筒を用いる。
・首長名で調査の協力をお願いする文章を入れる。
・保健計画策定の意義について, わかりやすい説明をする。
・プライバシーを保護し, 目的外の使用をしない旨を明記する。

送調査では回収率が50％を下まわることも少なくない。回収率が低いと, 健康に関心のある人が回答するという傾向(未回答者バイアス non-respondent bias)のために, かたよった結果になる可能性を考慮すべきである。こうしたバイアスを考えれば, 健康診査などの機会を活用して実態調査を行うことも検討にあたいしよう。健康診査の問診にたずねたい項目を追加することにより, 実態調査が可能である。こうした情報収集は日常業務で行えることから, その気になれば毎年情報が得られ, 経年的なモニタリングができるという大きな強みを有している。

4 関係者からのヒアリング

調査項目によっては, 住民を対象とした郵送調査ではなく, 関係者からのヒアリング✚によって集めるべき情報も少なくない。たとえば, 栄養成分表示をしている飲食店が多いかどうかは, 住民にたずねるよりも保健所の管理栄養士などに聞けば, 自治体内の軒数まで客観的に把握できる。地域の社会資源については関係者からのヒアリングが重要である。

e 現状の課題・ニーズの整理

以上述べたように, 保健統計, グループインタビュー, 実態調査, 関係者からのヒアリングなど, 各種の情報源について解説した。実際の保健計画策定ではこれらの情報を総合して現状の課題やニーズを整理し, 策定委員や作業部会のメンバーと共有する。その際, これらの情報を1枚のシートに落とし込んで全体像をながめることが有効である。

表6-5はプリシード-プロシードモデルの枠組みを活用して, 表形式にまとめたもので, 策定後に対策や取り組みの検討を行う際にも使えるワークシートである。こうしたシートに現状のデータを整理することで, なにが課題(満たすべきニーズ)なのか, それを改善するための条件はなにか, その条件が現状ではどの程度満たされているかを示すことができる。

表6-5　保健計画ワークシートの記載例（青壮年期の運動の領域）

QOL・健康の指標				
運動を楽しんでいると回答した人の割合　35%　→　増加させる				
体力不足を感じている人の割合　35%　→　減少させる				
保健行動と生活習慣の指標	目標達成のための条件	取り組みの現状	条件を満たすために必要な取り組み	評価指標
週に2回以上運動している 21%（25%） →増加させる	自分の体力や健康状態にあった運動指導を受けている 15%（18%）	健康診査で肥満・脂質異常症・境界型糖尿病と判定された者に対して運動教室を1回開催（参加者は30名）	保健師や栄養士などに健康運動実践指導者の研修を受けさせ，指導力を向上させる	健康運動実践指導者などの資格をもつ職員数
		運動教室を地区ごとに年間4回開催	運動教室に参加する住民の数	
	身近に運動できる場所がある 35%（38%）	小学校・中学校の6割が体育館などの運動施設を開放している	すべての小学校・中学校で運動施設を開放する	運動施設を開放している小学校・中学校数と利用者数
	運動する仲間がいる 15%（18%）	運動教室修了者を対象にOB会づくりを行っている	老人クラブや婦人会などの既存組織でも運動に取り組む	運動に取り組む組織の数
1日に1万歩以上歩いている 30%（35%） →増加させる	安心して歩ける歩道がある 30%（38%）	市内の歩道整備率 　国道　60% 　県道　45% 　市道　15%	歩道の整備を長期プランに従って順次進める	市内の歩道整備率
	一緒に歩ける仲間がいる 25%（28%）	市内に「歩こう会」が5つある	各地区に「歩こう会」ができるように支援する	「歩こう会」の数と参加する住民数

数値は現状，（　）内の数字は管内の現状

4　対策や取り組みの検討

　取り組むべき課題が明確になれば，その課題を解決するための対策や取り組みを検討することになる。この際に重要なことは，既存の取り組みをたんねんに調べて問題点を明らかにすることである。既存の取り組みを省みることなく，新たな取り組みを提案しても，効果的・効率的な取り組みにつながらないことが多いからである。

a　既存の事業・取り組みのリストアップ

　既存の事業や取り組みのリストアップは，担当課のみならず，庁内他部局，関係機関，住民組織・団体などの取り組みについても調べることが大切である。こうした事業を「めざす姿」やそのための条件ごとにリストアップすることにより，同じことをめざしてさまざまな実施主体が取り組んでいることに気づく。保健計画策定において，関係者との連携を

推進するのはこのプロセスであるといっても過言ではない。

　こうした既存の取り組みのリストアップは作業部会の場で行うだけでなく，事務局の担当者が各部局や関係機関，住民組織・団体をまわって情報を集めることが重要である。作業部会のメンバーが自分の所属組織が行っている取り組みをすべて説明できるとは限らず，事務局の保健師などが足を運ぶことによって保健計画策定にかける思いをそれぞれの組織にも伝えることができるからである。こうした思いを伝えることも組織間の連携の推進には重要である。

ⓑ 今後の取り組みの検討

　既存の取り組みを表6-5のワークシートのように整理したうえで，今後必要な取り組みを考える。この際，まったく新しい取り組みというよりも，既存の事業をどう見直せば，その条件を満たすことができるのかを考えることが重要である。前述したように他部局や関係機関，住民組織・団体との協働を検討することで，連携を推進するとともに，限られた予算内で効果的な取り組みを実施するために既存の事業を見直すことができるからである。たとえば，「子育てに必要な知識や技術を習得する」ために，母子保健担当部局が実施している子育て教室と，教育委員会が実施している家庭教育学級を共同で実施する。このことにより，参加者や講師の確保も効率的に進められ，事業の効果も高まる。

ⓒ 取り組みの優先順位の検討

　保健計画ではたくさんの取り組みを提案することになるが，必ずしもすべての取り組みが実践されるわけではない。目標が多すぎて，「虻蜂（あぶはち）とらず」になることも少なくない。保健計画に限らず，行政計画は網羅性が求められ，「総花的（そうばな）」になることが多かった🔯。実現可能性はともかく，もらさずに対策を掲げることが求められてきたのである。こうしたことが計画を策定してもなにも変わらないという状況を生んだともいえる。保健計画策定においては，たくさんある課題のどれを優先するのか，さらに，選定された課題を解決するためにどの取り組みを優先するのか，といった優先順位の検討が必要である。

　プリシード-プロシードモデル🔯では，優先順位を「重要度・効果」と「改善可能性」という2つの側面から評価し，効果が大きく実現可能性の高い課題を最優先する[3]。「重要度・効果」は，上位項目（生活習慣や保健行動の場合は，QOLや健康指標が上位項目になる）との関連性の強さと，はたらきかけを必要とする対象者の頻度の積でとらえられる。すなわち，QOLや健康指標への影響が大きく，当該の生活習慣や保健行動の改善が必要な対象者が地域に多いほど，「重要度・効果」は大きい＝改善でき

プリシード-プロシードモデルにおける優先順位の検討

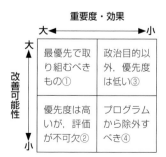

	重要度・効果	
	大 ◄──────► 小	
改善可能性 大	最優先で取り組むべきもの①	政治目的以外，優先度は低い③
改善可能性 小	優先度は高いが，評価が不可欠②	プログラムから除外すべき④

たときの効果が大きい。また，「改善可能性」は，実際にその生活習慣や保健行動の改善が期待できるのかで評価される（6章D参照）。

こうした優先順位を検討するための情報は，保健計画策定作業のなかですべて集められるわけではない。とくに，上位項目との関連性の強さ，たとえばある健康問題についてその生活習慣がどれくらい関係しているか（因果関係の強さ）は，そのエビデンスとなるデータが乏しい状況である。集められた情報をもとに，作業部会などで優先順位を検討することが望まれる（6章D参照）。

優先順位の検討結果や財政的な状況も考慮して，年次計画が策定されることになる。1年ごとの取り組みの計画が明確になっていることが望まれるが，5年間を大きく3つに分けて，①最初の1～2年に取り組むこと，②その次に取り組むこと，③5年目までには，なんとか取り組むこと，といった具合に緊要度で分けて記載することも実践的である。

5 目標値の設定

保健計画の策定において，目標年度までの目標値を設定することも，より実効性のある計画にするためには重要である。いつまでにどの段階まで到達することをめざしているのか，それを目標値として明記することが計画の推進につながるからである。行政職員だけでなく，保健計画の策定や推進にかかわる関係者や住民にとっても，現実味のある目標値の存在は重要である。

a 目標値の性格について

保健計画における指標の構造を図6-3に示す。ここでいう「指標」とは目標がどれくらい達成されたかを評価するものさしである。図6-3の10のレベルの指標は，次の3つに分類することができる。

● ノルマとして達成すべき目標：基盤整備についての指標である「ストラクチャー指標」，保健活動の質と量の指標である「プロセス指標」，「アウトプット指標」。

● 計画の推進効果をモニターするためのアウトカム指標：「生活習慣・保健行動の指標」「社会参加の指標」「学習の指標」「組織・資源・環境の指標」。

● 最終的に達成すべきアウトカム指標：「QOLの指標」「健康の指標」「地域の絆（きずな）の指標」。

保健計画策定においては，これら3つの違いを意識しておくことが必要である。モニターするための指標である「生活習慣・保健行動の指標」（たとえば，「週に2回以上運動する者の割合」）は，ノルマとして住民に課すべき目標ではない。一方，「基盤整備の指標」の1つである「保健師

アウトカム指標

quality of life 指標	生活満足度や生きがい，エンパワメント，自尊感情など

健康指標	健康寿命，主観的健康度 生活習慣病の死亡率，受療率 健康診査の有所見率，要介護認定率	地域の絆の指標	家族との絆 友人など周囲との絆 周囲からの支えられ感
生活習慣・保健行動の指標	生活習慣（食事，運動，喫煙など） 特定健康診査やがん検診の受診率 ワクチン接種率など	社会参加の指標	外出の頻度 近所付き合い 地域活動への参加
学習の指標	知識や態度 健康づくりの技術 コミュニケーション技術	組織・資源環境の指標	家族や周囲からの手段的支援 NPO や住民組織などの活動状況 社会資源へのアクセスの容易さ

アウトプット指標

特定保健指導の実施率，家庭訪問の件数 普及啓発事業の回数，参加者数

プロセス指標

対象集団の特性の把握，優先順位の検討 住民組織との協働，関係機関との連携

ストラクチャー指標

基盤整備の指標	保健活動のマンパワーや予算，施設・整備の状況 協議会などの設置，制度づくり，法制化

図 6-3　保健活動の評価指標の構造

などのマンパワーの整備」は，ノルマとして行政に課すべき目標である。これが混同されると，「保健計画は住民に健康的な生活習慣や保健行動を押しつけるものなのか」という議論になってしまう。

ⓑ 目標値の設定方法

目標値の設定は計画の「推進力」にもつながる大切なものである。その設定は，関係者が納得のいく考え方や方法で設定されることが重要である🔟。以下に，代表的な目標値の設定の考え方を紹介する。

■科学的な根拠（エビデンス）に基づく設定

予防接種率が 95% 以上になると，地域における当該感染症の流行を阻止できることが証明されている。予防接種率のように，科学的な根拠に基づいて目標値を設定するという考え方は，最も望ましい目標値の設定方法である。しかし，「糖尿病の合併症予防のために HbA1c を 6.9% 未満にする」といった目標値などのほかに，こうした考え方で設定できる目標値は少ないのが現状である。

■実態調査の結果に基づく設定

科学的な根拠とまではいかないが，実態調査の結果をふまえて，目標値を設定するというものである。たとえば，実態調査で把握された「タバコをやめたいと考えている者の割合」から，その半数が禁煙に成功したと仮定して，5 年後の喫煙率を目標値として設定するものである。現

➕　**プラス・ワン**

リアリティと推進力
保健計画の推進のためには，住民や関係者にとって，その計画の内容が現実味（リアリティ）のあることが重要である。
借りてきたような美辞麗句が並んだ保健計画ではリアリティが感じられず，計画は策定されたが，推進がほとんどできなかったということになりかねない。
計画書の内容・目標値などに住民や関係者がリアリティを感じられることが，計画の推進力になるのである。

段階で喫煙をやめる気がない人に「タバコをやめろ」というわけではないので，喫煙者にとっても受け入れられやすい設定方法である。

■理想値

未成年者の喫煙や飲酒率のように，理想値である 0% を目標値とするものである。実現可能性に乏しく，現実味に欠けるという弱みもあるが，計画の推進にかかわる人々がこの理想値を掲げることで，気持ちをひとつにできるという効用もある。

■外挿法による設定

過去の数値の推移から 5 年後や 10 年後を予想し，その予測値よりも「○○% 改善させる」といった設定をするというものである。この場合，改善させる○○% の値そのものに科学的な根拠が乏しいのが弱みである。

■全国の平均値もしくはトップクラスをめざす

全国平均を下まわっている場合は，まず全国平均をめざす。全国平均をクリアしている場合には，さらにその上の全国トップクラスをめざすというものである。行政的には受け入れられやすい設定方法であろう。

■達成可能な目標値

マンパワーや財政基盤などから考えて現実的に実施可能な目標値を設定するというものである。事業量の目標値の設定などに用いられるが，安易な決め方をすれば，現状となにも変わらないというリスクもある。

■ほかの計画との整合性

ほかの計画，とくに上位計画との整合性を考慮して設定するというものである。たとえば，長期総合計画の目標として，「10 年間で健康寿命を 2 歳のばす」といった目標が設定されている場合，健康増進計画の目標値もそれに合わせることになる。

6　政策決定への住民参加

ａ　策定プロセスへの住民参加

行政による政策決定に住民が参加する形態としては，計画の策定プロセスへの参画のほか，計画や条例の素案に対して意見を言う「パブリックコメント」があげられる。本項では，計画の素案が作成される各プロセスへの住民の参画の形態の特徴について解説する。

1　策定委員会への参加

住民組織や各種団体の代表が策定委員として計画策定にかかわる参画形態である。事務局の作成した素案にわずかな修正を加えて承認するという形式の場合には，住民の声が十分に反映されるとは言いづらい。計画の方針などに対して，意見を言ってもらうことが多いが，策定委員が組織の代表として機能することが重要である。個人の意見を述べるので

はなく，所属する組織での検討結果を策定委員会で発表してもらうことで，計画への住民参画の度合いが大きくなることが期待できる。

② 公聴会や座談会，ワークショップへの参加

公聴会や座談会で，計画に盛り込むべき内容について意見を述べるという形態での参画である。自由に発言できるものの，こうした場で出された意見が，計画内容にどう反映されたかを確認できないことが多い。

また，どのような人に参加をしてもらうのかにより，聴取される意見にかたよりが生じることが難点である。

③ 実態調査の回答者としての参加

無作為に抽出された（あるいは悉皆の）住民として，実態調査に協力する形態の参加である。「次のなかから必要と思われるサービスを3つ選んでください」といった「人気投票」で施策の優先順位を問うことが多く，少数意見が反映されないという限界がある。また，自由記載欄に書かれた意見や要望は「資料編」に列記されても，計画内容に反映されることは少ないのが現状である。

④ 実態調査の項目を決める段階への参画

計画策定のための実態調査では，調査項目に取り上げられたことしか，把握することができない。実態調査に盛り込む項目を選定する段階で，住民の意見を反映させることが重要である。具体的には，現状での困りごとや気になることについてヒアリングを行い，将来どんな暮らしができたらよいのかなど，計画で「めざす姿」を住民と一緒に描き，その「めざす姿」がどれくらい実現できているかをたずねる設問や，「めざす姿」を実現するための条件がどれくらい満たされているかを把握するための調査の項目を設定する。こうしたプロセスに参画できる人数は限られるものの，こうして実施された実態調査により，地域の「真のニーズ」が把握されることから，住民の意見が計画内容に反映されやすい。

⑤ 作業部会での素案づくりへの参画

実態調査などで明らかになった課題を解決するための取り組みを一緒に考える形態の参加である。ここでは，行政に対して要望するだけでなく，住民になにができるかを考えてもらえることに意義がある。行政と住民との「対話」により，素案がつくられることで，住民と行政が協働で推進できる計画策定が期待できる。

ⓑ 情報公開とアカウンタビリティ

政策決定の透明性を高め，住民参加の機運を高めるためにも，政策決

定プロセスの情報公開は重要である。まず，政策決定の判断根拠となった資料やデータを公開する。判断根拠となったデータが明確であれば，住民はその政策決定に納得することができる。一方，データが正確でなかったり，そのデータに基づく判断根拠が明確でなかったりする場合は，政策そのものにも理解が得られにくい。

政策決定のプロセスの公開も必要である。誰が，どのようなデータに基づいて，どのような場で，どのような議論が行われて，政策を決定したのかが明らかになることで，政策への理解が得られる。本節で紹介する計画の策定プロセスも，広く住民に公表することが望ましい。

こうした政策決定の根拠となるデータやその決定プロセスについて，誰に公表するかも重要である。「情報公開制度」に基づく情報開示は一部の住民に限られる。ホームページで公表するなど，より積極的に情報を公開することが望まれる。

情報公開とセットで論じられることが多いのが，**アカウンタビリティ（説明責任）** である。政策決定のプロセスについて，きちんと説明できること，また，決定された政策の成果について説明できること，そして，その説明に住民の納得が得られることが重要である。

健康政策について，いつも期待された成果が出る訳ではない。なぜ，期待された成果が出なかったのか，その要因を説明すること，さらに成果が出るように，どう事業を改善するかも説明することも，アカウンタビリティに含まれる。

保健福祉計画の策定から推進状況，成果の評価にいたるまでの情報公開は，まさにアカウンタビリティと対をなすものである。

ⓒ パブリックコメント

パブリックコメントとは，国や自治体が法律を制定（改正）したり，計画を策定（改定）したりする際に，広く住民に対して，意見・改善案などのコメントを求める手続きをいう。最近の計画策定では，計画素案を庁舎のロビーなどに掲示をしたり，ホームページにアップしたりして，1か月間程度の期間を定めて，メールなどで意見を募ることが多い。

寄せられた意見に対して，法案や計画素案をどう修正したのかを公表することで，政策形成の透明性，公正性の向上が期待できることから，計画策定への住民参加の方法として定着してきている。

実際のパブリックコメントでは，手法や場所の性格上，意見募集を実施していることが地域住民に知られにくく，寄せられる意見は必ずしも多くない[6]。その一方で，一部の団体からの「組織的な」意見が寄せられたりすることもある。

また，計画策定の最後のプロセスでパブリックコメントが行われることから，採用可能な意見の範囲が限定されるという限界もある。

このように，政策決定プロセスへの住民参加の手段としては，改善の余地を残しているといえよう。

7 保健計画策定とエンパワメント

エンパワメントについては，1章でもふれたが，ここでは計画策定という文脈で解説する。エンパワメントとは，「個人やコミュニティの統制の増加や社会的効力，コミュニティの QOL の向上と社会正義を目標とした人々や組織，コミュニティの参画を促進する社会活動の過程」と定義される[7]。

保健計画策定がエンパワメントにつながるのは，保健計画の策定にかかわることが「参画を促進する社会活動の過程」にほかならないからである。個人・組織・コミュニティのそれぞれのレベルにおいて，保健計画策定によりエンパワメントが期待できる。

a 個人のエンパワメント

策定委員や作業部会のメンバーとして参画することにより，自分の自治体について学び，さらに自分の声が計画づくりに反映されること（参画のプロセス）から，高次元の達成感や自己効力感を味わうことができる。

b 組織のエンパワメント

策定委員として参画する組織の代表を通して，組織で検討した内容が保健計画に反映されることにより，組織としての達成感を味わい，自信をつけることになる。さらに，計画書に組織の役割が明記され，組織活動の目標が広く認知されることで，組織活動の強化につながる。

保健計画策定を通じて組織がエンパワーされるには，組織の代表が策定委員会に参加するだけでは，不十分である。策定委員会での議論が組織でも報告され，課題について組織で検討したことが次の策定委員会で組織の意見として発表され，その意見がどういかされたのかが，組織に報告されてはじめてエンパワーされる。こうした計画策定における組織のかかわりを促すことも重要である。

c コミュニティのエンパワメント

コミュニティの課題を明確にし，その解決のためにコミュニティ内の技術と資源を動員するプランが策定されることにより，コミュニティ運営の能力の向上が図れる。策定された保健計画が自治体の上位の計画で

　ある「基本構想」に反映されること（参画のプロセス）も大きな意義をもつ。

　保健計画策定においては，「計画書」の作成をめざすのではなく，策定プロセスを通して，住民・組織・コミュニティのエンパワメントをめざすことが重要である。

●引用・参考文献

1）藤内修二・岩室紳也：藤内＆岩室の新版保健計画策定マニュアル——ヘルスプロモーション実践のために．ライフサイエンスセンター，2001.

2）岩永俊博：地域づくり型保健活動の考え方と進め方．医学書院，2003.

3）Green, L.W., Kreuter, N.W.：Health program planning；An educational and ecological approach, 4th ed. McGraw-Hill, 2005.（L.W. グリーン・M.W. クロイター著，神馬征峰訳：実践　ヘルスプロモーション——PRECEDE-PROCEED モデルによる企画と評価．医学書院，2005.）

4）藤内修二：日本における PRECEDE-PROCEED Model 適用の課題とその克服．厚生の指標 47(10)：3-11，2000.

5）Vaughn, S., Schumm, J.S., Sinagub, J.M.：Focus group interview in education and psychology. Sage Publications, 1996.（S. ヴォーン・J.S. シューム・J. シナグブ著，井下理ほか訳：グループ・インタビューの技法．慶應義塾大学出版会，1999.）

6）林健一：「パブリック・コメント制度」の利用動向と課題．地域政策研究（高崎経済大学地域政策学会）5(4)：75-84，2003.

7）Wallerstein, N.：Powerlessness, empowerment, and health；implications for health promotion programs. *American Journal of Health Promotion*, 6(3)：197-205，1992.

C 保健計画の推進と評価

POINT
- 保健計画推進のポイントを学ぶ。
- 保健計画の評価の進め方について理解する。

1 保健計画の推進のために

　保健医療福祉に関する計画(以下,「保健計画」)が策定されても,その計画が必ずしも推進されるとは限らない。予算やマンパワーの制約など,計画の推進を阻害する要因も少なくないからである。この6章Cでは,計画を推進するためのポイントを紹介する。

a 住民への周知

1 住民に周知させる意義

　保健計画を住民に周知させることは2つの意義をもっている。

　まず1つは行政計画としての認知である。住民に公表することにより,計画の推進に行政として責任を負うことになる。住民の代表である議会において承認されることもこうした意味で重要である。

　保健計画のなかにマンパワーの確保や施設整備のような基盤整備に関する数値目標が含まれている場合には,財政サイドとの交渉が必要になる。しかし,そこまで盛り込んだ計画を公表できたならば,保健計画を確実に推進することが可能になろう。

　もう1つの意義は,住民自身の取り組みを促すことである。保健計画の目標の達成には住民の主体的な参画が不可欠であり,計画内容を住民に示し,住民が地域の問題の解決のために果たすべき役割を確認してもらうことが重要である。

2 周知のタイミング

　住民への計画内容の周知は,計画が完成してから始めるのではない。計画の策定に着手するとともに始めるものと考えるべきである。計画策

定の意義や計画の対象となる領域の課題についての自治体の現状などを計画策定の早い段階から住民に周知させることで，実態調査などへの協力も得られやすい。また，実態調査の結果も計画内容の一部として早い段階で示すべきである。こうした「前ぶれ」をして，でき上がった計画内容を公表すれば，住民も自分たちの保健計画として受け入れやすい。

③ 計画内容の周知方法

計画内容の周知方法は，さまざまな機会と手段を用いることが大切である。実態調査の結果は自治体の広報紙で特集を組んでもらってもよいし，健康福祉まつりなどのイベントの機会を活用して公表するのもよい。

■計画内容の伝え方

計画内容のダイジェスト版を全戸に配布する自治体は多い。しかし，配布したものが必ずしも読まれていないのが実状である。ダイジェスト版で，「運動する人の割合を25％から40％に増やす」といった目標を示されても，ピンとこないというのが住民の本音であろう。計画推進のために住民1人ひとり，あるいは世帯ごとでになに取り組めばよいのかがわかるような伝え方が望まれる。自治体のWebサイトやケーブルテレビなど，さまざまなメディアを活用することも必要であろう。

保健計画の策定にかかわった住民代表からの口コミで計画の内容を伝えるというのも効果的である。健康診査など多くの住民と接する保健事業の機会を活用して計画内容を紹介することもできるはずである。ダイジェスト版も全戸配布するより，住民に説明して渡せる機会に配布するほうが効果的である。

■住民組織

住民組織・団体に対しては，年度はじめの総会などの場で保健計画の内容を紹介させてもらう。その際に，保健師などの専門職や行政職員が説明するのではなく，保健計画策定に参加した組織の役員が紹介することで，「自分たちの計画である」という認識をメンバーがもって主体的に取り組むことにもつながる。できれば，組織の当該年度の活動のなかに計画内容のどの部分を盛り込むのかについても検討してもらうことが望ましい。たくさんある取り組みのなかからどれに取り組むのか，優先順位を組織で考えてもらうことにより，実際の行動につながりやすい。

ⓑ 推進体制

① 庁内における推進

ヘルスプロモーションの理念に基づいて保健計画の推進を考える際，行政各部局との協働は不可欠である。策定にかかわった行政各部局に引きつづき，推進会議に参画してもらうことが必要である。

プラス・ワン

連携の中身

保健計画の推進における「連携」の中身を明確にしておくことが，連携を推進するために重要である。連携の中身としてあげられるのは，個人情報の共有，協働しての個人へのかかわり，それぞれの機関や団体が行っている取り組みについての情報の共有，共同事業や共同の取り組み，それぞれの機関や団体がもつノウハウや専門職の相互活用などである。

自治体内での連携✚は，しばしば保健担当課への「お手伝い」と受け取られるために，長期間にわたる計画の推進においては，「いつまで手伝えばよいのか」という声が聞こえてくる。長期間にわたる連携を継続させるには，相互の「巻き込み」が重要である。すなわち，「お手伝いをさせられている」と思っている他課にとっても，こうしたかかわりを通して，保健担当部局に手伝ってもらえることが出てくれば，連携はより強固なものになっていくのである。ウォーキングのための環境づくりに土木部の協力を得た自治体では，都市計画の策定の際に，健康づくりに資するまちづくりのために土木部から保健担当課に声がかかることもあろう。こうした相互の「巻き込み」が重要である。保健計画策定後も，他課からの応援要請があれば保健担当課はこころよくこたえることが，計画の推進のために必要であると心得るべきである。

2 関係機関・住民組織・団体における推進

関係機関・住民組織・団体における取り組みを推進するには，それぞれの組織や団体でどの目標に取り組むのかを明確にしておくことが重要である。保健計画が策定されたら，各組織・団体にその計画の内容を紹介するとともに，それぞれの組織・団体としてはどの目標にどう取り組むのかを検討してもらうことが重要である。

3 地域における推進

地域において保健計画が推進されるためには，地区ごとにどのような取り組みをするのかを考えてもらうことが必要である。保健計画の周知の際に地域に出向いて計画内容を説明し，つづいて地区での取り組みの優先順位を検討してもらうとよい。説明の機会や地域で取り組むための組織をもっている自治体では，このような展開が可能である。その受け皿となるしくみがない自治体では，そのしくみづくりから始めることが必要であろう。

近年，政令指定都市などの人口規模の大きな自治体が，小学校区ごとの健康づくり組織を構築する取り組みを始めている。福祉領域でも，地域福祉計画のなかで，同様の校区ごとの地域福祉活動が注目されている。こうした流れと連動して進めることが望まれる。

4 推進組織の運営

「○○計画推進協議会」といった推進組織は，年間2〜3回開催されることが望ましい。推進協議会では，各年度におけるそれぞれの組織における取り組みの予定（年度はじめ）や実績（年度末）を報告してもらうことになる。こうした報告を通して，関係機関・住民組織・団体が協働して取り組むことを促したり，既存の取り組みを見直すよう促したりできる。

その際に，客観的なアウトカム（成果）指標を示すことにより，それぞ

れの取り組みの成果を確認することも重要である。成果が上がっていれば関係者のエンパワメントにつながる。成果が上がっていない場合は，取り組みの軌道修正についての議論につながることも期待できる。

2 保健計画の評価

a 評価はなんのため？

評価の目的は計画に基づく保健事業や取り組みの効果があったかどうかを検証(prove)することである。しかし，評価の目的はそれだけではない。所定の効果が得られなかった場合には，その要因を明確にして事業や取り組みを見直し，どのように改善(improve)するかを検討することが重要である。こうした検討は，保健計画の見直しにほかならない。

評価が保健計画の見直しにつながるためには，その結果や成果(アウトカム)を評価するだけでなく，その結果につながる要因の改善状況(たとえば，糖尿病の有病率を減らすためには，食事や運動などの生活習慣の改善状況)を評価することも必要である。また，こうした要因の改善につながる事業や取り組みになっているか，取り組みの経過(プロセス)を評価することも重要である。

評価指標の階層構造(215ページ，図6-3)を理解することで，評価が保健計画の見直しにつながり，最終的には目標の達成につながるのである。

b 評価の4段階

上記したような階層的な評価を行うためには，①ストラクチャー評価，②プロセス評価，③アウトプット評価，④アウトカム評価という4つの段階に分けて考えることが実践的である。それぞれの段階で集める情報を以下に紹介する。これらの情報をいつ，どのように収集して評価するのかが評価計画であり，これを明確にしておくことが重要である。

■ストラクチャー評価

保健活動を効果的に進めるための基盤となる体制を評価する。

- マンパワーや予算，施設・設備の状況，制度や法制化の有無
- 関係機関や住民組織・団体との連携を促す協議会の有無

■プロセス評価

目標達成に向けた事業の過程など，保健活動を質的に評価する。

- 対象集団の特性の把握や優先順位の検討の有無
- 住民組織との協働，関係機関との連携の有無
- 利用者や事業にかかわるスタッフ・関係者の反応を確認しているか

■アウトプット評価

保健事業の実施回数や参加者数など，保健活動を量的に評価する。

- 特定保健指導の実施率や家庭訪問の件数
- 普及啓発事業の実施回数, 参加者数

■アウトカム評価

保健活動の成果を評価する。最終的なアウトカム指標である QOL の指標から健康指標, 地域の絆の指標, 生活習慣・保健行動の指標, 社会参加の指標, さらに, 学習の指標, 組織・資源・環境の指標まで, 階層的に評価することがポイントである。

- QOL や主観的な健康度を評価する指標は改善したか
  例：食事が楽しいと答えた糖尿病患者の割合
- 生活習慣病の罹患率や有病率, 死亡率が改善したか
- 特定健康診査の有所見率は改善したか
- 住民の生活習慣や保健行動(健康診査受診を含む)が改善されたか
  例：食事制限がまもられている糖尿病患者の割合
- 住民の知識や態度, 価値観が変化したか
  例：合併症の予防法について正しく理解している糖尿病患者の割合
- 健康的な生活習慣を実践するための技術を習得できたか
  例：食品交換表を使いこなせる糖尿病患者の割合
- 周囲の支援が得られやすくなったか
  例：職場で通院に対する配慮が得られる糖尿病患者の割合
- 健康的な生活習慣を実践するための社会資源を利用できているか
  例：運動処方をしてもらった糖尿病患者の割合
- 生活習慣や保健行動に影響を及ぼす環境要因が改善されたか
  例：身近に運動施設があると回答する糖尿病患者の割合

3 評価の実際

a 政策評価と経済的評価

1 政策評価(行政評価)

2001(平成 13)年の中央省庁の改革に伴い, 国民に対する行政のアカウンタビリティの徹底, 国民本位の効率的で質の高い行政の実現および国民的視点にたった成果重視の行政への転換を目的に**政策評価制度**が導入された。自治体が行う政策評価は通常, **行政評価**とよばれ, 2016(平成 28)年 10 月時点で都道府県で 100.0％, 政令指定都市で 95.0％, 中核市で 93.6％, 市区で 83.5％, 町村で 38.9％が導入している[1]。行政評価を導入している自治体の半数が, 内部評価に加えて外部評価も実施し, 約 6 割の団体において議会への報告・説明が行われている。

ほとんどの自治体が「事務事業」を対象とした行政評価を実施しており, 政策評価は「**事務事業評価**」とよばれることも多い。自治体の規模が

大きいほど個々の「事務事業」だけでなく，「施策」「政策」を対象とした行政評価をあわせて実施している。また，行政評価を導入している自治体のほとんどで，評価結果を予算査定に反映させている，もしくは参考にしていると回答している。そのために，成果指標や活動指標などの評価指標が導入されている。成果指標としては前項で紹介したアウトカム評価のための指標が，活動指標としては，アウトプット評価のための指標が用いられている。

2 評価指標の設定と経済的評価

「事務事業評価」が予算査定にも影響することから，評価指標の設定は重要である。保健計画の策定においても，毎年の「事務事業評価」にも使える評価指標の設定が望まれる。保健事業の効果を評価する際に，経済的評価も注目されてきている。経済的評価には，①費用効果分析，②費用便益分析，③費用効用分析の3つがある。

- **費用効果分析**：保健事業に要した費用（職員の人件費も含む）と事業によって得られた効果（受診率の向上，健診結果の改善，有病率や死亡率の改善）を分析するものである。同じ効果が得られる場合，より少ない費用でできる事業のほうが「費用対効果」がすぐれているといえる。
- **費用便益分析**：得られた効果を「貨幣価値」におきかえて，評価しようというものである。介護予防の取り組みにより，要介護認定率が改善した場合，それにより，介護給付費がどれくらい減らせたかを計算して評価する。糖尿病腎症の重症化予防では，新規の透析患者をどれくらい減らせたかによって，透析にかかる医療費をどれくらい減らせたかを評価するもので，全国の自治体で行われている。
- **費用効用分析**：取り組みの効果として，生存年数と QOL の両方を考慮した **QALY**（quality adjusted life years：**質調整生存年**）などの効用値を用いる。QALY の計算が容易ではないことから，研究目的で用いられることが多い。

b 評価に基づく計画の推進と改定

保健計画は計画期間が通常 5 ～ 10 年であることが多く，10 年の場合には，5 年が経過した時点で中間評価が行われることが多い。そのため計画を策定して 5 年後に評価を行うということも少なくなかった。評価の目的で述べたように，5 年後の評価では目標達成はとうてい望めない。

1 推進会議による計画の進行管理

保健計画の目標達成のためには，毎年，評価を行って進捗状況を確認し，必要に応じて軌道修正をすることが不可欠である。そのための会議体（以下，推進会議）は，計画の推進にかかわる行政各部局，関係機関・

団体や住民組織の代表によって構成され，年3回の開催が望ましい。すなわち，年度はじめの推進会議では，構成員の顔見せも兼ねて，各機関・団体の当該年度の取り組み内容を確認し，どう連携をするかを確認する。年度半ばの推進会議は来年度の予算編成作業が始まる前に開催し，当該年度の進捗状況を確認するとともに，来年度の事業に反映すべき新たな取り組みの検討を行う。年度末の推進会議では，当該年度の取り組みの4段階の評価を行い，来年度以降に向けて必要な軌道修正について議論する。年3回の開催が困難な場合は，年度末と翌年度の年度はじめの推進会議とを合わせて行い，年2回で運営することも可能であろう。

　推進会議において，4段階の評価を効果的に進めるためには，ストラクチャー評価やプロセス評価の指標について，行政各部局，関係機関・団体や住民組織から，当該年度の取り組みについて，あらかじめヒアリングを行うことが肝要である。必要に応じて，連携のための組織のたち上げといったストラクチャーの強化や，各事業における関係機関・団体や住民組織の連携を促すなどプロセスの改善についての方策を事前に検討しておくことが望ましい。

② 評価指標のデータ収集と計画の改定

　アウトプット評価の指標については，個々の事業の実績を集計して，1年間の実績として報告するため，事業の都度，必要な実績を集計するしくみを構築しておくことで省力化が図れる。アウトカム評価の項目のなかには，有病率や死亡率のように，成果が出るまでに数年を要する指標もあるが，生活習慣の改善状況や健康診査受診率は効果的な取り組みにより，1年間で成果をあげることも可能である。住民の意識や行動・生活習慣に関する指標は，健康診査などの問診項目として情報収集をするなど，日常業務のなかで情報収集をするしくみを構築しておくことがポイントである。

　計画の改定にあたっては，住民を対象にした健康意識行動調査などを行い，5年間の取り組みのアウトカムを可能な限り正確に評価する。この際，人口動態統計や受療状況，特定健診結果など，客観的な指標を用いて評価を行うが，5年間の人口構成の変化（高齢化の進行）による影響を除くための，年齢調整も行うことが望ましい。こうしたデータに基づいて，各指標の達成状況を評価することになる。目標達成ができなかった項目については，安易に目標値の下方修正をするのではなく，その要因を分析し新たに必要な取り組みについて検討することが重要である。

●引用・参考文献
1）総務省：地方公共団体における行政評価の取組状況等に関する調査結果. 2017.（https://www.soumu.go.jp/iken/02gyosei04_04000062.html）（参照 2020-08-07）

演習：保健事業の立案プロセスを学ぶ

POINT

- 地域の健康課題を解決するための保健事業の企画を立案するプロセスを学ぶ。
- 保健事業の立案に必要な情報の収集・分析，優先順位の検討などの方法を理解する。

演習Ⓐ：メタボリックシンドローム対策の企画・立案

　　演習Ⓐでは，メタボリックシンドローム(以下，「メタボ」と表記)対策の事例から，保健事業の企画立案のプロセスを学べるようにまとめた。紙上で保健事業の企画立案についての演習ができるように，演習の課題を設け，その解答例・解説を具体的に示している。

　　読者は担当保健師になったつもりで，演習課題についての自分の考えを整理し，対応を考えながら，解答例・解説を読んでほしい。

> **事例**
>
> 　2008(平成20)年度より特定健康診査(以下，「特定健診」と表記)・特定保健指導が導入された。A市(人口10万人)でもメタボ対策が進められているが，A市における特定健診の対象者である40〜74歳の国民健康保険加入者は16,700人で，その受診率は37.5％にとどまっている(全国平均35.4％)。また，特定健診で抽出されたメタボ該当者・予備群に対する特定保健指導実施率も，A市は25.1％とのび悩んでいた(全国平均24.4％)。さらに2014(平成26)年度の特定健診の集計結果から，A市のメタボ該当者・予備群の割合が31.5％と，全国平均の27.1％より高いことが判明した。
>
> 　A市では，これまでも健診受診率や特定保健指導実施率の向上をめざして取り組んできたが，劇的な改善はむずかしいと担当者らは感じている。特定健診を未受診の6割の市民や保健指導を受けない大多数の市民の存在を考えると，特定健診・特定保健指導だけではメタボ該当者・予備群を減らすことはできないと思われた。
>
> 　そこで，A市健康増進課としてメタボ対策を見直すことになった。

演習①

対策の目的を確認しよう

　どのような取り組みにおいても，その目的を明確にしておくことが重要である。多くの関係者と一緒に取り組む場合，取り組みの目的が共有できていなければ，スムーズな連携は期待できない。

　A市が取り組もうとしているメタボ対策のめざすものを具体的に記述してみよう。

解答例 **メタボ対策の目的**

　加入している医療保険の種別や特定健診受診の有無を問わず，市民がメタボ該当者や予備群になるのを未然に防ぐことを目的とする。

解説 **より具体的にメタボ対策の目的を確認する**

　メタボ対策の目的といえば，メタボの住民を減らすことであり，議論は不要と思われる。しかし，そこに落とし穴がある。事業を企画する際に，より具体的にその目的を確認することが重要である。まず，「住民」とは誰なのかを明らかにする。次に，「減らす」とは，メタボになるのを未然に防ぐ（一次予防）のか，メタボの人の生活習慣を改善して正常化を図る（二次予防）のか，を明確にする必要がある。

　A市が実施する特定健診の対象者は，40〜74歳の国民健康保険（以下，「国保」）の加入者であり，この人たちは全市民の約1/6でしかなく，さらに特定健診の受診者は全市民の6.3%でしかない。そこで，健康増進課として取り組むメタボ対策の対象は，加入している医療保険の種別や年齢，特定健診の受診の有無を問わず，すべての市民とした🔲。

　特定健診・特定保健指導は，メタボ該当者やその予備群となった人の生活習慣を改善することにより，正常化を図る「二次予防」のアプローチである。事例紹介でも明記したように，A市の担当者は特定健診・保健指導だけではメタボの有病率を下げることが困難であると考え，市民がメタボになるのを未然に防ぐ「一次予防」を目的とした。

プラス・ワン

特定健診・保健指導と保険者

2008（平成20）年の医療制度改革によって導入された「特定健診・保健指導」は，保険者の責務として実施されている。このため，自治体によるメタボ対策は自治体が運営する国保加入者に限って実施されることが多い。国保担当課であれば，当然のことであるが，健康増進課が対象とするのはすべての住民である。疾患によって保健活動の対象が変わることについては，熟慮が必要であろう。

演習②

対策のターゲットとする集団を選定しよう

　どのような健康政策を立案する場合でも，ターゲットを明確にすることは不可欠なプロセスである。とくに，投入できる予算やマンパワーが限られるなかで，最大限の効果を出すためには，ターゲットをしぼり込むことは重要である。

　A市のメタボ対策において，ターゲットになる対象集団の選定のた

めに，どのような情報を収集・分析するのか考えてみよう。

解答例 メタボ「一次予防」のターゲット

どの年齢層でメタボの有所見率が多くなっているのかを分析し，有病率が急増している年齢層やその前の年齢層をターゲットにすることがA市のメタボ対策では有効と考える。そのために性・年齢階級別のメタボ該当者およびその予備群の割合を算出し，全国平均✚と比較する（表6-6）。

全国平均との比較から，男性においては40〜44歳の年齢階級で，すでにメタボ該当者・予備群の割合が全国平均よりも5.6ポイント高くなっており，その後の年代も一貫して，全国平均よりも4〜6ポイント高かった。女性においては，各年代とも全国平均とほぼ同水準であった。

以上の分析結果から，A市におけるメタボ対策は，「30歳代の男性」をターゲットにすることにした。

解説 ターゲットをしぼり込む

メタボ対策は，特定健診・特定保健指導の対象者である40〜74歳を対象と考えがちである。しかし一次予防のためには，性・年齢階級別有所見率からどの年代でメタボの有病率が多くなっているのかを分析し，有病率が急増している世代やその前の世代をターゲットにすることが効果的である。

事例では男性において40歳以降の各年代で全国平均を上まわっていたことから，30歳代の男性をターゲットにした。特定健診の対象となる前の30歳代をターゲットにしたことがポイントである。かりに60〜64歳などの年代から有病率が全国平均を上まわって増加するような場合には，その前の55〜59歳（定年前の男性）をターゲットにすることになる。

また，対象集団を選定する際に，全国平均を基準にすることにより，

✚ プラス・ワン

全国の統計データの入手
国勢調査や人口動態統計，国民健康・栄養調査，患者調査など，全国規模で収集されている各種統計については，下記の厚生労働省のWebサイトで入手が可能である。
厚生労働統計一覧のホームページ
http://www.mhlw.go.jp/toukei/itiran （参照 2020-08-11）
特定健診・特定保健指導に関するデータは下記のサイトから入手可能である。
http://www.mhlw.go.jp/bunya/shakaihosho/iryouseido01/info02a-2.html （参照 2020-08-11）

表6-6 性・年齢階級別のメタボ該当者・予備群の割合（A市・全国平均）

年齢（歳）	男性（%）		女性（%）	
	A市	全国	A市	全国
40〜44	39.2	33.6	6.1	6.4
45〜49	43.4	38.3	8.1	8.3
50〜54	46.0	42.0	10.9	10.4
55〜59	48.1	44.1	13.2	12.4
60〜64	48.7	45.3	15.1	14.1
65〜69	48.9	45.1	16.0	15.5
70〜74	49.2	43.6	18.9	18.3
40〜74歳	48.0	43.6	15.6	15.2

演習❸
課題解決のための要因を分析しよう

目的やターゲットとなる集団が明確になれば，その課題を解決するための要因を分析することで，効果的な課題の解決が可能となる。A市において，若い世代の男性にメタボ該当者・予備群が多い要因を明らかにするには，どのような情報を収集し分析すればよいか考えよう。

解答例 A市の若い男性にメタボが多い要因の分析

ターゲットとなる30歳代男性の生活習慣についてのデータが入手できないので，その代用として，A市で特定健診を受けた40〜44歳の男性269人の問診項目の集計結果を全国平均と比較した⬛。その結果，A市の若い男性の生活習慣の課題として，次に示す傾向が指摘された。

①1回30分以上の軽く汗をかく運動を週2日以上，1年以上実施している者が少ない（A市23.3％，全国平均27.5％）。

②日常生活において歩行（または歩行と同等の身体活動）を1日1時間以上実施している者が少ない（A市43.8％，全国平均48.8％）。

③食べる速度が速い者が多い（A市44.8％，全国平均42.6％）。

④就寝前2時間以内に夕食をとることが週に3回以上ある者が多い（A市42.7％，全国平均37.2％）。

⑤夜食を週に3回以上とる者が多い（A市23.9％，全国平均21.2％）。

⑥週3回以上朝食を抜く者が多い（A市33.7％，全国平均29.9％）。

解説 活用できるデータから要因を分析する

メタボ該当者・予備群が多い背景に，どのような生活習慣や生活環境があるのかを分析するために，活用できる情報は少ない。多くの場合，生活習慣や生活環境の実態調査が必要となるが，予算やマンパワーなどの関係で容易ではない。「健康増進計画」の策定・評価のための実態調査を最近実施していれば，そのデータを活用できるが，若い男性の客体数は多くないため，信頼できるデータを得ることはむずかしい。

幸いにも，特定健診で標準的な問診項目が示され，全国集計も行われていることから，40〜74歳については，全国との比較も可能である⬛。

事例では，40〜44歳の男性について，上記6項目が全国平均より数値がわるく，生活習慣の課題があることが指摘された。

➕ **プラス・ワン**

比較の際の留意点

健診の受診者は未受診者に比較して，好ましい生活習慣を実践している可能性が高いという，かたより（バイアス）がある。このように，対象者を選択する方法にかたよりがあるために，選択した対象者から得られた推定値が対象集団の真の値と異なってしまうことを選択バイアスという。

受診率が大きく異なる集団間で，健診結果や生活習慣を比較する際には，選択バイアスを念頭におかねばならない。

特定健診の問診項目の集計

特定健診の標準的な問診項目の集計結果を活用することにより，地域の生活習慣の特性を明らかにすることができる。2013（平成25）年10月より，国保データベース（KDB）システムが活用できるようになり，自分の自治体の集計結果と全国，都道府県，同規模の自治体の結果とを比較することができるようになっている。

抽出された要因について取り組む優先順位を決めよう

　課題解決のための要因を分析することにより，複数の要因が抽出されることがふつうである。限られた予算やマンパワーで抽出された要因すべてに対応しようとすれば，「虻蜂とらず」になることも少なくない。ターゲットとなる集団をしぼり込んだように，改善に取り組む要因についても，優先順位をつけてしぼり込むことが望ましい🞣。

　本事例における若い男性にメタボ該当者・予備群が多い要因として抽出された6つの生活習慣について，事業として取り組む優先順位を検討してみよう。

解答例　最優先で取り組むべき生活習慣

　改善すべき生活習慣の優先順位を検討するため，①メタボとの因果関係の強さ，②改善が必要な対象者の多さ，③改善の可能性という3つの要素について整理した。因果関係の強さについては文献で調べ，改善が必要な対象者の多さは全国平均との差で評価した。改善可能性については住民を含めた関係者と協議をして決定した。「メタボとの因果関係が強い」「全国平均との差が大きい」「改善可能性が高い」要素の生活習慣を最優先として，優先順位を分析した（表6-7）。

　その結果，「日常生活において歩行（または歩行と同等の身体活動）を1日1時間以上実施している者を増やす」ことに最優先で取り組むことにした。

解説　エビデンスに基づく優先順位の検討

　健康課題の解決のために複数の要因が抽出されたため，改善に取り組むべき要因の優先順位を，グリーン（Green, L.W.）らが提案するプリシード-プロシードモデル[1]を参考に検討した（207ページ参照）。

　抽出された6つの生活習慣はいずれも，メタボの発症との関連が指摘

表6-7　改善すべき生活習慣の優先順位

改善すべき生活習慣	因果関係の強さ	実践状況（全国平均との差）	重要度（効果）	改善の可能性	優先順位
週2回以上の運動	○	4.2%	○	○	2
日常生活の身体活動	◎	5.0%	◎	○	1
早食い	○	2.2%	△	△	6
遅い夕食	○	5.5%	◎	△	3
三食以外の夜食	○	2.7%	△	○	5
朝食の欠食	○	3.8%	○	△	4

🞣　**プラス・ワン**

個へのアプローチにおける優先順位

個へのアプローチにおいては，対象者の生活習慣のアセスメントから，未実施の生活習慣の改善に取り組むことになる。それが複数ある場合には，集団へのアプローチと同様に，優先順位を検討する。

されているものであるが，因果関係の強さを比較したデータは少ない。週2回以上の運動習慣の有無よりも，日常生活における身体活動レベルのほうがメタボ発症への影響が大きいとする報告もあることから[2]，ほかの要因よりも因果関係が強いと考えた。

はたらきかけが必要な対象者の多さについては，実践していない者の割合で評価する方法と，全国平均値などとの隔たりをみる方法があるが，事例では後者により評価をした。

改善可能性については，ほとんどデータがなく，住民を含めた関係者から，改善の可能性について意見を聞くことにした。こうした政策形成のプロセスに，住民に参画してもらう意義は大きい。

演習5
選定された要因を改善する方策を検討しよう

選定された要因を改善するための方策について関係者と協議をする。健康課題の解決には，保健担当課が実施する事業だけでなく，庁内の他部局や関係機関・団体（住民組織を含む）の取り組みについても情報収集し，それぞれの取り組みの推進や相互の連携について協議を行うことが効果的である。

事例で最優先に取り組むべき要因として選定された「日常生活において，歩行（または歩行と同等の身体活動）を1日1時間以上実施する者を増やす」ための方策について，①健康教育などの普及・啓発と②生活習慣の実践を容易にする環境整備という2つに分けて考えてみよう。

解答例 日常生活における身体活動を増やすための方策

1 健康教育などの普及・啓発

生活習慣を改善すべき者への保健指導や健康教育に加えて，商工会議所をはじめとする住民組織・団体，とくに，職域の健康づくりにかかわる関係者に対して，「1回30分以上週2回以上の運動よりも，日常生活のなかで家事や仕事，通勤のための歩行などで身体を動かすことがメタボの予防に有効」ということを強調する。それぞれの生活のなかで，身体活動を増やすための具体的な工夫を実技とともに紹介する。

2 日常生活における身体活動を増やすための環境整備

商工会議所などと連携して，職場におけるラジオ体操など身体活動を増やすため取り組みを奨励する（たとえば，「すぐれた取り組みを表彰する」「万歩計を貸し出して，1か月間の歩数を職場対抗で競う」などの取り組みを支援する」など）[3]。

地域においては，公園でのラジオ体操やウォーキングなどを行ってい

＋ プラス・ワン

健康経営

「企業が従業員の健康に配慮することによって，経営面においても大きな成果が期待できる」との考え方にたって，健康管理を経営的視点から考え，戦略的に実践するものである。経済産業省が2012（平成24）年に提唱して以来，職域における健康づくりをあと押しする動きとして注目されている。

る場所・時間帯についての情報発信(マップの作成)を行う。ウォーキングがしやすい歩道の整備を道路整備課などの担当部局に要請する。体力や体調に応じて身体活動を無理なく増やせる運動指導を行う運動指導員を養成し，小学校区や公民館単位で活動できる体制を構築する。

解説 可能な限り系統的に対策を検討する

　具体的な方策の検討においては，ほかの地域で効果をあげている取り組みを導入しようとしたり，スタッフの得意分野や「好み」で，取り組みが選定されたりすることも少なくない。ターゲットとなる生活習慣の改善に向けて，可能な限り系統的に対策を検討することがポイントである。

　ヘルスプロモーションの理念に基づいて，健康教育などの普及・啓発と生活習慣の実践を容易にする環境整備という2つの側面で検討することにより，健康教育を中心とする従来の取り組みに加えて，施設やマンパワーの確保などの基盤整備も含めた資源や環境面の取り組みもあわせて検討することができる。とくに，ウォーキングがしやすい歩道の整備など環境面の取り組みは重要である。

　また，こうした取り組みを検討する際には，庁内他部局や関係機関に加えて，住民組織の取り組みについてもヒアリングを行い，日常生活での身体活動を増やすためにどのような取り組みを行っているのか，今後，どのような取り組みが可能なのかを一緒に考えることが望まれる。自治体が策定している健康増進計画の推進協議会やその下部組織のなかで，議論することもよい方法であろう✚。

　提案された取り組みのなかで，健康教室など既存の事業の枠で実施が可能な活動や関係機関・団体との連携により推進する活動については，予算化が不要である。一方，予算化が必要な取り組みについては，来年度の事業化に向けて予算書の作成を行うことになる。解答例であげた，身体活動を増やすことをめざして職場における取り組みを奨励する事業や，市内各地域における運動の取り組み状況についてのマップ作成，運動指導員の養成などは予算化が必要な事業であろう。

　事業の予算化の際には，①取り組みの必要性，②期待される効果，③その根拠，などを示すことが求められる。上記したような数値データや文献を用意しておけば，財政サイドの理解を得ることは容易であろう。

✚ プラス・ワン

健康増進計画の推進

健康増進計画の推進は，住民組織を含む関係者からなる推進協議会において行われている。運動の領域など個別の分野については，協議会の下部組織として「運動部会」などの専門部会をつくって進めることが望ましい。

●引用文献
1）L.W. グリーン・M.W. クロイター著，神馬征峰訳：実践ヘルスプロモーション——PRECEDE-PROCEED モデルによる企画と評価. 医学書院，2005.
2）田代隆良ほか：日本人勤労者におけるメタボリックシンドロームと身体活動の関連. 保健学研究 20(1)：75-81，2007.
3）内田勝彦：働く世代を元気に健康経営事業所拡大事業. 公衆衛生 79(4)：277-279，2015.

演習Ⓑ：健康づくり応援団事業による介護予防対策の企画・立案

　この演習Ⓑは，高齢者に体操・運動を指導するボランティアを養成・育成するB市の「健康づくり応援団事業」の事例から，事業を立案・実施・評価そして改善していくプロセスについてまとめたものである。

事例

　2006（平成18）年の介護保険法改正で，地域支援事業が創設された。B市では，地域支援事業の地域介護予防活動支援事業➕として，同年度に健康づくり応援団事業➕（以下，本事業と表記）を開始した。

　本事業は介護予防活動のリーダーの役割を果たす住民ボランティアとして，健康づくり応援団（以下，応援団と表記）を養成および育成するものである。本事業は市総合計画の具体的施策「市民の積極的な健康づくりの支援」と位置づけ，健康増進計画で「介護予防・認知症予防」活動とし，健康推進課が担当している。

　高齢者福祉計画・第7期介護保険事業計画によると，B市の総人口は2017（平成29）年10月1日現在，11万7523人，65歳以上の高齢者数は33,684人，高齢化率は28.7％である。2017（平成29年）度の第1号認定者数は5,830人，第1号認定率は17.3％である。団塊の世代が75歳以上を迎える2025（平成37）年の高齢化率は31.9％，認定率は19.8％と推計される（図6-4，6-5）。

　地域包括ケアシステムの深化・推進が求められるなか，介護予防対策として立案して以降の経緯を振り返り，本事業の継続や改善に向けて検討した。

演習① 事業の目的を確認しよう

　事業の必要性や優先順位を決めるために，事業の目的を確認することは重要である。介護予防対策としてこの事業でめざすものを記述しよう。

解答例 健康づくり応援団事業の目的

　運動指導を主とした介護予防活動に取り組むことで，指導側の応援団自身も地域の高齢者も可能な限り健康で，いきいきと生活を送れることをめざす。すなわち，本事業の目的は，応援団と地域の高齢者の両方の介護予防である。

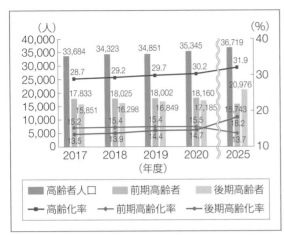

図6-4　B市の人口・高齢化率の推計

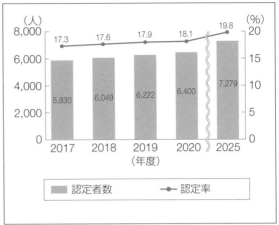

図6-5　B市の第1号被保険者の要支援・要介護認定者数，認定率の推計

解説　介護予防の目的を再確認する

　介護予防の目的は，可能な限り要支援・要介護状態にならないようにすることである。要支援・要介護状態になる原因としては，「高齢による衰弱」「関節疾患」「骨折・転倒」が約半数を占めるといわれている。「膝痛・腰痛」や「骨折・転倒」により，身体を動かす機会が減った高齢者は，身体の機能を低下させて動けなくなるリスクを高める。高齢者の運動は生活不活発病✚を防ぐために重要である。

　一方，B市では，高齢者数・高齢化率が今後増えるとともに，要介護認定者数・認定率も増加することが予想されている（図6-4，6-5）。そのため応援団を養成・育成し，運動指導を担ってもらうことを通じて介護予防に役だつ基本的な知識の普及・啓発を図るとともに，自主的な地域活動の育成・支援により，応援団・高齢者の双方を対象とする介護予防としての本事業を継続的に実施している。

演習2
事業の対象を選定し，目標を設定しよう

　次に，事業の対象と目標を考えてみよう。サービスが直接提供されるのか，活動を通して間接的に提供されるのかによって，**ダイレクトターゲット**（直接標的集団）あるいは**インダイレクトターゲット**（間接標的集団）とみなされる。

解答例　健康づくり応援団事業の対象と目標

　B市では，40歳以上おおむね70歳未満の市民を対象に，修了後に地域へ出向いて運動指導ボランティア活動をできる人を公募した。

　事業開始当時，B市には約100か所の高齢者地域サロン（以下，サロン）

が設けられており，平均30人の高齢者が月に1回程度サロンに集まっていた。サロンは介護予防の事業の1つであり，高齢者が集い活動する場として，住民が中心になって運営するものである。B市では全サロンにおいて，集まった高齢者に運動指導を実施できるように，応援団を100人養成することを本事業の目標とした。

解説 ダイレクトターゲットとインダイレクトターゲットを定める

75歳以上になると要介護認定を受ける人の割合は大きく上昇する。応援団には自身の健康づくりや介護予防を実践していくことを期待して，ダイレクトターゲットの年齢層を40〜70歳と決定した。

地域で民生委員やボランティアが集会所や空き家で実施するサロンは，近所に住む後期高齢者が通いやすく，B市における介護予防の場の中心となっている。事業開始当初はサロンの場で体操や簡単な運動を指導してほしいという要望が多く，保健師が出向いて運動指導をすることが少なくなかった。

このような状況から応援団に運動の知識や方法を教育し，応援団は運動の知識などをインダイレクトターゲットであるサロン参加者へ伝えていくことを事業のもう1つのねらいとした。そこでサロン数を目安にして，100人の応援団を養成することが目標となった。

演習3
事業の内容を組みたてよう

目的と目標を達成するために，実施場所（施設，部屋）などを考慮し事業内容および計画をたててみよう。

解答例 運動方法や運動指導を学ぶ健康教育の企画

参加者が，体力測定・ストレッチング・筋力トレーニング・有酸素運動などの知識や方法について実技とともに学び，身につけることをめざした健康教育として企画する。プログラム内容が実施できるような部屋を確保し，集団教育として効率的かつ効果的な定員を設定する。

解説 プログラムや期待する内容を明確にする

本事業では，保健師が応援団への健康教育の内容を立案し，実技指導は健康運動指導士などの運動指導者が所属する事業者に委託している。委託契約後，保健師と運動指導者が打ち合わせを行い，高齢者に対する運動の安全性や有用性を考慮しながら指導方法やプログラム，事業の目標や効果を明確にしている。

事業の課題および改善点を検討しよう

事業を組みたてて実施していくなかで，PDCA サイクル⬛に基づいて事業をチェックし，改善点や事業そのものの必要性を検討しよう。演習1 〜 3 に示した計画(Plan)にのっとって事業を実施(Do)していくが，計画のなかで評価指標を設定しておくことが望ましい。

解答例 PDCA サイクルにより事業を点検・評価する

PDCA サイクル(**図 6-6**)にのっとって，事業を企画評価・実施評価・結果評価の 3 部構成で見てみよう。

1 企画評価

初年度から 2 年目の養成講座は全プログラムが施設内で行われ，地域で実際に指導するメニューが組まれていなかった(Plan)。そのため 1 〜 2 年目の応援団はサロンへ単独で出向く自信がなく，保健師が同行していた(Do)。応援団の自主的な活動は 1 回もなかったため(Check)，委

＋ プラス・ワン

PDCA サイクル

継続的活動を円滑に行うためのマネジメントサイクルのこと。Plan (計画)-Do(実施)-Check(点検·評価)-Act（調整·改善）のプロセスをらせん状に繰り返すことで，事業の質を向上させ，継続的な改善活動を維持する。

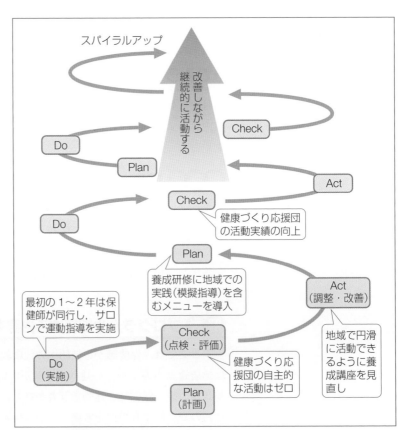

図 6-6　本事業(開始 5 年間)における PDCA サイクル

託先の事業者やプログラムの内容の見直しを行い（Act），3年目から養成プログラムにサロンで模擬指導を行うメニューを取り入れた（Plan）。その結果，保健師が同行する回数が減った（Check）。

さらに，修了後も応援団が成長していくことを支援するために（Act），年に4回の連絡会を実施した（Plan/Do）。開始5年で，応援団の活動実績の向上につながった（Check）（図6-7）。

② 実施評価

養成講座を継続した結果（Plan/Do），2010（平成22）年度には当初の目標数値であった100人（累計）の養成を達成したが，実際に活動する応援団は4～5割程度であった（Check）。そこで，2017（平成29）年度から応援団の活動を登録制にしており，登録者100人を維持することをめざしている（Act/Plan）。

2012（平成24）年から応援団の活動実績の減少がみられたため（Check），サロンの世話人を対象に応援団の周知を行った（Act/Plan/Do）。

2015（平成27）年からB市では，高齢者が継続して週1回以上の運動をできる場として，住民主体で運営する「通いの場」■づくりを推進しており，この通いの場で活用する「いきいき百歳体操」■についての勉強会を応援団を対象に行った（Plan/Do）。その結果，いきいき百歳体操を行っている通いの場での応援団の活動が増えつつある（Check）（図6-7）。

③ 結果評価

活動を継続する応援団からは，「サロンの参加者に近い年齢だから，わかることがある。話すときの声の大きさや速さとか，力加減とか」と，発言に自信が出ている。サロンの参加者からは「毎回，同じ人が応援団で来てくれるからいいね。顔を覚えるし，楽しみよ」といった声が聞かれた（Check）。活動が応援団自身の役割や生きがいであるとともに，サロンに参加している高齢者の楽しみにもなっている。

➕ プラス・ワン

通いの場
高齢者が容易に通える範囲（歩いて15分以内程度）に週1回以上継続してトレーニングができる場所であり，住民が主体となり運営する。

いきいき百歳体操
高知市が運動機能向上プログラムとして作成した，重りを使った体操である。ゆっくりとした動きや椅子に座っての動きが中心であり，準備体操，筋力運動，整理体操で構成される。

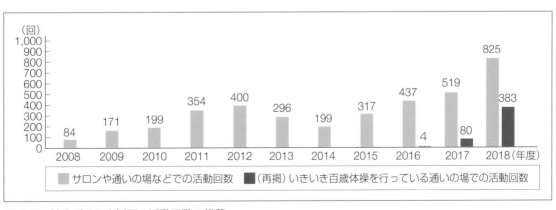

図6-7　健康づくり応援団の活動回数の推移

　2006（平成18）年度に第1号被保険者の要介護認定率は15.9％であったが，2012（平成24）年度には17％，2017（平成29）年度には17.3％であり，のび率はゆるやかである（Check）。一般介護予防事業は本事業のほかに多くあるので，応援団の活動のみが認定率に影響しているわけではない。

　しかし，応援団は，地域包括ケアシステムのなかで地域の高齢者を支援するマンパワーであり，その活動は介護予防にとどまらず地域づくりに発展する可能性を秘めている。応援団と地区の世話人たちが役割を分担しながら通いの場でいきいき百歳体操やレクリエーションを実践しているある地区の事例をみると，最初30名程度だった参加者が開始3年目で100人近くに増え，その地区の認定率は低下していた。応援団が住民と協働した成果については，地区別に波及効果を示していく必要があろう。

4 総合的な評価

　本事業は介護予防対策の1つとして，応援団や地域の高齢者，サロンへ通う中・軽度の認定者の健康づくりに貢献するものとなっている。養成プログラムの内容や地域活動の拡大など，課題を改善しながら発展的に取り組む事業である。

解説 地区活動を中心にすえた PDCA サイクルをまわす

　事業の現状は，要介護認定者数・要介護認定率の推移，サロンや通いの場の数，応援団数，事業への参加者数・出席率，住民の声（アンケート調査）などで把握し，評価する。応援団数は単年度で，アンケート調査は数年単位にするなど，評価項目により，評価時期を適宜設定しておくとよい。

　保健師として，市民の健康をまもるためにどのようなことに取り組まなければならないのか，市民のニーズに即したサービス提供はどのようなあり方が求められているのか，それらを判断するためにも，地区活動を中心にすえた PDCA サイクルをまわすことにより，根拠に基づいた活動を行うことが期待される。

演習5
必要な事業を継続する方策を検討しよう

　演習4で実施した評価により，応援団や高齢者がいきいきと生活できる地域づくりを進めるうえで必要な事業であり，さらに有効なものにするための検証が必要であることがわかった。事業を継続していく根拠を明確にし，その根拠を関連する計画に明記しよう。

解答例 地域包括ケアシステムへ本事業を位置づける

応援団の活動実績やサロンや通いの場の利用者のニーズから本事業の必要性を評価したら，事業や応援団の活動を継続するために，「高齢者福祉計画・第7期介護保険事業計画」における「地域包括ケアシステムの概況」の地域資源マップ内に応援団を位置づけることを明記する。また，本事業を担当する健康推進課は地域支援事業を担当する部署や地域づくりに関連する部署，地域包括支援センターや地域リハビリテーション，広域支援センター，社会福祉協議会といった関係機関，住民自治などの関係団体と連携しながら事業を進めていく。

解説 地域包括ケアシステムにおける人材を育成する

応援団が地域包括ケアシステムにおける重要な地域資源であることを活動実績から明確にすると，予算化や事業の継続が可能になる。また，行政のホームページや広報誌などに活動を掲載し，行政内や住民に対して応援団の活動をPRすることや，長期間にわたり活躍している応援団を表彰してメンバーをエンパワーすることも事業を継続させる方策となる。

個々のメンバーをねぎらい，活動のモチベーションを高めたり，後継者を育てて活動の継続をはかったりすることにより，応援団のような住民活動が重要なソーシャルキャピタルとして醸成されていくことは望ましい展開である。

●参考文献
・P.H. ロッシ，M.W. リプセイ，H.E. フリーマン著，大島巌ほか訳：プログラム評価の理論と方法──システマティックな対人サービス・政策評価の実践ガイド. 日本評論社，2005.
・「地域診断から始まる見える保健活動実践推進事業」報告書（平成22年度地域保健総合推進事業）. 日本公衆衛生協会，2011.
・日本看護協会健康政策部保健師課編：考えて，創造して，実践できる保健師活動指針活用ガイド. 日本看護協会，2014.

演習Ⓒ：糖尿病重症化予防対策の企画・立案

事例

　C市は人口12万人（高齢化率30.4％）で，国民健康保険（以下，「国保」）の加入者は3万6120人（加入率30.1％）である。特定健康診査（以下，特定健診）の受診率は40.6％であり，C市があるD県全体や県内の同規模市町村と比べて人工透析となった者の割合が年々増加しており，とくに50歳代の者の割合が急増していることが明らかとなっている。また，人工透析となった者の7割が糖尿病をわずらっていることが判明した。

　これまでもC市は一次予防に重点をおき，特定健診の受診率向上をめざした取り組みを行ってきた。しかし，人工透析は市全体の医療費の増大に大きな影響を及ぼしており，さらに効果的かつ効率的な糖尿病の重症化予防対策を立案・実施する必要性に迫られている。

演習❶

対策の目的を確認しよう

　対策を講じるうえで最も重要で，最初に行うべき作業は，対策の目的を明確化することである。対策を具現化していくことによりどのような状態になることをめざすのかをわかりやすく示すことは，実際に準備・運営にあたる関係者のみならず，対象者である住民にとっても不可欠だからである。この事例の場合では，「誰のために，なんのために対策をたてる必要があるのか？」を明確にすることとなる。

解答例　糖尿病の重症化予防対策の目的

　糖尿病の重症化予防対策の具体的な目的として，「治療継続者の割合の増加」や「血糖コントロール指標におけるコントロール不良者の割合の減少」があげられる。

解説　対策の目的と目標を具体的に設定する

　本対策の究極の目的は「健康寿命の延伸」だが，あまりにも大きな目的だと達成の道筋を具体的に考えにくい。このため「糖尿病の重症化予防」をよりわかりやすく言いかえ，「糖尿病とその合併症の発症を予防すること」を対策の目的として設定するほうがよい。

　これまでC市では一次予防に重点をおき，特定健診の受診対象であ

る全住民を対象として受診率向上をめざしてきたが，重症化して人工透析となった者の割合が年々増加している。糖尿病が重症化するリスクの高い未受診者・受診中断者を医療に結びつけるほうが医療費削減には効果的・効率的であると考え，二次予防を目的とした。こうして具体的な目標には「健康日本21（第二次）」の目標のうち，「治療継続者の割合の増加」や「血糖コントロール指標におけるコントロール不良者の割合の減少」を設定した。

演習 2
対策のターゲットとする集団を選定しよう

　行政が住民を対象になんらかの対策を行う際には，「すべての住民が平等に利用できる機会を設ける」ことが重視される。しかし，人員や予算に限りがあるなかで一定の成果を出すには，住民全体をターゲットとして行うポピュレーションアプローチよりも，ある程度リスクの高い層にしぼり込んで介入するほうが効果的である。どのようにターゲットとする集団をしぼり込むのかを考えてみよう。

解答例 ターゲット＝糖尿病重症化のハイリスク群に設定

　C市における重症化予防対策においては，糖尿病が重症化するハイリスク群である「健診結果がわるいにもかかわらず医療機関を未受診の者」をターゲットとする。

解説 特定健診の結果を分析しハイリスク集団を定める

　C市における昨年度の特定健診の結果を分析したところ，HbA1cが6.5％以上の者は1,393人（受診者の9.5％）で，このうち糖尿病の未治療の者は334人であり，その8割が男性であった。また未治療の者のなかには，HbA1cが6.5％以上で尿タンパク陽性の糖尿病腎症の者が60人おり，このうち40人が男性であった。

　このような人たちを早急に医療機関への受診につなぎ，適切な治療を受けられるように支援する必要があるため，先述した集団をターゲットに定めた。またC市では50歳代の人工透析患者が急増している。そこで40歳代と50歳代の男性をターゲットとするほうが，この対策でどの程度成果が上がったのか比較・検討しやすい。

演習 3
課題解決のための背景要因の分析をしよう

　目的とターゲット集団を定めたら次に，なぜC市では人工透析となった50歳代の者の割合が急増しているのか，その背景要因を分析する

必要がある。ターゲット集団の生活習慣と既存の事業・体制に着目して情報収集を行い，検討してみよう。

解答例　人工透析の当事者からの聞きとりの分析

　人工透析となったC市の男性住民30人に対して保健師が家庭訪問を行い，糖尿病と診断されてから人工透析になるまでの経過について聞きとり調査を行った。その結果，次のような要因が共通していることが明らかになった。

- ・糖尿病と診断されたが，とくに目だった症状がなかった。未受診のままで，きちんと治療をしないと，どのような状態になるのか，病態を十分に理解していなかった。
- ・治療をしていたが，病状が改善しているというメリットをあまり感じられなかった。
- ・このまま糖尿病の治療を継続せず，もし人工透析になったとしても，それはそのときに考えればよいと思っていた。
- ・仕事をしているので，平日の日中に定期的に外来受診できなかった。
- ・糖尿病の初期診療をする専門医のいる医療機関が身近になかった。

解説　聞きとり調査から背景要因を明らかにする

　ターゲット集団の発生に関する背景要因を検討する際には，特定健診のデータなどを活用して関連する要因をさぐる方法と，すでに病状が悪化しているケースなどの個別事例からその背景要因をひもといていく方法がある。今回は後者を用いた。

　聞きとり調査の結果から，①患者自身が糖尿病の病態を理解すること，②定期的な受診と治療継続の重要性を理解すること，③治療開始時点で専門医のいる医療機関を紹介されることが，定期受診の継続につながり，人工透析が必要な状態になることを予防するポイントと考えられた。

演習❹
どの背景要因に介入するか優先順位を検討しよう

　分析により明らかになった複数の背景要因のうち，どの要因に介入すれば最も効率的かつ効果的なのかを検討する必要がある。すなわち，優先順位を検討することがポイントとなる。

解答例　最優先で取り組むべき要因の特定

　最優先で取り組むべき背景要因について，①重要度，②取り組みやすさ，③改善可能性の3側面から検討した。今回はこれら①～③について

表6-8 糖尿病の重症化予防のための背景要因の優先順位

背景要因	重要度	改善可能性	取り組みやすさ	優先順位
患者自身が糖尿病の病態を理解すること	◎	◎	◎	1
定期的な受診と治療継続の重要性を理解すること	◎	○	△	2
治療開始時点で専門医のいる医療機関を紹介すること	○	△	○	3

判定するための客観的な数値データを集めることがむずかしかったため，関係者との話し合いにより検討した。

　その結果，糖尿病患者に定期的な受診を継続してもらい，重症化を予防するためには，「患者自身が糖尿病の病態を理解すること」が，最も重要かつ改善可能性が高く，取り組みやすいと考えられた(表6-8)。また，糖尿病の病態を理解することにより，定期的な受診や治療継続の重要性の理解も深まると考えられる。したがって，「患者自身が糖尿病の病態を理解すること」を最優先で取り組むべき背景要因として選定した。

解説 成果を出すために実行可能性の高い対策をたてる

　優先順位をつける際には，判断の根拠となるデータとなんらかの基準が必要になる。今回はプリシード-プロシードモデルを参考に，①重要度，②取り組みやすさ，③改善可能性を判断基準として採用した。限られた時間のなかで一定の成果を出すためには，ある程度重要性の高い課題についてしぼり込み，実行可能性の高い対策をたてる必要がある。今回のように客観的なデータが得られにくい項目については，関係者と協議した結果を活用するのも1つの方法である。

　なお，今回検討した3つの背景要因は，個人的な要因と既存事業や体制に関するものに大別できる。ここでは個人的な要因に焦点をあてて支援を行う。

演習5
具体的な対策の内容を検討しよう

　介入する要因の優先順位が決まり，最優先の取り組みが定まったら，具体的な対策の内容を検討する。よく用いられる方法には，①これまでの取り組みを一部改善してリニューアルする，②先進的な取り組みを行っている地域の方法を取り入れる，③住民・関係者などと協働して効果的な取り組みを考える，などがある。

　ここでは，「健診結果がわるいにもかかわらず医療機関を未受診の者」に対して，糖尿病の病態を理解してもらうための健康教育を行うため，①のこれまでの取り組みを一部改善してリニューアルする方法を考えて

みる。

解答例 対象者にあわせた糖尿病重症化予防教室の企画

1 参加者を増やす工夫

　C市ではこれまで糖尿病予防教室を平日の午前中に開催していた。そのため，いつも高齢者がおもな参加者であり，しかも同一人物が繰り返し参加していることが課題であった。

　ターゲットとした「健診結果がわるいにもかかわらず医療機関を未受診の者」の40～50歳代男性は，働き盛りのため平日の日中は休みをとりづらいことが背景要因の分析で明らかになっている。教室を企画する際には，仕事帰りの平日の夜や土日のように，対象集団が参加しやすい時間帯に設定するような配慮が必要である。

　またこれまで糖尿病予防教室の参加者募集は，広報への掲載により行っていた。しかし，多忙な対象集団が広報を読み，積極的に参加申し込みをするとは考えにくい。そこで，対象者の自宅へ教室のチラシと申し込み案内書を個別に郵送したところ，対象者40人のうち，13人が参加申し込みをした。参加申し込みをしていない対象者には，担当者から個別に電話連絡を行い，教室への参加を呼びかけた。最終的に22人から参加申し込みがあった。

2 教室の内容

　教室の目的は「糖尿病の病態を理解する」こととした。目標は「糖尿病の特徴について理解し，説明できること」とした。

　内容は，①糖尿病の病態について（医師からの講義），②人工透析を受けている当事者からのメッセージ，③これから自分は糖尿病とどう向き合っていくのか（グループワーク）の3つを盛り込むこととした。時間配分は，①50分，②20分，③50分の合計120分とした。グループは年齢や特定健診結果を考慮してメンバーを決め，1グループあたり4～5人となるように分けた。

　評価指標として「糖尿病の病態について参加者の理解が深まったか」「糖尿病の特徴を説明できるようになったか」を用いることとした。また副次的な評価指標として，「教室の参加者が医療機関を受診したか」「教室の参加者が定期的に受診しているか」も用い，教室終了後も参加者を継続的に支援し，評価する計画をたてた。

解説 目的の達成のために効果的な内容・方法を模索する

　今回の教室は，既存の糖尿病予防教室を改変して行う計画によって行

われた。医師からの病態の説明だけでなく，人工透析を受けている当事者から直接体験を聞く機会を設けた。医師の話を聞く機会は教室以外にテレビ番組や外来でもあるが，当事者の話を聞く機会はめったになく，参加者自身が糖尿病の病態を理解するうえで効果的と考えられる。また同じような立場の参加者と意見交換を行うことにより，さまざまな気づきが促されることも期待できる。教室を企画する際には，目的を達成するためにどのような内容や方法が効果的かを吟味することが重要である。

演習 ⑥
教室の未参加者もフォローしよう

教室に参加しなかった対象者をどのようにフォローするかという問題は，忘れてしまいがちだが重要である。

解答例 教室未参加者の受診確認と受診の勧奨

C市では国保連合会のレセプトデータを活用し，毎月の受療状況をエクセルに出力できる。これは，特定健診後に受診勧奨の通知を発送しており，その4か月後にレセプトを確認し，最終受診日から6か月以上医療機関での受診の確認ができない40～50歳代の男性を抽出するというしくみである。

今回の教室に未参加であった対象者18人のうち，医療機関受診につながっていたのはわずか3人であった。そこで残りの15人に対してC市の保健師が電話で受診勧奨を行った。本人と直接電話で話せて，その後医療機関の受診を確認できたのは8人だった。そのほかの7人は依然として未受診のままであったため，保健師があらためて家庭訪問を行い，5人の未受診者に会って直接受診勧奨をした。仕事などでやむをえず本人に会えなかった2人については，家族に受診の必要性や放置した場合のリスクを説明し，家族からも受診を勧奨してもらうように依頼した。このように手紙→電話→家庭訪問と段階をふんで，未受診者へ直接的なはたらきかけをした。

解説 教室の未参加者に受診勧奨を行う

教室に参加していない者は，糖尿病について教育を受ける機会を逃し，未受診状態のままのハイリスク者となる可能性がきわめて高い。支援の網の目からもれている住民をどのように支援していくのかは，保健師の活動において重要な課題となっている。

C市の取り組みでは，教室の未参加者に対して，医療機関への受診を直接はたらきかける方法を考えた。仕事で多忙なため本人に直接会えな

い場合も想定されたため，同居する家族からも医療機関受診をあと押ししてもらうことを意図して，家族にもはたらきかけを行った。このように，当初計画した方法以外にその代替手段も含めて検討しておくことが重要である。

演習7
対策の効果を評価して改善点を検討しよう

　事業を実施したら，目的・目標を達成することができたのかを，PDCAサイクルに基づいて評価することが必要である。

解答例 設定した指標による事業の評価

　C市では事業終了後の参加者アンケートを行い，「糖尿病の病態について参加者の理解が深まったか」と「糖尿病の特徴を説明できるようになったか」という2つの評価指標についてたずねたところ，8割以上の参加者が「糖尿病の理解が深まった」「糖尿病の特徴を説明できるようになった」と回答していた。また副次的な評価指標として設定した，教室参加者の医療機関受診の有無と定期的な受診の有無についてレセプトを確認した結果，7割の参加者が医療機関を受診し，治療を継続していることが明らかとなった。これらの結果から，事業は一定の効果を上げることができたと考えられる。

解説 取り組みの効果を評価し，必要な改善を行う

　事業実施後の評価は次の事業を企画・立案する際に活用し，「糖尿病とその合併症の発症を予防する」という糖尿病の重症化予防対策の目的に到達できるように，改善を続けることが大切である。

　そのためには，取り組みの実施前後について健診結果や評価指標を比較して，どの程度改善したのかを評価する必要がある。C市の取り組みでは，上記した指標のほかに糖尿病の未治療者数，未治療者のうち糖尿病腎症（HbA1cが6.5％以上で尿タンパク陽性）の者の数，50歳代の人工透析患者数などを指標とすることが可能である。また，教室の参加者と未参加者の特定健診データや医療機関受診率，受診継続率などを比較することも1つの評価になる。

　一定期間実施しても効果が十分に上がらない場合は，さらなる改善や見直しが必要となる。また単年度の評価だけでなく経年的な変化についても比較し評価することが重要である。保健師には，地域や住民の状況の変化にスピーディーに対応し効果的かつ効率的な対策となるよう事業を改善することが求められている。

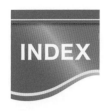

INDEX